Electrocardiography in Ischemic Heart Disease

Clinical and Imaging Correlations and Prognostic Implications

缺血性心脏病心电图
临床与影像相关性及预后

原著　[西] Miguel Fiol-Sala

　　　[美] Yochai Birnbaum

　　　[芬] Kjell Nikus

　　　[西] Antoni Bayés de Luna

主审　周玉杰

主译　王春玲　杨士伟

中国科学技术出版社
·北京·

图书在版编目（CIP）数据

缺血性心脏病心电图：临床与影像相关性及预后：原书第 2 版 /（西）米格尔·菲奥尔 – 萨拉等原著；王春玲，杨士伟主译 . — 北京：中国科学技术出版社，2022.1

书名原文：Electrocardiography in Ischemic Heart Disease：Clinical and Imaging Correlations and Prognostic Implications，2e

ISBN 978-7-5046-9153-8

Ⅰ . ①缺… Ⅱ . ①米… ②王… ③杨… Ⅲ . ①缺血性心脏病—心电图 Ⅳ . ① R541.804

中国版本图书馆 CIP 数据核字 (2021) 第 163239 号

著作权合同登记号：01–2021–4000

策划编辑	池晓宇　焦健姿
责任编辑	方金林
装帧设计	佳木水轩
责任印制	李晓霖

出	版	中国科学技术出版社
发	行	中国科学技术出版社有限公司发行部
地	址	北京市海淀区中关村南大街 16 号
邮	编	100081
发行电话		010-62173865
传	真	010-62179148
网	址	http://www.cspbooks.com.cn

开	本	889mm×1194mm　1/16
字	数	477 千字
印	张	23
版	次	2022 年 1 月第 1 版
印	次	2022 年 1 月第 1 次印刷
印	刷	天津翔远印刷有限公司
书	号	ISBN 978-7-5046-9153-8 / R·2757
定	价	198.00 元

内容提要

本书引进自世界知名的 WILEY 出版社，是一部新颖、别致的缺血性心脏病心电图著作，其重要与独特之处在于将心电图与心脏解剖结构及多种影像学结果进行相互印证，包括但不限于冠状动脉造影、超声心动图、放射性同位素成像、磁共振成像和计算机断层扫描等方法，为读者提供大量实用信息。全书分上、下两篇。上篇讨论了与缺血性心脏病相关的心脏解剖，分析了心内膜下缺血和坏死的心电图形态，阐述了心电图在不同类型心肌缺血中形态变化的电生理机制，并描述了不同导联的心电图形态与所累及的心肌区域之间的相关性。下篇则探讨了不同临床情况下缺血性心脏病心电图形态的改变，分析了与冠状动脉解剖的相关性及从心电图中可以收集到的与预后相关的信息。各章末还提供个案病例研究供读者进行评估，对资历尚浅者及经验丰富者均有启发作用。本书可作为从事急诊科、心内科、冠状动脉介入医生、内科医生及医学研究生不可或缺的参考书。

译者名单

主　审　周玉杰　首都医科大学附属北京安贞医院　心内科

主　译　王春玲　首都医科大学附属北京朝阳医院　综合科
　　　　杨士伟　首都医科大学附属北京安贞医院　心内科

副主译　张玉英　山东第一医科大学附属省立医院　心内科
　　　　王　征　北京大学第三医院　老年病科

译　者（以姓氏汉语拼音为序）

　　　　冯　丹　首都医科大学附属北京朝阳医院　综合科
　　　　韩红亚　首都医科大学附属北京安贞医院　心内科
　　　　郝一丹　首都医科大学附属北京安贞医院　心内科
　　　　胡　宾　首都医科大学附属北京安贞医院　心内科
　　　　胡成平　首都医科大学附属北京安贞医院　心内科
　　　　贾德安　首都医科大学附属北京安贞医院　心内科
　　　　李俊秋　首都医科大学附属北京中医医院　放射科
　　　　李胜利　首都医科大学附属北京朝阳医院　综合科
　　　　刘睿方　首都医科大学附属北京安贞医院　心内科
　　　　刘　艳　山东大学齐鲁医院　心内科
　　　　王春玲　首都医科大学附属北京朝阳医院　综合科
　　　　王　佳　应急总医院　老年病科
　　　　王　征　北京大学第三医院　老年病科
　　　　吴思婧　首都医科大学附属北京安贞医院　心内科
　　　　杨佳奇　首都医科大学附属北京安贞医院　心内科
　　　　杨　杰　首都医科大学附属北京安贞医院　心内科
　　　　杨士伟　首都医科大学附属北京安贞医院　心内科
　　　　原向芝　首都医科大学附属北京朝阳医院　综合科
　　　　张　琦　应急总医院　老年病科
　　　　张玉英　山东第一医科大学附属省立医院　心内科
　　　　张剑梅　国家体育总局运动医学研究所　心血管康复科
　　　　赵丽娜　首都医科大学附属北京朝阳医院　综合科
　　　　周玉杰　首都医科大学附属北京安贞医院　心内科
　　　　周志明　首都医科大学附属北京安贞医院　心内科

原书序一

解读心电图是一门艺术，但在近年来的本科生和研究生教学中并没有得到应有的重视。与此同时，高科技影像技术和特定的生物标志物越来越受欢迎。正如著者在前言中强调的那样，心电图能够提供心脏功能和结构的相关信息，同时还能展示定位信息，心电图仍是非常有价值的诊断工具。心电图还可以反复甚至连续提供特定心脏状态的信息，同时具有不干扰或不改变所评价病情进展的特性。因此，在监测急性或亚急性缺血的演变过程时，心电图是一种非常理想的方法。在某些情况下，如冠状动脉造影不能清楚地显示"罪犯"病变时，心电图是最有价值和最容易获得的辅助决策工具。

本书初版由 Antoni Bayés de Luna 和 Miquel Fiol-Sala 教授编撰，于 2008 年出版。这2 位著名的心电图专家希望在缺血性心脏病的诊断、监测和管理方面再次为心电图的卓越表现正名，故而此次修订又新加盟了 2 位国际知名专家 Yochai Birnbaum 和 Kjell Nikus 教授。4 位专家共同编写了全新第 2 版的内容，同时还得到了诸多同道和专家的大力支持。

本书在介绍心电图时，与心脏解剖结构及多种影像学结果相互印证，包括但不限于冠状动脉造影、超声心动图、放射性同位素成像、磁共振成像和计算机断层扫描等方法，这使本书独具特色。与第 1 版一样，本书对缺血性改变的心电图变化及其电生理基础进行了系统评估，然后描述了在不同临床背景下的缺血性心脏病特征及其预后意义。所有章节都已进行了更新和调整，以确保与当前研究进展同步。 此外，还讨论了新近出现的焦点问题，如远程医疗在诊断缺血性心脏病中的作用。

在第 1 版的序中，笔者称本书可能成为该领域的"圣经"。事实上，全新第 2 版仍将作为宝贵的教学资源和标准参考工具书继续传承下去。

本书主要受众范围是心脏病学家及经常接触缺血性心脏病患者的内科医生。

Günter Breithardt, EFESC, FACC, FEHRS

Professor Emeritus of Medicine (Cardiology)
Previous Head of the Department of
Cardiology and Angiology, University
Hospital of Münster, Münster, Germany

原书序二

    心电图的易获取性和相对低廉的价格，使其成为一个非常有吸引力的诊断工具。心电图最重要的应用之一是对缺血性心脏病患者的评估。本书作为全新第 2 版，从体表心电图专家的视角，给出了一个新鲜且与时俱进的观点。从任何一个独立的章节开始阅读，读者都能充分感受整合了临床表现、冠状动脉造影及其他各种当代影像技术（包括超声心动图、计算机断层扫描、核素心肌灌注显像及心脏磁共振成像等）、尖端生物标志物的丰富资源。当然，书中还涵盖了已有百年历史的诊断方式，即 12 导联体表心电图。本书分为上、下两篇。上篇讨论了在心肌缺血、损伤和梗死情况下的心电图表现，运用极坐标图、矢量图和简图阐明心肌细胞动作电位与体表心电图之间的相关性。因此，无论对新手医师还是经验丰富的医师都很有吸引力。下篇则探讨了体表心电图在缺血性心脏病各种临床场景下的应用，分析了与冠状动脉解剖的相关性及从心电图中可以收集到的与预后相关的信息。

    本书第 1 版的主编 Bayés de Luna 博士和 Fiol-Sala 博士在第 2 版修订时又邀请了 2 位国际知名专家 Birnbaum 博士和 Nikus 博士共同参加。编写过程中，新的团队力求与当前急性冠状动脉综合征命名方式的转变、心肌梗死的普遍定义和缺血性心脏病从急性期到慢性期命名方式的改变保持同步。全新第 2 版还有一个非常吸引人的特点，即纳入了个案病例，这不仅是针对具体病例的处理经验，更是一种宝贵的教学资源。

    这本书树立了一个很好的榜样，即使在患者床边，临床心内科医生也可以非常方便地获取丰富的资源，同时应用各种最新的知识，将当代心脏影像技术进展纳入到一项古老但仍不可或缺的诊断技术——体表心电图中，从而获得非凡的洞察力。而对于经典的 12 导联心电图本身，读者会发现自己仍会反复地使用它，反复感受其在临床上应用的深度和广度。

Elliott M. Antman

Senior Investigator, TIMI Study Group
Professor of Medicine, Harvard Medical School
Cardiovascular Division
Brigham and Women's Hospital
Boston, MA
USA

译者前言

　　1842 年，法国科学家 Mattencci 首先发现了心脏的电活动。1872 年，Muirhead 记录到心脏搏动的电信号。1885 年，荷兰生理学家 W. Einthoven 首次从体表记录到心电波形，由此开创了体表心电图记录的历史。1924 年，Einthoven 获诺贝尔生理学或医学奖。经过 100 多年的发展，如今的体表心电图已日臻完善。心电图主要反映心脏电兴奋的过程，可以分析与鉴别各种心律失常，也可以反映心肌受损的程度和发展过程，以及心房、心室的功能结构情况。

　　本书着重阐述了在临床工作中最常见的心血管疾病，涵盖了缺血性心脏病的各种类型在体表心电图上的变化，结合冠状动脉造影、超声心动图、放射性同位素成像、MRI 和 CT 等方法，探讨了心肌缺血、损伤、梗死的电生理机制，不仅对心电图蕴含的诊断信息进行了细致说明，还对各类缺血性心脏病进行了预后评估，从而突出了传统心电图独特又经济的实用性。

　　Electrocardiography in Ischemic Heart Disease: Clinical and Imaging Correlations and Prognostic Implications 是该领域的一部经典著作，初版由世界著名心电图学大师 Antoni Bayés de Luna 和 Miguel Fiol-Sala 教授共同编写，此次修订再版又邀请了另外 2 位国际知名心电学专家 Yochai Birnbaum 和 Kjell Nikus 教授一起参与。受中国科学技术出版社邀约，我们迅速组建了一支精干的翻译团队，各位译者均为心血管疾病临床、介入和影像学的专家，本着精益求精、好中取优、不断创新的精神，力争完美呈现原著的学术精华。本书不仅可作为心内科医生的案头必备工具书，对内科医生、急诊科医生、介入诊疗科医生和医学院校师生也有重要参考价值。

首都医科大学附属北京朝阳医院

首都医科大学附属北京安贞医院

补充说明

　　本书收录图片众多，不少图片以彩色呈现效果更佳。考虑到读者随文阅图习惯并确保版面美观，所有图片均随文排录，有彩色版本者还安排在书末位置单独排录，但不另设页码，特此说明。

原书前言

心电图（electrocardiogram，ECG）技术的发明源自 100 多年前，作为一项古老且优秀的技术，近年来日益显示出超越以往的活力。心电图是识别不同心脏病变的工具，在诊断心律失常、不同程度传导阻滞、期前收缩、心肌缺血 / 梗死在急性期和慢性期的变化等方面，一直是公认的"金标准"。此外，心电图在心肌重构和心肌肥厚时对识别形态学变化也很有帮助。

心电图在各种著作中被反复探讨，不断论证其作为心脏疾病诊断和危险分层重要临床工具的价值。每年都会有更多证据出现，证明心电图可以提供非常重要的临床信息，其应用领域正在扩大，而且在未来的应用范围仍将不断拓展。

虽然在各种类型的心脏疾病中体表心电图都很重要，但它在缺血性心脏病（IHD）中的价值尤其明显。心电图是缺血性心脏病急性期（急性冠状动脉综合征）和慢性期（Q 波心肌梗死）的关键诊断工具。此外，它对急性缺血性胸痛患者的危险分层至关重要。根据心电图的表现，急性冠状动脉综合征存在ST 段抬高（STE-ACS）是进行再灌注治疗的主要依据。急性冠状动脉综合征（ACS），特别是 STE-ACS 时，通过仔细评估不同导联 ST 段的变化，不仅可以预测闭塞的动脉，而且能够预测闭塞程度。因此，心电图有助于 ACS 患者的危险分层，从而制订最佳的治疗方案。

在 IHD 的慢性阶段（Q 波心肌梗死），心电图也是非常有用的工具。因为不同的心电图形态能够较为可靠地识别出梗死范围。

最后，由于 IHD 患者的数量庞大，心电图的重要性不容忽视。根据心电图变化和临床情况做出恰当的治疗决策将产生重要的社会影响和经济效益。

尽管心电图有以上诸多优点，但深入讨论心电图在 IHD 应用价值的著作并不多。40 多年前，Schamroth 和 Goldberger 发表了 2 部重要的著作，主要探讨心电图在 IHD 慢性阶段的应用。但时间过于久远，其中的许多资料显得有些陈旧、过时。几年后，Wellens 和 Sclarovsky 教授发表了心电图在 IHD 急性期应用价值的开创性研究。笔者认为，心电图在 IHD 中的应用价值仍有较大空白需要填补，而这正是笔者打算出版本书的目的。

本书最重要和最新的特点之一是与其他影像学方法的对照，不仅是冠状动脉造影，还包括超声心动图、核素心肌灌注显像、心血管磁共振成像（CMR）和冠状动脉计算机多层断层扫描（CMDCT），均能为我们提供大量重要的新信息。

在本书编写过程中，我们基于心电向量图解释了慢性 Q 波形成的心肌梗死（MI）的心电图形态，由于这种技术耗时久，因此并未在临床实践中广泛应用。根据需要，我们还评估了其他无创心电图技术，如运动负荷心电图、Holter 和远程心电图。尽管有创性电生理技术在 IHD 的某些心律失常并发症的诊断与治疗方面是必要的辅助手段，如室性心律失常的射频消融等，但在本书中不作为主要讨论部分。

本书包括上、下两篇。上篇讨论了与 IHD 相关的心脏解剖，通过与冠状动脉造影及其他影像学技术对照，分析了心内膜下缺血和坏死的心电图概念和形态。笔者认为，IHD 中心电图变化与病理生理改变无关，因此本书未使用心肌损伤的概念。此外，书中还讨论了心电图在不同类型心肌缺血中的电生理机制，并描述了不同导联中的心电图形态与所累及的心肌区域之间的相关性。心电图曲线与心电向量图之间的相关性是理解心电图形态变化的关键。下篇则讨论了不同 IHD 场景下心电图形态的改变，以及其对预后的影响。

与第 1 版相比，第 2 版中增加了有关鉴别 ST 段抬高心肌梗死与非 ST 段抬高心肌梗死、急性冠状动脉综合征诊断中的常见错误，体表心电图在缺血性心脏病远程诊断中的应用等内容。

Yochai Birnbaum 和 Kjell Nikus 教授 2 位著名专家为本书第 2 版做出了巨大贡献，他们拓展了心电图在 IHD 患者诊断与治疗中的应用范围。我们对第 2 版进行了大量修订，新增参考文献 183 篇。第 2版的另一个重要创新在于每章末均提供个案报告，供读者进行评估，相当于实战练习。我们希望通过个案报告的训练，帮助读者对疑似 IHD 患者的心电图进行更好的解读。

在此，谨向 IHD 研究领域的前辈 Elliott Antman 先生致以崇高的谢意。非常荣幸再次邀请他为本书第 2 版作序。此外，我们还要感谢心电图学专家和前辈 Günter Breithardt 先生，他在序言中再次强调了心电图的重要价值。同时，我们还要感谢 Hein J.J. Wellens、Wojciech Zareba 和 Samuel Sclarovsky 教授，在诸多方面为本书提供的新颖建议和意见。最后，我们还要感谢来自 Son Espases 医院冠心病重症监护室的 Andres Carrillo、Alberto Rodriguez 和 Maria Riera 教授。感谢 Miquel B.Fiol, Jr. 教授为本书提供了高质量的影像图像。同时感谢来自 Clinica Rotger 放射科的 Ramón Rotger 教授，以及来自 Son Espases医院导管室的 Vicente Peral、Jaume Maristany、Mar Alameda、Marcos Pascual 和 Alfredo Gómez 教授，感谢他们为本书编撰和出版做出的杰出贡献。

Miguel Fiol-Sala

Yochai Birnbaum

Kjell Nikus

Antoni Bayés de Luna

目　录

下篇　不同临床情况下缺血性心脏病的心电图：相关性和预后影响

上 篇
继发于缺血性心脏病的心电图改变：电生理基础

The ECG Changes Secondary to Ischemic Heart Disease: Electrophysiologic Bases

第1章
心脏解剖：相关影像技术的重要性
Anatomy of the Heart: The Importance of Imaging Techniques Correlations

缺血性心脏病（ischemic heart disease，IHD）急性期和慢性期的体表心电图（ECG）可以提供受累冠状动脉和心肌损伤危险区域的关键信息。了解心脏的解剖结构，特别是心室壁和冠状动脉分支，有助于理解 IHD 的各种心电图表现形式。然而，心脏的电活动受到许多心源性和非心源性因素的影响。心脏结构（腔室大小、心肌肥大、弥漫性纤维化的存在或局限性瘢痕、心包积液等）、功能与代谢方面改变（缺血、缺血后阶段、炎症）和传导系统（conduction system，CS）的疾病均能导致心电图变化。非心源性因素包括心脏在胸部的位置（肥胖患者的横位心、肺气肿患者的垂位心、肺脏手术后心脏解剖位置的变化、肺不张或气胸）、电极与心脏的距离和胸壁的厚度（积液、脂肪组织、根治性乳房切除等）、电解质紊乱和药物等，均可能对心电活动产生影响。以上信息与心电图的变化相关，并且是影响诊断和危险分层的重要因素，这些将在本书中不断强化认识。

几个世纪以来，随着 Vesalio、Leonardo da Vinci、Lower 和 Bourgery-Jacob 的杰出成果问世，病理学一直是研究心脏解剖的唯一方法。从 19 世纪末开始，可以通过 X 线对在体心脏进行观察。近四五十年，则开启了以心脏造影技术为主的有创心脏导管成像技术和以超声心动图为代表的无创成像技术时代。随后放射性核素成像、计算机断层扫描（computer tomography，CT）和心血管磁共振（cardiovascular magnetic resonance，CMR）成像也成为主流的无创诊断方法。这些技术为研究开辟了新的视野，不仅用来研究心脏、冠状动脉和大血管的解剖，还可以评估心肌功能、代谢和灌注情况，以及瓣膜、心包等的特征。

从心电图检查的角度来看，在急性期进行冠状动脉造影检查（图 1-1）对疾病的诊断和确定闭塞部位与 ST 段变化的相关性尤为重要。即使在疾病的慢性期，也是有帮助的。但在 Q 波形成的透壁性心肌梗死（myocardial infarction，MI）的慢性期，心电图通常不能预测冠状动脉各级分支的状态，这是由于这类患者接受了血管重建，心电图与血管病变的相关性发生了改变（Basso 和 Thiene，2006）。此外，小的侧支循环形成可能减轻心肌缺血状态，冠状动脉造影检查在发现此类侧支循环方面敏感性不高。冠状动脉造影不能提供有关心肌的信息，因此在急性冠状动脉综合征（acute coronary syndrome，ACS）的急性期往往不能直接评估缺血的范围和严重程度。

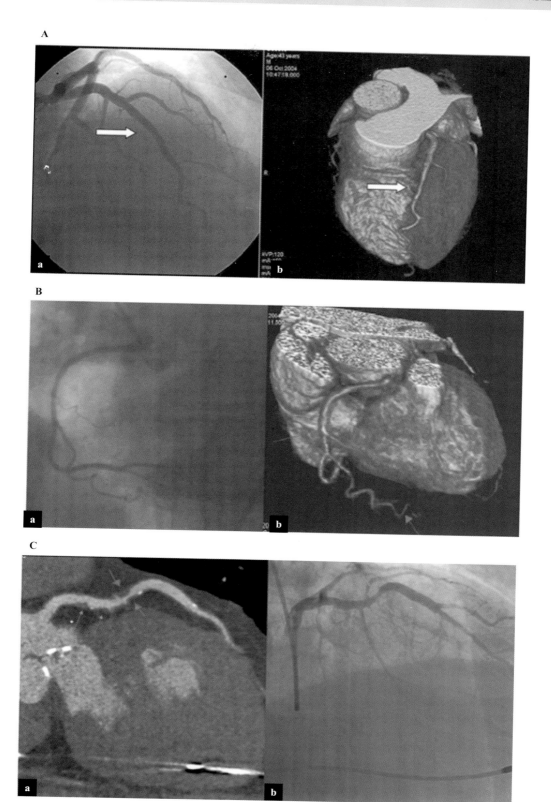

▲ 图 1-1　冠状动脉造影和 CTA 显示正常冠状动脉和确定不同病例的闭塞部位（彩图见书末）

A. 正常病例：冠状动脉造影（a）和三维 CTA（b）显示正常左前降支（LAD，箭）和左回旋支（LCX）冠状动脉。后者的部分在 CTA 中有左心耳覆盖。B. 正常病例：冠状动脉造影（a）和 CTA（b）显示正常的优势型右冠状动脉（RCA）。C. 85 岁的不典型胸痛患者：CTA 中最大密度投影（MIP）显示 LAD 中段重度狭窄（a），与冠状动脉造影结果完全相同（b）

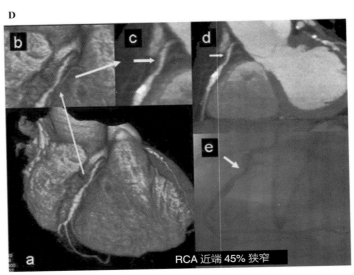

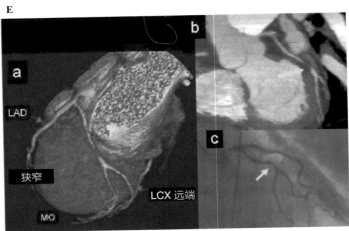

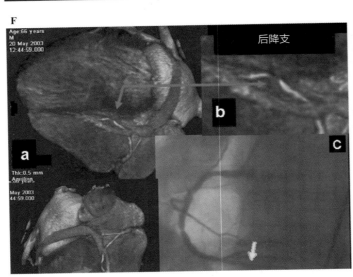

▲ 图 1-1（续） 冠状动脉造影和 CTA 显示正常冠状动脉和确定不同病例的闭塞部位（彩图见书末）

D. CTA（a 至 d）和冠状动脉造影（e）图像显示 RCA 近端狭窄；E. CTA（a 和 b）和冠状动脉造影（c）图像显示 LCX 分叉前明显狭窄；F. CTA（a 和 b）和冠状动脉造影（c）图像显示此病例为 RCA 后降支狭窄，这表明 CTA 也可以显示远端血管分支存在的狭窄

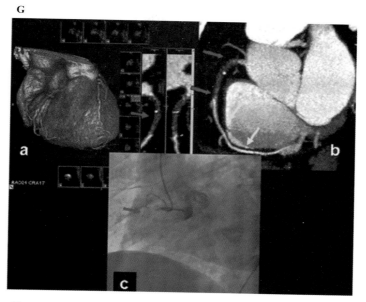

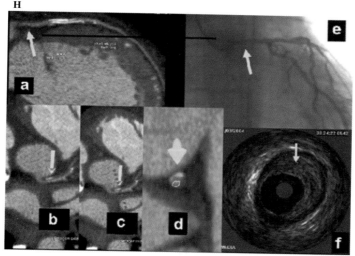

▲ 图 1-1（续）　冠状动脉造影和 CTA 显示正常冠状动脉和确定不同病例的闭塞部位（彩图见书末）

G. 系列图像显示 CTA（a 和 b）可以显示完全闭塞的长度和远端分支显像（b 中箭所示）。从 LAD 到 RCA 的侧支循环用 CTA 可能比常规冠状动脉造影（c）显示更加清楚（c 仅显示 RCA）。H. 一名 42 岁的患者在 6 个月前进行 LAD 支架植入。患者主诉不典型胸痛，CTA 的 MIP 图像（a 至 c）显示无明显的再狭窄，在左主干可见一些斑块形成（d，圆圈），但冠状动脉造影（e）中未见明显病变，通过血管内超声（IVUS）可以准确测量血管腔内斑块阻塞的程度（f）。随访期间的心电图显示 $V_1 \sim V_3$ 导联轻度 T 波倒置

在非 ST 段抬高 ACS 患者中，通过冠状动脉造影识别罪犯血管，效果并不好，尤其是多支血管病变或血管造影期间没有"活动性"缺血的患者。左心室（left ventricle，LV）造影可以识别室壁运动减低或运动消失区域，但在临床实践中，更多的是应用超声心动图作为首选检查方法。心肌缺血急性期，心肌节段运动减低或运动消失通常与组织损伤的程度有关（Shen，Tribouilloy 和 Lesbre，1991a，b；Takatsu 等，1988；Takatsu、Osugui 和 Nagaya，1986；Warner 等，1986）。

计算机冠状动脉断层血管造影术（computed coronary tomography angiography，CTA）是一种替代有创血管造影的检查手段，可用来检查

冠状动脉解剖情况，特别适用于进一步接受经皮冠状动脉介入治疗（percutaneous coronary intervention，PCI）可能性较低的情况下（图 1-1）。CTA 可为目前稳定性胸痛患者的临床决策提供额外的诊断信息，对这些患者的 IHD 的发生率具有中度预测价值（Hoffmann 等，2017）。除了诊断冠状动脉狭窄，CTA 还可以提供冠状动脉分布的信息，包括动脉起源和走行异常，以及发现冠状动脉瘤样扩张。但对钙化严重的病变和已接受支架植入的冠状动脉 CTA 的准确性明显减低。

现代无创心脏成像的时代始于超声心动图，门诊和床边评估非常方便。尤其是超声心动图在评价急性心肌梗死的左心室功能和机械并发症方面起着重要作用（图 1-2、图 11-2 和图 11-3）。在慢性 IHD 患者中 LV 功能的评价也有明确的价值，可以很容易地检测到室壁整体和节段性的运动异常（Bogaty 等，2002；Matetzky 等，1999；Mitamura 等，1981）。非 ST 段抬高型急性冠状动脉综合征（non-ST-elevation acute coronary syndrome，NSTE-ACS）和 ST 段 抬 高 型 MI（ST-segment elevation acute coronary syndrome，STE-ACS）指南都强调了经胸超声心动图在 ACS 患者诊断、鉴别诊断和危险分层中的重要性（Roffi 等，2016；Steg 等，2012）。观察发现左心室心肌内层节段性收缩运动减低和心肌增厚率下降是诊断心肌缺血的主要标准（图 1-2）（Leischik 等，2016）。然而，在鉴别陈旧性梗死和急性心肌缺血方面，超声心动图并不是很敏感。在急诊室进行决策时，若心电图检查结果不确定，那么超声心动图可能有助于做出明确诊断，因为节段性室壁运动异常发生在冠状动脉闭塞后几分钟内，且早于坏死之前。但缺乏节段性室壁运动异常并不能排除急性缺血，特别是左心室肥大患者（Neuman 等，2004）。目前，在急性

心肌缺血中组织多普勒和应变成像技术提供越来越多的证据。在疑似 ACS 的患者中，这些方法还没有进行大规模的常规使用（Smiseth 等，2016）。超声心动图倾向于高估危险区域，因此它的可靠性好，但敏感性不佳。负荷超声心动图和核素心肌灌注显像（单电子发射计算机断层扫描，single-photon emission computed tomography，SPECT）已广泛应用于负荷状态下进行灌注扫描。此外，静息状态下的核素扫描也常被用于观察 ACS 患者的心肌灌注缺损，尤其是用于评估 STE-ACS 患者的缺血面积（Leischik 等，2016；Gallik 等，1995；Huey 等，1988；Zafri 等，2004）（图 1-3）。存在可疑心前区疼痛，但运动试验未诱发任何症状的患者尤为适用。然而在某些情况下（非透壁性心肌梗死），由于合并左束支传导阻滞（left bundle branch block，LBBB），梗死的延展范围可能被低估，导致假阳性结果的出现。

最新的影像技术发展包括 CMR 成像（图 1-4）和前文提到过的 CTA 检查手段（图 1-1）。CMR 也可用于心肌灌注和功能研究，它可以提供关于心脏的最佳"在体"解剖信息。因此，这项技术，特别是钆对比剂增强的 CMR 显像（CE-CMR），在确定 MI 定位方面具有非常好的应用价值，并且透壁性与 MI 病理改变具有良好的一致性（Bayes de Luna 等，2006a；Cino 等，2006；Moon 等，2004；Salvanayegam 等，2004；Wu 等，2001），这也是 CE-CMR 成为研究冠心病慢性期心电图表现与梗死心肌面积相关性的金标准的原因（Bayes de Luna 等，2006a；Cino 等，2006；Engblom 等，2002，2003）。此外，根据 CE-CMR 中定位的高增强区域，该技术还可以对缺血性和非缺血性病因进行鉴别（图 1-5）。同时还可以用于研究透壁性 MI 的演变过程（Mahrholdt 等，2005a，b）。此外，CMR 还可以揭示炎症的进展过程（Saeed 等，2017）。心

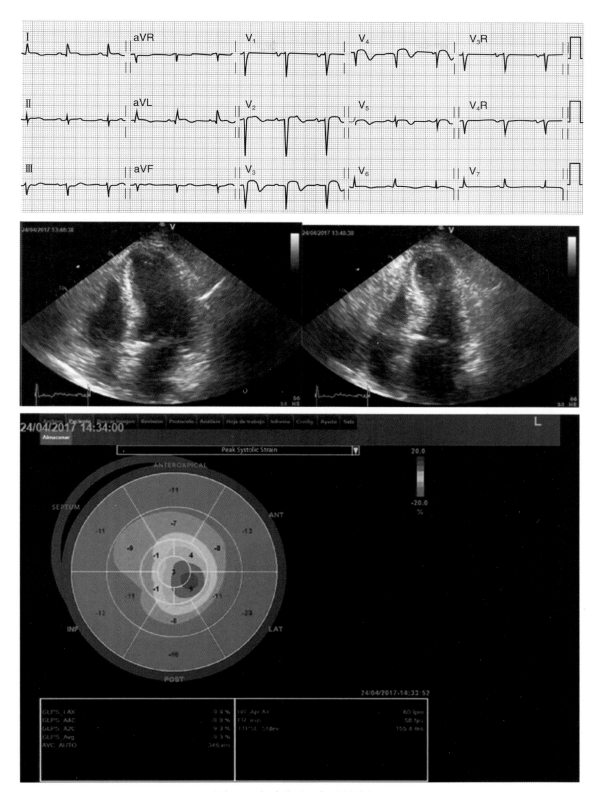

▲ 图 1-2　心电图 - 超声心动图相关性分析（彩图见书末）

一名 82 岁 LAD 闭塞患者再灌注后心电图。心电图显示前壁心尖段 STE-ACS。在 I 和 aVL 导联可见 ST 段抬高：虽然闭塞部位位于 LAD 中段，但在闭塞的远段有一个或多个对角支供血（Eskola 等，2007）。心尖长轴切面显示舒张末期（左）和收缩末期（右）心尖部运动减低，同时合并间隔基底段和侧壁代偿性运动增强。应变率成像（牛眼图）清楚地描述了心尖部运动减低的区域

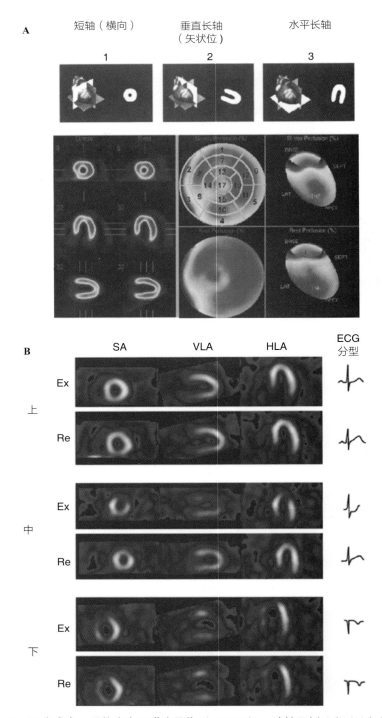

▲ 图 1-3　运动试验 - 同位素心肌灌注显像（SPECT）一致性示例（彩图见书末）

A. 上图为核医学专家（和其他成像技术）常使用 3 个心脏断面（图 1-4B）来横切心脏：①短轴（横向）视图（SA）；②垂直长轴视图（斜矢状位）（VLA）；③水平长轴视图（HLA）。短轴切面处于心室中部至心尖水平（图 1-8），即本书中使用的心脏节段显示图（Cerqueira、Weissman 和 Disizian，2002），在中间呈现为牛眼样。该患者左心室灌注正常。

B. 上图显示在 3 个层面（SA、VLA 和 HLA）可以观察到静息（Re）和运动（Ex）时的正常摄取。中间图显示在运动时第 7 段、第 13 段和第 17 段出现异常摄取（具体分段见图 1-8），这是由于运动状态下 LAD 远段受累而产生缺血。左心室前壁基底部未受累。下图显示 MI 后慢性期的患者无论静息期和运动期间均存在摄取异常，这是长且包绕心尖部的 LAD 远段闭塞所导致的，累及部分下壁（第 7、13、17 及 15 段）（图 1-8）。这例患者的异常摄取在静息图像中也很明显，与心电图模式一致

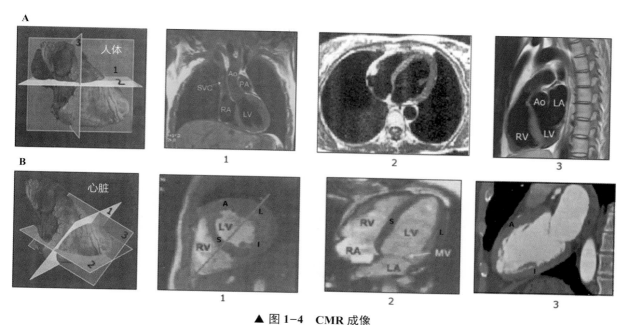

▲ 图 1-4 CMR 成像

A. 经心脏的人体经典切面：额面（1）、水平面（2）和矢状面（3）；B. 经心脏的切面，一般与人体切面呈一定倾斜角度，是心脏影像专家使用的切面：（1）短轴（横向）切面，B-1 为中间部位短轴；（2）水平长轴切面；（3）垂直长轴切面（斜矢状位）。分别从人体矢状面（A-3）和心脏矢状面（B-3）显示心脏的差异。B-1 显示心脏的 4 个室壁的经典名称为：间隔（S）、前壁（A）、侧壁（L）和下后壁。目前，下后壁一致命名为下壁（I）（图 1-8）

脏 CMR 除了是评估陈旧性梗死瘢痕的最准确的方式外，还在 STE-ACS 的确诊中起着核心作用。T_2 加权成像可以显示再灌注后 2～7 天水肿区。水肿区被认为是等同于急性冠状动脉完全闭塞的缺血区域。因此，CMR 是第一种在再灌注后仍可显示缺血相关危险区域的成像技术（Mangion，2016）。我们第一次可以将 STE-ACS 急性期的心电图变化与心肌缺血的位置、范围，甚至是严重程度联系起来。但目前尚缺乏发表的大规模急性期 STE-ACS 患者人群数据来证实心电图和 CMR 的关联性，同时缺少不同的罪犯血管的定位依据。在评估 CAD 中的 CMR 结果时，必须考虑冠状动脉解剖的变异性（Rinta-Kiikka 等，2014）。CMR 可显示再灌注后微血管梗阻（无复流）和心肌出血，并使用延迟钆显像评估梗死范围和应用水肿评分评估梗死面积，进而可靠地评价挽救指数（slavage index）（Mangion 等，2016）。CE-

CMR 的时间重复性非常好，尤其是急性期之后。它还具有不产生辐射的优点。CMR 的局限性在于对冠状动脉分支的详细研究，这可能会在未来几年得到解决。目前，对冠状动脉分支评估的无创检查主要依赖 CTA（图 1-1）。

一、应用 CMR 评估心脏室壁和节段（图 1-4 至图 1-13）

既往，不同的成像技术中使用不同的术语来描述左心室壁的各个部分（图 1-4 至图 1-13）。因此，不同的评估方法进行对照比较时产生了很多混淆。心脏位于胸部的中间偏左（位于膈肌上），指向前方，心尖部位于最前部（图 1-4）。

LV 呈锥形。虽然它的边界不规则，除了在其最下部的心尖部外，经典的分法是将其分为 4 部分（Myers 等，1948a，b；Myers、Howard 和 Stofer，1948c），最近分别命名为间

心肌梗死模式

缺血性   非缺血性

A. 心内膜下心肌梗死   A. 中壁 HE

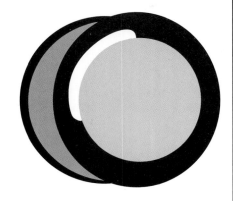

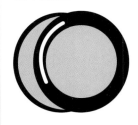

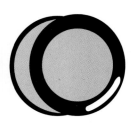

– 原发性扩张型心
肌病
– 心肌炎

– 肥厚型心肌病
– 右心室压力过高
（例如充血性心脏
病、原发性肺动
脉高压）

– 结节病
– 心肌炎
– Anderson-fabry 病
– Chas 病

B. 心包 HE

B. 透壁性心肌梗死

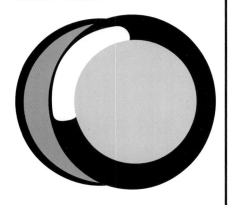

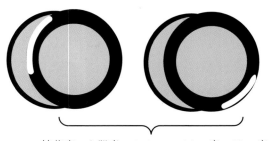

– 结节病、心肌炎、Anderson-fabry 病、Chas 病

C. 整体心内膜 HE

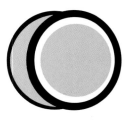

– 淀粉样变、系统性硬化、心脏移植后

▲ 图 1-5　临床实践中 CMR 增强模式的发现

如果采用增强模式，缺血性疾病患者的心内膜下会增强显示。单独显示的室壁中间层或心外膜显著增强强烈提示病因为
"非缺血性"的（引自 Marhrholdt，2005a）

隔、前壁、侧壁和下后壁。在 20 世纪 40—50 年代，下后壁被命名为后壁（由 Goldberger 命名）（图 1-6A），可能是因为它与前壁位于相反的位置。后来 Perloff（1964）将这部分室壁反折向上的基底部分命名为"后壁"（图 1-6B）。因此，这部分被命名为"真正的后壁"，其余的室壁被命名为"下壁"（图 1-6）。根据这一定义，近 40 多年来，当认为后壁的基底部受到影响时，定义为"真性后壁梗死"或"局限性后壁梗死""损伤"和"缺血"等。国际计算机化心电图学会专家委员会（Macfarlane 和 Veitch Lawrie，1989）根据 Selvester 和 Wagner 所发表的资料，分别将这些室壁定义为前上壁、前侧壁、后侧壁和下壁。但这种命名方法

尚未普及，经典命名（图 1-7A）仍见于大多数论文资料（Roberts 和 Gardin 1978）、心电图书籍（图 1-7B 至 D）、工作组（Surawicz，1978）和各种报道中（Hazinsky、Cummis 和 Field，2000）。

后来，随着成像技术的发展，不同的影像学技术把心脏分割成各不相同的平面（图 1-7），例如超声心动图学家和核医学专家就给出了不同的心脏室壁命名。然而，北美影像学会（Cerqueira、Weissman 和 Disizian，2002）共识将左心室分为 17 个节段和 4 个壁：间隔、前壁、侧壁和下壁（图 1-8 和图 1-9）。而"后壁"这一名称不在此列。图 1-8 和图 1-9 分别显示 LV 4 个壁被分成 17 个部分（6 个基底段、

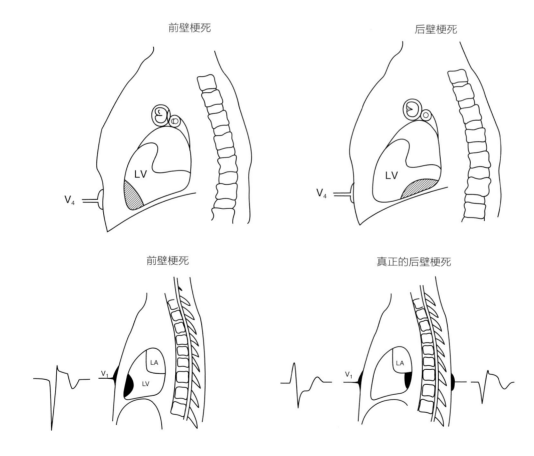

▲ 图 1-6　前壁梗死和后壁梗死

Golderger 定义的前壁、后壁梗死（上图）；根据 Perloff（1964）所定义的前壁和真正 / 严格的后壁梗死（下图）。室壁的其他部分位于横膈膜上，因此被命名为下壁

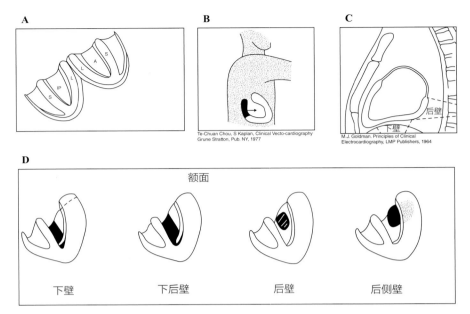

▲ 图 1–7　**A.** 至今为止，左心室分为 **4** 个壁，通常命名为前壁（**A**）、下后壁（**IP**）或横膈面、间隔（**S**）和侧壁（**L**）。然而，根据本书的观点，我们认为"下后壁"应该被命名为"下壁"。**B** 至 **D.** 根据不同的心电图著作所绘制的示意图显示后壁（下壁 + 后壁）的不同定位。在这些定位中，后壁对应于横膈膜上室壁的基底段向上翻折部分。人们一般认为心脏严格位于胸部的前后位置（图 1–11A）。然而，**CMR** 提供的信息显示，在 2/3 的人群中，即使包含后壁的基底段在内，后壁仍旧是平的（图 1–12），这意味着心脏始终处于一个倾斜的位置（图 1–11B 和 C）

（引自 Kennedy R. J，Varrialle P，Alferito JC. Text book of vectocardiography、Harper and Row. NJ. 1970. ）

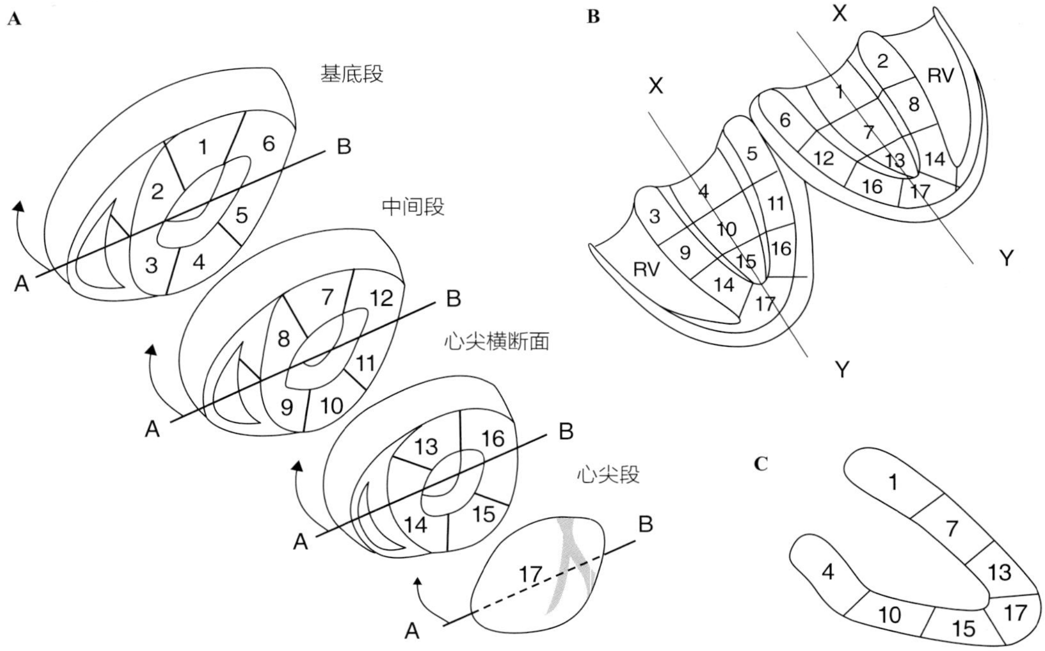

▲ 图 1–8　心脏节段示意图

A. 心脏节段显示：根据在基底段、中间段和心尖段进行的横切面（短轴视图）切片。基底段和中间段从横断面上分为 6 个节段，而心尖横断面分为 4 个节段。加上心尖段，共计 17 个节段，这些分段也是根据美国成像学会的分类进行划分的（Cerqueira、Weissman 和 Disizian，2002）。B. 从水平长轴视图观察 17 节段；C. 从右侧垂直长轴（矢状面）观察 17 节段。图 1–13 显示了这些节段由相应的冠状动脉供血情况

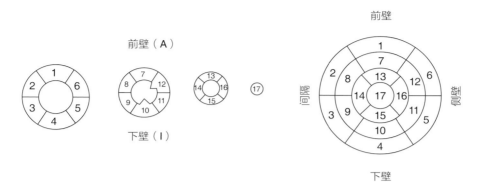

▲ 图 1-9　根据基底段、中间段和心尖段的横断面（短轴视图）观察左心室各个节段，按照心脏在胸腔的位置：由后至前和从右到左显示。第 4 段，下壁基底段，一般命名为后壁。基底段和中间段横断面分为 6 个节段，而心尖段横断面分为 4 个节段。连同心尖段，左心室可分为 17 节段。注意，在中间段，可显示乳头肌位置。所有 17 个片段都以牛眼图的形式显示，这与核素心肌灌注显像的报道相似（右图）

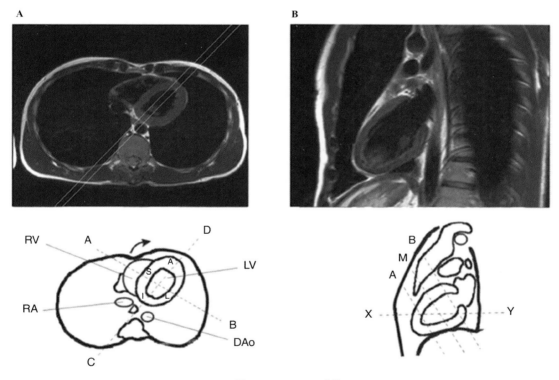

▲ 图 1-10　CMR 成像

右图中"XY"线代表胸腔水平轴方向。A. 水平切面可以充分显示心室的 4 个壁：前壁（A）、间隔（S）、侧壁（L）和下壁（I），明显标记是下壁基底段向上翻折（Cerqueira 等描述的第 4 段）（B）。梗死向量主要位于第 4 段（下壁基底段）和第 10 段（下壁中间段）；在特别消瘦的个体（图 1-12C），梗死对应的是 V_3 导联，而非 V_1 导联（图中 CD 线）。相反，侧壁心肌梗死向量，从第 5 段（下侧壁基底段）和第 11 段（下侧壁中间段）均对应 V_1 导联，也可以解释在该导联上呈 RS 形（BA 线）。B. 根据横断面所见，沿心脏垂直纵轴（A 中的 CD 线），左侧观我们可以得到心脏的矢状切面。在水平切面（A）上清晰显示四腔切面：前壁、下壁（下壁基底段）、间隔和侧壁。在近似矢状面（B）的位置可以显示两腔切面：前壁、包含下壁基底段的下壁

6 个中间段、4 个下壁段和心尖部），图 1-9 的右侧部分显示了心室壁及其相应的部分在"牛眼"图上相应的位置，这与核医学专家所使用的相同。在本书的其余部分，我们将使用这些术语。

根据心脏 CMR 的影像表现（图 1-10），可以看到相对于胸腔而言，心脏的矢状面呈右后向左前倾斜，而不是处于严格的前后位置。这有助于我们理解 V₁ 导联上表现为 RS（R）或 ST 段显著压低，这是侧壁心肌梗死的结果，而不是下壁基底段（经典后壁）（图 1-11）。需要记住，在大多数人群中，除了非常瘦的个体（图 1-12C），部分下壁基底段可能是真正的后壁，在发生心肌梗死时由于去极化延迟，而不

产生 Q 波梗死（第 4 段或下壁基底段）。

有创和无创成像技术的应用，以及 IHD 状态下与心电图的相关性如下。

● 无创成像技术，特别是 SPECT，在运动试验中检测灌注缺损是非常有用的。

● 在本书中，我们将重点指出心电图与冠状动脉造影的相关性，以及在确定冠状动脉闭塞部位和心肌危险区域方面的重要性。

● 讨论冠状动脉造影，特别是 CTA 在慢性 IHD 中的作用。

● 对于陈旧性 MI，我们将强调 ECG-CMR 的相关性在心肌梗死确诊和定位方面的重要性。

● 心电图在冠心病监护病房（coronary

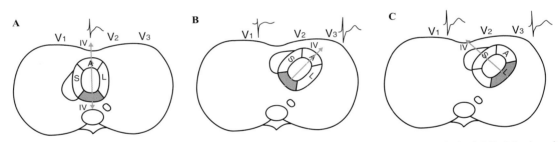

▲ 图 1-11　常见错误是认为心脏的后壁（下壁基底段）是图 A 所示位置。在非常消瘦的个体（垂位心）中，心脏位于这样的位置时，下壁梗死向量［第 4 节段（下壁基底段）和第 10 段（下壁中间段）］与 V₁～V₂ 导联相对应，可以解释下壁心肌梗死在这两个导联呈现 RS 形。（B 和 C）图示下壁（下壁基底段）和侧壁梗死的真实解剖位置。在消瘦个体（垂位心）中，下壁基底段和中间段梗死对应导联为 V₃～V₄，而不是 V₁，因此 V₃～V₄ 导联在下壁心肌梗死中呈 RS 形。相反，侧壁梗死向量对应导联 V₁，表现为 RS 形

IV. 梗死向量

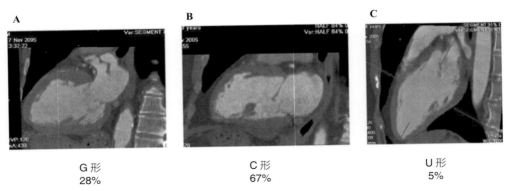

G 形　　　　　C 形　　　　　U 形
28%　　　　　67%　　　　　5%

▲ 图 1-12　心脏的斜矢状观，正常体型的人体（A）（G 形）、横位心（B）（C 形）和垂位心（C）（U 形）。我们发现，在横位心（C 形）中，下壁并不向上翻折（2/3 的病例），只有在非常瘦的体型，即 U 形心时，才会有大部分翻折形成后壁（5% 的病例）（C） care unit，CCU）非常有用，在慢性期也是非常有用的工具。

● X线检查仍起着重要作用，特别是在急性期（心脏增大和肺水肿），在动脉瘤和钙化的检测、明确起搏器导线的位置方面不可或缺。

为了明确心脏各室壁的命名，由国际动态心电图与无创心电学会（International Society for Holter and Noninvasive Electrocardiology，ISHNE）提出了以下建议（Bayés de Luna，2006c）。

（1）从历史上看，"真"或"局限性后壁"心肌梗死的命名是在涉及位于膈肌上的左心室壁的基底部分时所采用的。在超声心动图中，"后壁"被"下侧壁"所取代，其他一些无创影像报道仍在使用术语"后壁"或"后侧壁"。本报道的协商一致意见是放弃术语"后壁"，

并建议将术语"下壁"用于指代横膈膜上的整个左心室壁。

（2）因此，心脏的4个壁分别被命名为前壁、间隔、下壁和侧壁。基底段和中间段进一步分为6段（前间隔、前壁、前侧壁、下侧壁、下壁及下间隔）。这一关于术语变化的决定与美国心脏协会（AHA）的专家共识意见一致（Cerqueira、Weissman 和 Disizian，2002），在临床实践中大有裨益。

二、室壁的供血与传导系统

心肌和传导系统（CS）由右冠状动脉（right coronary artery，RCA）、左前降支（left anterior descending coronary artery，LAD）和左回旋支冠状动脉（left circumflex coronary artery，LCX）供

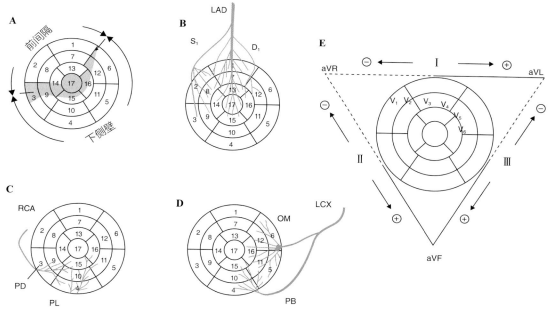

▲ 图 1-13　根据冠状动脉循环的解剖变异，有多重供血的心肌节段（**A**）。这些节段相应的供血冠状动脉可以在牛眼图中找到（**B 至 D**）。例如，心尖部（第 17 段）通常由 LAD 供血，但有时也可由 RCA 甚至 LCX 供血。第 3 段（下间隔基底段）和第 9 段（下间隔中间段）由 LAD 和 RCA 分担，中下侧壁的一小部分由 LAD 和 LCX 分担。第 4 段（下壁基底段）、第 10 段（下壁中间段）和第 15 段（下壁心尖段）接受来自 RCA 或 LCX 的血液供应，这取决于它们中哪一个占优势（70%～80% 的个体为 RCA）。第 15 段经常由 LAD 供血。E 图为心电图导联与牛眼图各段的对应关系

LAD. 左前降支；S_1. 第一间隔支；D_1. 第一对角支；RCA. 右冠状动脉；PD. 后降支；PL. 后侧支；LCX. 左回旋支；OM. 钝缘支；PB. 后降支（通常称为后侧支）

血。图 1-1 显示了冠状动脉造影和 CTA 所见的正常冠状动脉分支分布和一些解剖变异的典型表现。

图 1-13 中 B 至 D 显示 3 条冠状动脉与心室相应节段供血的对应情况。共同灌注的区域在图 1-13A 中以灰色显示。图 1-13E 显示了心电图导联与牛眼图的相关性（Bayés、Fiol 和 Antman，2008）。

三、3 条分支冠状动脉灌注的心肌区域（Candell-Riera 等，2005；Gallik 等，1995）

（一）LAD（图 1-13B）

左心室前壁由 LAD 供血，通过对角支向第 1 段（前壁基底段）、第 7 段（前壁中间段）和第 13 段（前壁心尖段）供血；通过间隔支向前间隔、下间隔的一部分（主要是基底段）[第 2 段（前间隔基底段）、第 8 段（前间隔中间段）和第 14 段（间隔心尖段）、第 3 段（下间隔基底段）和第 9 段（下间隔中间段）]供血。第 14 段由 LAD 供血，有时由 LAD 和 RCA 同时供血，第 3 段和第 9 段同样可以由 LAD 和 RCA 联合供血。第 12 段（前侧壁中间段）和第 16 段（侧壁心尖段）有时可由第 2 和第 3 对角支供血，也可由 LCX 发出的第 2 钝缘支（obtuse marginal branch，OM）供血。一般情况下，LAD 还负责心尖部和下壁的一部分供血[第 17 段（心尖段）和第 15 段的一部分（下壁心尖段）]，这是由于 LAD 在 80% 的人群中会包绕心尖部。

（二）RCA（图 1-13C）

RCA 的供血范围，除右心室（right ventricle，RV）外，还包括室间隔的下段[第 3 段（下间隔基底段）和第 9 段（下间隔中间段）的一部分]。通常，室间隔的基底段接受双重供血（LAD+RCA 圆锥支）。第 14 段（室间隔心尖段）更多地对应于 LAD，但它有时由 2 条动脉供血（见前述）。RCA 为下壁的大部分供血[第 10 段（下壁中间段）和第 4 段（下壁基底段）和第 15 段（下壁心尖段）]。第 4 段（下壁基底段）和第 10 段（下壁中间段）可由 LCX 供血（左优势型，占总数的 10%～15%）。若 LAD 足够长，至少第 15 段的部分（下壁心尖段）由 LAD 供血。在 RCA 非常占优势的情况下，可能灌注侧壁的部分[第 5 段（下侧壁基底段）、第 11 段（下侧壁中间段）和第 16 段（侧壁心尖段）]。有时第 4 段（下壁基底段）接受双重供血（RCA+LCX）。最后，若 LAD 很短，第 17 段（心尖段）也可以由 RCA 供血。

（三）LCX（图 1-13D）

LCX 为大部分侧壁供血——部分前壁基底段[第 6 段（前侧壁基底段）]，侧壁的中、远段接受 LCX 和 LAD 的共同供血[第 12 段（前侧壁中间段）和第 16 段（侧壁心尖段）]，侧壁下部[第 5 段（下侧壁基底段）和第 11 段（下侧壁中间段）]有时同时接受来自 RCA 的供血。左优势型下壁的大部分也接受 LCX 的供血，特别是第 4 段（下壁基底段），个别情况下也供应第 10 段（下壁中间段）、第 15 段部分（下壁心尖段）和心尖段（第 17 段）。

心室壁的某些部分接受双重供血，因此在一条动脉闭塞的情况下，这些区域仍旧可以得到部分保存，产生非透壁性心肌坏死。

如果一支冠状动脉急性闭塞，则会导致其供血的核心区域心肌处于急性缺血状态或是心肌梗死（图 1-13A）：①下侧壁区域，包括所有下壁、一部分下室间隔和大部分侧壁（RCA 或 LCX 的闭塞）；②前间隔区域，包括前壁、前间隔、下室间隔的大部和部分前侧壁中下部（LAD 闭塞）。然而，根据 Allencherril 等（2018）最近的研究显示，需要改变对这一概念的定义。他们对 ST 段抬高型 MI（ST-elevation MI，STEMI）患者进行的 ECG-CE-CMR 相关性观察结果并不支持前间隔基底段或间隔梗死单独存在。因此，前壁心尖段梗死是比前间隔梗死更合适的说法。

一般来说，如果 LAD 很长（80% 以上），则倾向于向心尖部及下壁的一部分供血（图 1-1 和图 1-13）。

冠状动脉闭塞可能只影响一个室壁同时供血（前壁、间隔、侧壁或下壁），更多的情况是影响多个室壁供血。ACS 和心肌梗死慢性期极少仅影响一个室壁。即使是冠状动脉远段闭塞，通常至少涉及 2 个室壁供血。例如，LAD 远段闭塞会影响前壁心尖段，但同时也会影响心尖部，即使涉及的范围极小，也可能影响间隔、侧壁和下壁（Bogaty 等，2002）。LCX 远段闭塞一般影响部分下壁和侧壁供血。对角支闭塞基本上都会影响前壁供血，但同时也会影响前侧壁的中间段及部分侧壁。第一间隔支闭塞，或者是包含间隔支在内的 LAD 次全闭塞，通常会累及部分室间隔和小部分的左心室前壁。OM 支闭塞可能会影响部分侧壁供血，非优势型 RCA 或 LCX 远段分支闭塞则常只影响一个室壁（下壁的一部分）。

ACS 或已确诊的心肌梗死涉及 1 个还是多个室壁仍是很重要的问题。最关键的是它们的延展范围，主要与闭塞的部位和冠状动脉的特征（优势等）有关。当然，根据前面讨论的所有情况，大面积心肌梗死往往累及多个室壁。但多个室壁受累并不等同大面积心肌梗死。例如，心尖部虽然包括多个室壁部分，但仅相当于非常小的几个节段。因此，明确哪些节段受累，使我们能够更好地了解心肌梗死的延展范围。（Cerqueira、Weissman 和 Disizian，2002）。最后一点，虽然在许多情况下均存在多支病变，但这并不意味着患者曾患过多次心肌梗死。

因此，为了更好地评估 ACS 和心肌梗死在慢性期的预后和病变程度，在急性期明确 ST 段抬高 / 压低或 T 波变化与闭塞部位和危险区域之间的相关性是非常重要的。同等重要的是在慢性期，要明确 Q 波出现的导联与左心室梗死节段的数量及位置之间的相关性（图 1-8 和图 1-9）。

传导系统结构的供血如下。

（1）窦房结和窦房结区域由 RCA 或 LCX 供血（约各占 50%）。

（2）90% 的情况下，房室结（atrio-ventricular node，AV）由 RCA 供血，另有 10% 由 LCX 供血。

（3）右束支和左前分支由 LAD 供血。

（4）左下后分支由 LAD 的间隔支和 RCA 供血，亦可能由 LCX 供血。

（5）左束支干接受双重供血（RCA+LAD）。

这一信息有助于理解为何在 ACS 时会出现缓慢性心律失常和（或）室内传导异常（参见 ACS 时心律失常及室内传导阻滞的相关内容）。

四、自我评估：病例报道

病例 1

70 岁女性患者，全身不适、虚弱 2 天，伴恶心和呕吐史。几周前开始出现活动时胸部剧烈疼痛伴呼吸困难，休息后缓解。急诊科心电图示：前壁 ST 段抬高伴右束支传导阻滞、左前分支传导阻滞。冠状动脉造影显示 LAD 近段次全闭塞，TIMI 血流 1 级。急诊 PCI 植入药物洗脱支架。再灌注后心电图显示 ST 段升高和传导阻滞持续存在。尽管接受再灌注治疗，但血流动力学仍不稳定，合并代谢性酸中毒，需要血管活性药物去甲肾上腺素治疗。超声心动图显示间隔运动消失。

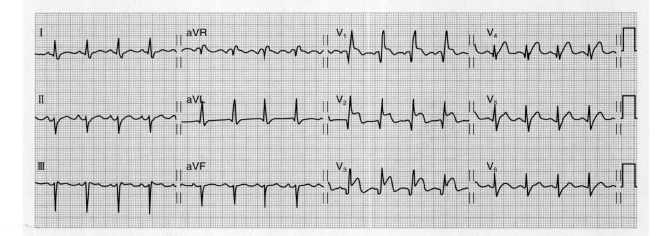

根据 ECG 表现，该患者可能的诊断是什么？

(1) 患者应该考虑治疗失败而再次接受治疗。

(2) 持续性 ST 段抬高是由去甲肾上腺素引起的。

(3) 持续 ST 段抬高提示（忽视了）梗死后的机械并发症。

(4) 心电图显示不适当的窦性心动过速。

正确答案：（3）

持续性 ST 段抬高和血流动力学不稳定应考虑为梗死后机械并发症。超声心动图应该在几个切面中重复观察。下图显示室间隔（箭）破裂，但未被注意到。在这种情况下，心电图形态是一个重要的指征，以避免遗漏重要的并发症。

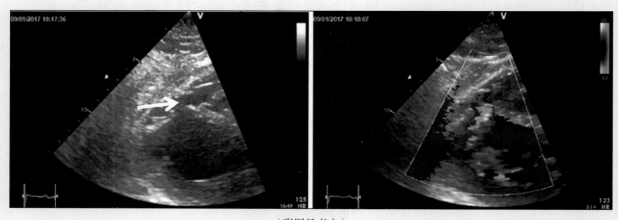

（彩图见书末）

病例 2

60 岁老年女性患者，因上腹部不适就诊。既往病史：几年前因常规心电图中发现 $V_2 \sim V_4$ 导联倒置 T 波，行运动平板试验（图）。心电图结果认为是女性患者的正常变异，运动平板试验阴性。心电图显示窦性心律，$V_2 \sim V_4$ 导联轻度双向 T 波。

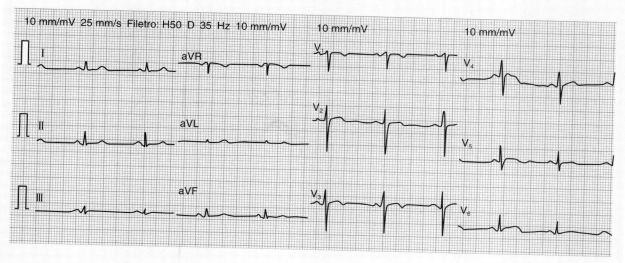

超声心动图（左为舒张期，右为收缩期）　（彩图见书末）

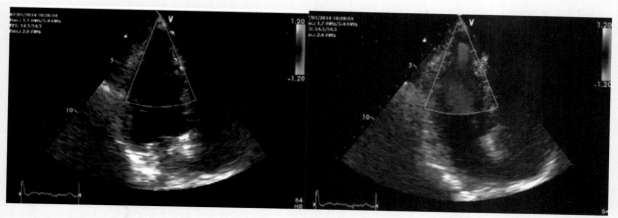

该患者的诊断建议是什么？

(1) 先天性心尖部室壁瘤。

(2) 继发于沉默性心肌梗死后的心尖部室壁瘤。

(3) 先天性心尖部憩室。

(4) 心尖肥厚型心肌病。

正确答案：（1）

超声心动图（图像质量中等）检测到心尖部室壁瘤。在收缩期和收缩末期可以见到心尖部矛盾运动，CMR 可以更好地显示由心室到室壁瘤的血流（下图，箭），进一步证明了心尖室壁瘤形成（引自 Fiol M, et al., Int J Cardiovasc Imaging.2015；31：1261-1262.）。"正常变异"并不常见，但在 60 岁时仍然是可能存在的。

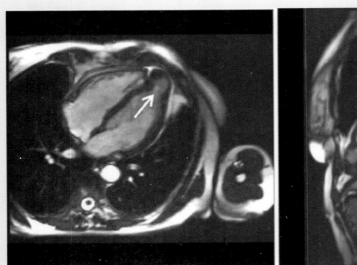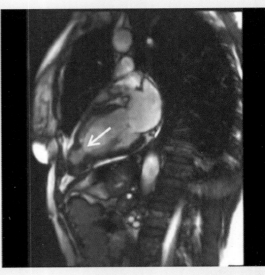

病例 3

一名 68 岁的糖尿病患者出现心前区疼痛，向背部放射。心电图不能明确诊断。进行主动脉 CT 检查排除主动脉夹层。

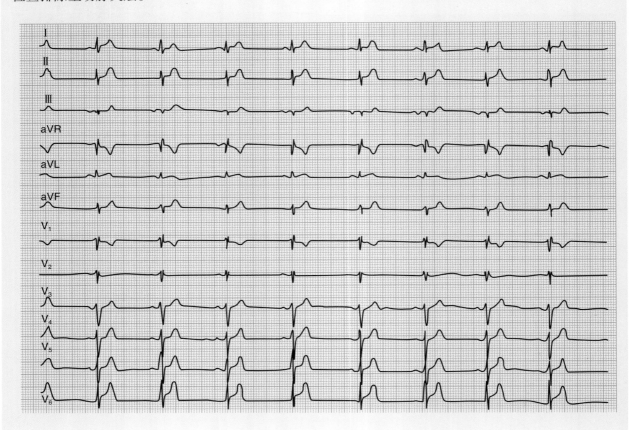

CT 显示主动脉溃疡。患者收入 CCU 监护，仍诉持续疼痛。

该患者的诊断建议是什么？

（1）溃疡已进展为夹层，应复查 CT。

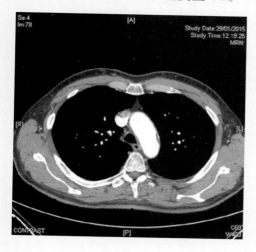

（2）溃疡已进展为夹层并累及冠状动脉口。

（3）STE-ACS 可能被忽视，应完善冠状动脉造影检查。

（4）疼痛是由于消化性溃疡引起的，应行内镜检查。

正确答案：（3）

STE-ACS 可能被忽视，应该进行冠状动脉造影。这是一例在第一对角支闭塞早期的心电图形态（Ⅰ、Ⅱ、aVL、$V_5 \sim V_6$ 导联可见 ST 段轻微抬高）。主动脉溃疡的存在表明急性主动脉综合征，这使得诊断更具挑战性。随访心电图（下图）显示在Ⅰ、aVL 和 V_6 导联新出现 Q 波。图中所示病变在冠状动脉分支的位置（左）和支架置入后的情况（右）。

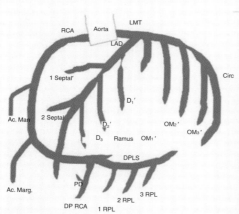

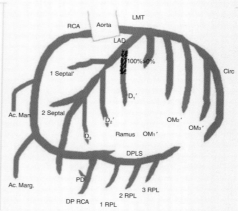

RCA. 右冠状动脉；Aorta. 主动脉；LAD. 左前降支；Ac. Marg. 锐缘支；D_1. 第 1 对角支；D_2. 第 2 对角支；D_3. 第 3 对角支；OM_1. 第 1 钝缘支；OM_2. 第 2 钝缘支；OM_3. 第 3 钝缘支；Ramus. 中间支；1 Septal. 第 1 间隔支；2 Septal. 第 2 间隔支；Circ. 冠状动脉回旋支；1 RPL. 第 1 后侧支；2 RPL. 第 2 后侧支；3 RPL. 第 3 后侧支；PD. 后降支；LMT. 左主干支；DPLS. 左心室后侧支；DP RCA. 右冠后降支

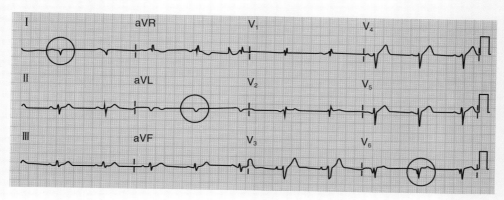

病例 4

58 岁女性患者，胸骨后疼痛向背部放射。心电图显示窦性心律，下壁导联 PR 压低，I、II、III、aVF、V₃~V₆ 导联 ST 段抬高，aVR 和 V₁ 导联 ST 段压低。

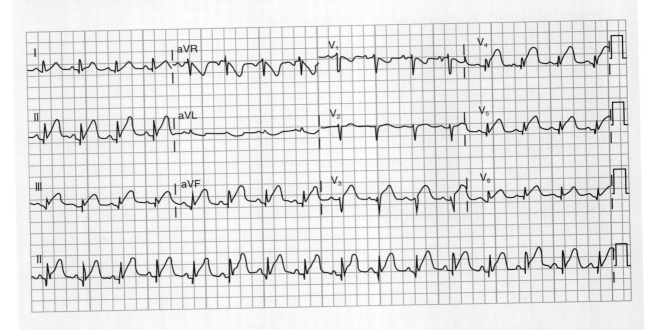

第二个心电图显示自发性再通后 ST-T 变化。

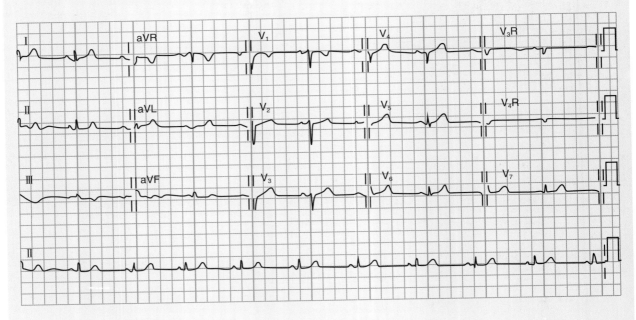

进行冠状动脉造影（下图）。

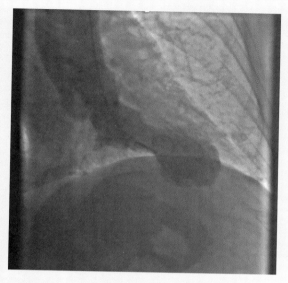

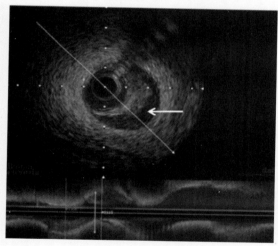

该患者的诊断建议是什么？

（1）它是血栓栓塞导致的 STE-ACS，位于 LAD 中段，血栓自溶或药物引起闭塞部位再通，也可能是冠状动脉痉挛所致。

（2）是自发性冠状动脉夹层。

（3）是 Takotsubo 综合征。

（4）以上各项均正确。

正确答案：（4）

这可能是由于使用抗血小板药物或使用硝酸甘油解除冠状动脉痉挛而导致的梗死血管再通。另一方面，左心室造影的图像是 Takotsubo 的典型图像，该患者为女性患者，相对年轻，没有诱发因素。第一个心电图可能被误认为是急性心包炎，但心电图的快速变化表明缺血可能性大。自发性冠状动脉夹层在女性患者中更常见，并经常产生不同程度的冠状动脉闭塞。这种情况下，应用血管内超声可以明确病因（图，箭）。数小时后心电图显示典型的再灌注后负向 T 波（图）。数天后的 CMR 检查显示心尖部的延迟增强（图，箭）。

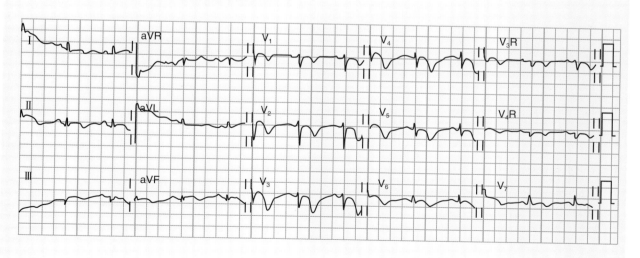

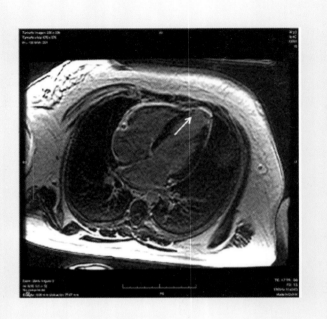

第 2 章
缺血性心脏病的电生理基础
Electrophysiological Bases of Ischemic Heart Disease

一、心内膜下和透壁性缺血及坏死的心电图模式（Sodi Pallares 和 Calder，1956；SodiPallares 和 Rodríguez，1952；Cabrera，1958）

在过去，动物的冠状动脉闭塞实验是在动物处于麻醉状态下、开放胸腔和电极放置在心包上进行的（Bayley、La Due 和 York，1944）。在这些条件下，闭塞引起的心电图（ECG）变化依次出现在 3 个阶段，这些阶段被认为是缺血逐渐加重的标志（Sodi Pallares 和 Calder，1956）。首先，出现负向 T 波，被认为是缺血的心电图模式。随后出现 ST 段抬高，被认为是"损伤"的心电图形态（"损伤"一词迄今一直在使用，但我们认为根据其病理生理机制应该改为"透壁性缺血"）。直到 Q 波出现，才认为是坏死的心电图形态。此后就认为，缺血的心电图形态与 T 波变化相关、透壁性缺血的心电图形态与 ST 段改变相关、坏死的心电图形态与 Q 波的出现相关。但是，在人类和闭合胸腔的动物中冠状动脉闭塞的心电图变化是不同的（Lengyel 等，1957）：首先出现高而尖的 T 波，之后依次出现 ST 段抬高和病理性 Q 波（通常）伴负向 T 波。

缺血的 ECG 形态［图 2-1（2）］的特点是受影响区域内复极延长所产生的 T 波变化。如果缺血主要发生在心内膜下，像以前没有发生过缺血的心脏冠状动脉闭塞后立即发生的那样，心内膜下复极的延迟造成 T 波变得比正常更对称（通常更高）。这种变化伴随着 QTc 间期的延长（心内膜下缺血模式）（表 2-1）。

透壁性缺血的 ECG 形态［图 2-1（3）和图 4-4］以 ST 段的改变为特征。在活动性缺血时可以记录到这些变化，是缺血伴随受影响区域低振幅跨膜动作电位（transmembrane action potential，TAP）（图 4-4）所产生的结果。如果"活动性"缺血在心内膜下占主导地位，ST 段压低（显著的心内膜下缺血模式）就会发生。如果缺血是透壁的，ST 段抬高（透壁伴有显著的心外膜下缺血表现，注意这是一个既定的术语，尽管孤立的心外膜下缺血不存在）就会出现（图 4-4 和图 4-6）。ST 段改变通常见于急性缺血性心脏病（IHD），作为"活动性"缺血的标志。但是，这些变化也可以见于慢性 IHD，尤其是随着时间（Holter 技术）或运动出现 ST 段压低的动态变化，或者症状相关性 ST 段压低。心内膜下缺血有 2 种表现：T 波高尖和 ST 段压低，其可能的电生理或病理生理学差异将在后面讨论。

坏死的 ECG 表现［图 2-1（4）和图 5-3］特点是出现异常的（病理性）Q 波。目前，我

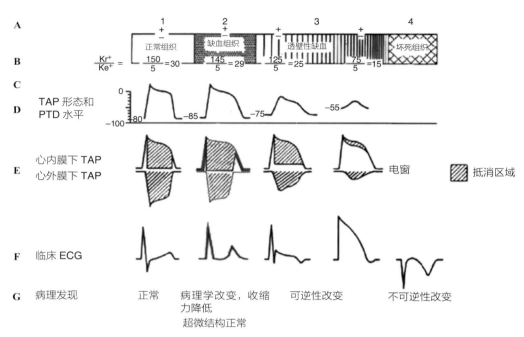

▲ 图 2-1 不同类型的心肌组织（1～4 冠状动脉闭塞后正常、局部缺血、透壁性缺血和坏死）

A 和 B 示每一个图中相应的电荷以稳定的方式下降；C 示内向（Ki⁺）和外向（Ke⁺）钾电流水平；D 示跨膜动作电位（TAP）形态和跨膜电位（DTP）；E. 心内膜下和心外膜下 TAP；F. 为相应的 ECG 表现；G. 考虑是心外膜下受累（临床为透壁型）及其病理发现；注意因为明显的舒张去极化，坏死组织是不能兴奋的（不产生 TAP）

们知道在许多心肌梗死（MI）病例中，不会产生 Q 波（非 Q 波梗死）。此外，如果及时进行再灌注治疗，Q 波随着时间的推移可能消失，提示 Q 波可以发生在再灌注治疗后而且可能是一种心肌顿抑的表现而不是代表不可逆转的坏死。

缺血和坏死的 ECG 形态对 IHD 的诊断和预后至关重要。可以直接反映在相应导联上，也可以反映在相对应的导联中，作为"相反变化"的"镜像模式"，例如正向 T 波代替负向 T 波、ST 段压低代替 ST 段抬高、高 R 波代替 Q 波。从临床角度来看，这些镜像模式是缺血或坏死区域的证据，病变区域在远离标测电极的心脏的某些部分产生镜像模式。理解直接模式和镜像模式存在的意义对于正确理解 ECG 表现模式至关重要（图 7-4 至图 7-6）。

当我们在日常的临床实践中确认患者的 ECG 显示出缺血或梗死的模式时，这并不意味着我们可以确定 IHD 的诊断。同样的模式也可以在其他临床情况下出现。事实上，记录某一心电图模式的系列变化，以及其与临床情况的相关性有助于确保 IHD 的诊断。即使 ECG 表现已经能高度怀疑或确定诊断，但有时也要持怀疑态度，特别是在没有临床症状的情况下。此外，我们应该记住心肌缺血有时在临床上是无症状的（Cohn，1980，2001；Cohn、Fox 和 Daly，2003；Stern 和 Tzivoni，1974）（见无症状缺血章节），在特殊情况下，既无临床表现也没有心电图表现（"超静音"缺血）（Stern，1998）。

二、传统分类的局限性

根据目前的知识探讨最重要的局限性。

（1）与病理结果相关的局限性：病理相关性仅包括梗死后死亡的患者，通常是大面

表 2-1　急慢性缺血性心脏病：室壁受累程度与缺血和坏死心电图表现模式的关系

A. STE-ACS

首先发生显著的心内膜下损害，然后发生透壁性和均匀的损害：由 ST 段抬高演变为 Q 波梗死或提示冠状动脉痉挛（变异型心绞痛）

1. 典型模式

进展为 Q 波 MI

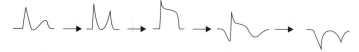

冠状动脉痉挛

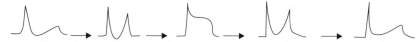

2. 非典型模式

B. NSTE-ACS

损伤有时是广泛的甚至是透壁的，但不均匀

1. 显著心内膜下受累而且通常左心室舒张压升高：ST 段压低。"活动性""缺血" ST 段压低在疼痛期间出现或加重，通常出现在 R 为主的导联中

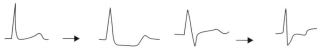

2. 无显著心内膜下受累：T 波低平或负向。虽然这种模式的起源还不完全清楚，但可能在大多数情况下，它代表了缺血后的变化，而不是"活动性""缺血"

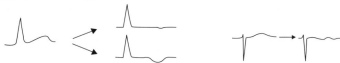

C. 慢性缺血性心脏病

病理 Q 波可能存在，也可能不存在

同样，ST 段改变和 T 波低平或负向也可能存在

如果 ST-T 变化发生在疼痛或运动期间，"活动性"缺血才有依据

ACS. 急性冠状动脉综合征；STE. ST 段抬高；NSTE. 非 ST 段抬高

积梗死的患者。此外，在胸腔外进行心脏的研究与人类心脏正常评估是完全不同的情况（Anderson、Razavi 和 Taylor 2004；Myers，1948a，b，c；Sullivan、Klodever 和 Edwards 1978）。

（2）ECG 记录的技术问题造成的局限性：体表心电图导联是间接导联，与直接放置在受影响区域上的心外膜导联是不可比拟的（Herman 等，1991；Kerwin、McLean 和 Tegelaar，1960）。在监测心电图变化时，导联通常不位于同一位置（图 2-2）（Surawicz，

1996；Wenger 和 Kligfield，1996）。另一方面，即使导联位置正确，记录的心电图变化与相应受影响区域之间的相关性取决于身体体型；非常瘦（垂位心）和非常肥胖（横位心）的个体之间可能存在显著差异。在前一种情况下，心脏通常是顺时针转位，V_6 导联会记录到 Rs 或 qRs 的形态，而在后一种情况下，心脏是逆时针转位，从 $V_3 \sim V_4$ 导联可以见到 qR 的形态。

（3）不符合电生理数据而造成的局限性：众所周知，Durrer 等的开创性研究（1970）证实左心室的基底部分在 40~50ms 后去极化，

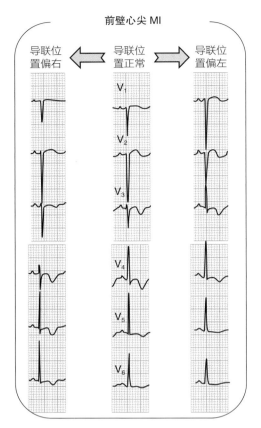

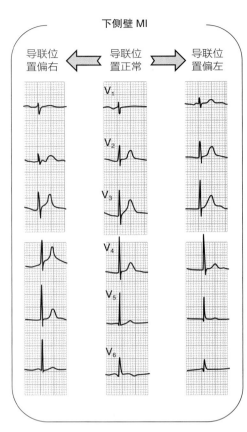

▲ 图 2-2　左侧图是一名前壁心尖部（以前称为前间隔）心肌梗死患者的亚急性期：正常的导联位置显示负向 T 波达 V_5。心前区导联位置的微小变化导致 QRS 和 T 波形态发生明显变化。右侧图是一个下侧壁心肌梗死患者：向右或左稍微移动心前区导联会使 V_6 导联的负向 T 波出现或消失

并且 Q 波不出现在晚期去极化的区域。尽管如此，很长一段时间以来大家认为下壁（旧称：后壁）基底段的梗死在 V_1 导联产生 R 波（等效 Q 波）（Perloff，1964）。按照电生理知识，V_1 导联中的 R 波（等效 Q 波）不可能是"后"壁梗死（目前称为下壁基底段）的结果。

(4) 与不同类型 IHD 有关的局限性：传统的分类用于定位 Q 波梗死，在临床实践中，可以用来识别 STE-ACS 病例中有梗死风险的缺血区域。不过，这种分类不太有用，因为现在非 ST 段抬高的急性冠状动脉综合征（NSTE-ACS）和非 Q 波梗死比 STE-ACS 和 Q 波 MI 更常见。

(5) 冠状动脉解剖变异引起的局限性：左前降支（LAD）很长，包绕着心尖部，在 80%

以上的个体中给下壁供血，可以解释为什么 LAD 远段闭塞［第一对角支（D_1）和第一间隔支（S_1）的远段］通常累及左心室心尖的很大一部分。

70%～80% 的个体是右冠状动脉（RCA）优势型，左回旋支（LCX）优势型占 10%～15%，其余为平衡型（共优势循环）。由于动脉优势度，以及其主支长度不同，即使阻塞部位相似，也可以观察到不同的 QRS 形态。此外，LCX 和钝缘支（OM）闭塞经常导致心电图的轻微甚至没有变化，因为这些动脉灌注区域在标准的 12 导联心电图中没有很好地标记导联。

(6) 由于左心室的结构而造成的局限性：左心室是锥形的，结果是心脏的四壁在心脏的

基底部有明确的边界。然而，随着室壁接近心尖部，这些边界变得不那么清晰，使得不同壁的缺血和损伤之间的区别更加难以区分。此外，心血管磁共振（CMR）显示下壁的基底段往往不会向上弯曲（图1-12），而且整个下壁都是水平的或近水平的。

(7) 由于并存的心脏病而引起的局限性：左心室肥大（left ventricular hypertrophy，LVH）的存在和先前的梗死可能会显著影响心电向量的大小和方向，因此也会影响它们与心前区和肢体导联的关系。

(8) 由于向量的取消而产生的局限性：正如这本书将证明的，缺血向量，以及影响心脏不同区域的梗死可能会互相抵消。这可能导致低估缺血或梗死的范围（图12-4），或者梗死区甚至可能完全被隐藏（图12-33）。事实上，可能是先前MI的Q波被新的梗死完全掩盖（图12-31）。

(9) 与心尖区（心前区导联）受累有关的局限性：LAD近段到S_1之间闭塞引起的急性严重缺血在V_1～V_2和aVR导联产生ST段抬高，而在V_6和下壁导联出现ST段压低（图7-6）。在V_1～V_4导联存在QS形态并不意味着高位间隔和高位前壁受损（Shalev等，1995）。相反，在V_1～V_4导联存在QS形态时，梗死可能仅限于这些壁的下部（前壁心尖部梗死）（Allencherril等，2018）。

这些发现最近被影像学技术证实。结果表明，在V_1～V_4导联为QS的慢性梗死病例中，通常是由于S_1和D_1远端的LAD闭塞所致，一般情况下，高位间隔部分在超声心动图上表现出收缩功能相对正常（Bogaty等，2002）。用钆增强CMR成像也证实了这一点（Selvanayagam等，2004），表明这些病例的梗死仅限于左心室心尖区域。另一方面，在D_1和S_1近段的LAD闭塞的情况下，心肌受累更

广泛，包括前壁的中部和基底部，以及间隔的左心室壁。这种情况下，Q波（和ST段抬高/负向T波）不仅出现在心前区导联中，也常出现在aVL导联，有时还在Ⅰ导联中存在（Bayés de Luna等，2006a；Allencherril等，2018）。

(10) 与侧壁受累有关的局限性（Ⅰ、aVL和V_5～V_6导联）：在STE-ACS中，D_1选择性闭塞的情况下，ST段抬高通常出现在Ⅰ和aVL导联，并且经常出现在一些胸前导联中。近段LAD闭塞，在D_1之前但在S_1的远段，大多数心前区导联ST段抬高，伴Ⅰ和aVL导联ST段抬高。在非常长的LAD影响部分下壁的情况下，由于两个解剖上或多或少相反的心肌区域缺血，Ⅰ和aVL导联中可能没有或只有轻微的ST段抬高。长LAD的D_1近段闭塞，导致广泛的前壁梗死伴下壁受累的情况下，Q波梗死通常不仅出现在心前区导联，也出现在Ⅰ和aVL导联。然而在某些情况下，如果LAD很长，来自前壁中段的平均QRS向量可能被来自下壁的另一个向量抵消。因此，尽管存在广泛的梗死，Ⅰ和aVL导联可能没有Q波，Ⅱ，Ⅲ和aVF导联也没有Q波（图12-4B）。必须记住的是，Ⅰ和aVL导联中ST段抬高不排除D_1闭塞，但必须与LCX、OM或中间支的闭塞进行鉴别（Birnbaum等，1996a，b）。

虽然当谈到Ⅰ、aVL和V_5～V_6导联时，我们可以继续将它们视为"侧壁导联"，但我们应该记住，与这些导联相关的经典概念，低侧壁（V_5～V_6导联）或高侧壁（Ⅰ、aVL导联），应该进行修改。V_5导联，特别是V_6导联更主要面向于下壁的心尖段而不是侧壁的下部（Warner等，1986）。而aVL导联更是面向前壁的中部和侧壁多于侧壁的上部。Ⅰ导联也是如此。

另外，心脏的转位也会影响aVL导联QS形态。在垂位心患者，aVL导联实际上面对左心室腔。因此在非常瘦的无力型身材个体，可

以在 aVL 导联中记录到窄而深的 QS 波，常伴负向 P 波和 T 波平坦或倒置，这种情况在肥胖的人身上从未发生过。但是，前壁中段 MI 的 QS 表现通常是低电压，并有一些切迹。

（11）与下壁受累有关的局限性（下壁导联）：Ⅱ、Ⅲ 和 aVF 导联中 ST-T 变化或 Q 波的存在不仅表明下壁受累及区域，而且表明间隔的下部受累。此外，在包绕心尖部的巨大 LAD 闭塞的情况下会累及下壁。当下壁受累及区域等于或大于前壁时，Q 波通常仅在 Ⅱ、Ⅲ 和 aVF 导联中出现（图 12-12）。另外，$V_5 \sim V_6$ 导联出现 Q 波或 ST 段抬高表明下壁心尖段比前侧壁受累更多（Warner 等，1986）。

（12）由于缺乏 aVR 导联及其他额外导联的 ECG 变化意义的缺乏而受到的局限性：为了在 ACS 和慢性梗死中定位受影响的区域，传统的分类未考虑 aVR 导联变化的意义。但我们想强调 aVR 导联和其他额外导联的意义。

● 心内科医生在分析 ECG 时通常不考虑 aVR 导联的变化。但是，在累及前壁导联的 STE-ACS 中 aVR 导联的 ST 段抬高十分重要，因为它表明 S_1 近端的 LAD 闭塞（图 7-7 和图 7-8）。

同样，在 NSTTE-ACS 中，aVR 导联 ST 段抬高伴广泛导联 ST 段压低的情况下，提示左主干（LMT）完全闭塞（Yamaji 等，2001）或等同病变（极近段的 LAD 和 LCX 次全闭塞）引起的心内膜下缺血（图 9-5）。

aVR 导联的初始 r 波高于正常（> 1.5mm）表明侧壁心尖段梗死（Okamoto 等，1967）。

最后，在运动负荷试验中 aVR 导联有助于检测多支血管病变（Michaelides 等，2003）。

● 右侧心前区导联（$V_3R \sim V_5R$）对诊断右心室（RV）梗死很有帮助，并可用于下壁心肌梗死的情况下预测罪犯血管（RCA 或 LCX）（Gorgels 和 Engelen，2003；Wellens，1999）。然而，这些导联的诊断有一些局限性，一是其变化非常短暂，二是这些导联并不常规记录（图 7-24）。

● 后壁导联（$V_7 \sim V_9$）可能有助于诊断侧壁梗死（Casas、Marriott 和 Glancy，1997）。但这些导联与右心前区导联有相同的局限性；例如在记录心电图时经常漏掉这些导联。已经有研究（Schmittl 等，2001；Zalenski 等，1997）表明，额外的右心前区导联和后壁导联仅轻度增加传统导联诊断急性 MI 的敏感性。

● 通过添加 12 个相反部分的导联而获得 24 导联心电图，其价值被假设以镜像模式增加心电图的诊断价值（Wagner、Pahlm 和 Selvester，2006b）。然而，用这种方法敏感性增加，但特异性降低。

● 体表标测技术已被应用并具有良好的结果（Menown、McKenzie 和 Adgey，2000）。特别是对侧壁基底段 MI 的诊断。但在实践中这种方法还没有得到推广。

三、急慢性期新分类的必要性

由于 ECG 的以上局限性，如果要提高心电图诊断的准确性，有必要在 MI 慢性期 Q 波与梗死区之间、急性期 ST 段抬高或压低与预测心肌梗死危险区域和最终梗死区域之间建立新的相关性。

在 MI 的慢性期，基于 ECG-CMR 之间的相关性，能识别梗死的位置及梗死的面积，这些都有重要的预后价值。目前，CE-CMR 是 MI 诊断、定位和透壁性鉴别的"金标准"（图 1-5）。接下来，我们根据这一相关性来分析最常见的 Q 波梗死的模式。

在 STE-ACS 的急性期，通过 ST 段改变（升高和压低）来预测冠状动脉闭塞的部位及心肌危险区域，并根据这些信息选择适当治疗策略。

为了更好地将心电图模式与受影响的区域

联系起来，考虑到心脏的灌注（图1-13），将左心室分为2个区域：前壁心尖段 [伴有一部分侧壁受累和部分下壁延伸（LAD闭塞）] 和下侧壁（RCA或LCX）。

以往在没有再灌注治疗的患者中，动脉闭塞部位、心肌危险区域和最终梗死区之间通常存在明显的关系。但是，在现代的治疗条件下，最终的梗死面积一般要远小于危险区域，虽然在某些情况下，广泛的梗死也不能避免（图2-3）。慢性期的心电图更有助于估计梗死

面积而不是预测引起梗死的闭塞部位。另外，急性期的ST段抬高和压低与危险区域和冠状动脉闭塞部位之间存在良好的相关性。当心电图记录时间与急性血管造影之间的间隔越小，心电图变化与罪犯血管病变位置的相关性越好。即使动脉仍然闭塞，最终梗死面积总是小于危险区域。成功的再灌注治疗使得更多的心肌得到挽救，最终的梗死面积小于罪犯动脉永久闭塞产生的梗死面积（图2-3）。

在这本书的后面，我们将更详细地讲解所

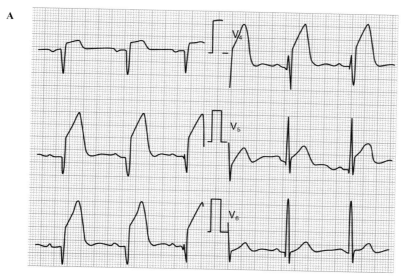

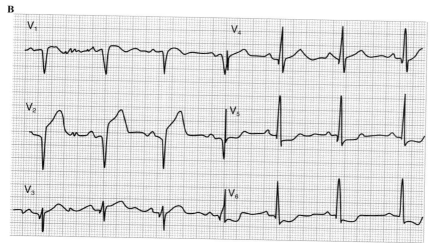

▲ 图2-3　ACS患者超急性期心电图和溶栓治疗后心电图比较

A. ACS超急性期患者的心电图，累及前壁心尖部，可见 $V_1 \sim V_5$ 导联ST段抬高；B. 溶栓治疗开始后1h，危险区域明显减少，局限在间隔心尖段（$V_1 \sim V_2$ 导联ST段抬高伴随 $V_5 \sim V_6$ 导联ST段压低）。在慢性期，患者表现为较大的间隔部梗死，没有累及前壁，因为再灌注治疗限制了梗死区在间隔支供血区域的扩展

有这些相关性，包括危险区域和最终梗死面积的评估（图 12-6）。由于再灌注治疗，ST 段变化与闭塞动脉和 ACS 危险区域的相关性通常与慢性期 Q 波与心肌损伤的相关性不同（图 12-6）。由于再灌注治疗限制了心肌损伤的扩展，急性期心电图预测最终梗死面积的能力是有限的。

根据之前的讨论，需要 2 种不同的分类，一种是 STE-ACS/NSTE-ACS，另一种是 Q 波/非 Q 波 MI（图 12-6）。在 Q 波梗死的情况下，可以假设罪犯病变处在急性期，治疗通常会改变动脉内的血流量（图 12-6）。

四、自我评估：病例报道

病例 1

80 岁女性患者，有糖尿病和高血压病史，诊断为重度主动脉瓣狭窄。因急性肺水肿入院，在入院时，发生多形性室性心动过速（ventricular tachycardia，VT）并演变为心室颤动（ventricular fibrillation，VF）。复苏后心电图（A）显示左心室肥大，特别是在额面导联和 I、aVL、V₄~V₆ 导联出现对称负向 T 波。肌钙蛋白 I 的峰值为 130ng/L。在重症监护室复苏后进行紧急心脏外科治疗。术前冠状动脉造影显示冠状动脉无病变。在体外循环下，进行主动脉瓣"无缝线"生物瓣膜 Perceval M 进行瓣膜置换。到达重症监护病房后，患者出现低血压，心电图（B）可见下壁梗死，I 导联 ST 段位于等电位线，III 导联 ST 段抬高＞II 导联，V₁ 导联等电位线，V₂~V₃ 导联出现新的负向 T 波（可能与右心室受累有关？），除了在心脏手术术后阶段观察到的其他变化，例如电压降低。ECG 提示 RCA 近段闭塞。

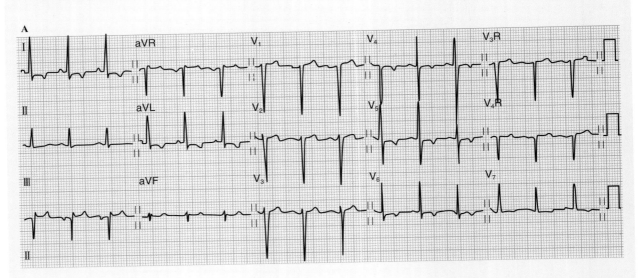

该患者的诊断建议是什么？

(1) 在手术过程中可能发生了 RCA 的空气栓塞。

(2) 在瓣膜置换过程中，造成 RCA 开口处闭塞。

(3) 应进行急诊冠状动脉造影。

(4) 这三个答案都有可能。

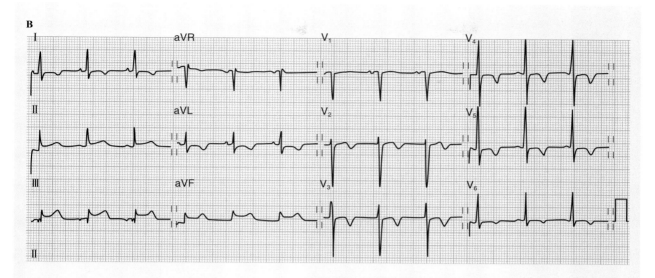

正确答案：（4）

　　应该注意的是，气体栓塞导致 RCA 闭塞不一定出现近段闭塞的表现模式。冠状动脉造影证实是生物瓣膜假体（P）结构部分堵塞了 RCA 的开口（下图，箭）。

　　冠状动脉造影结果：左主干无病变，LAD 和 LCX 无明显病变，RCA 开口变窄，近段呈半透明图像，被生物瓣膜假体支架的结构压迫，直接植入 Ony 3×12 支架对 RCA 开口进行血管成形术，效果良好。

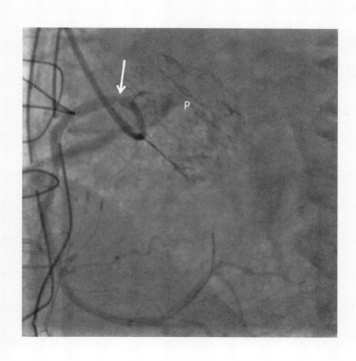

病例 2

一名 36 岁的男子因头晕和不典型的胸部不适就诊。记录 ECG（图），ECG 诊断为 2 型 Brugada 表现。

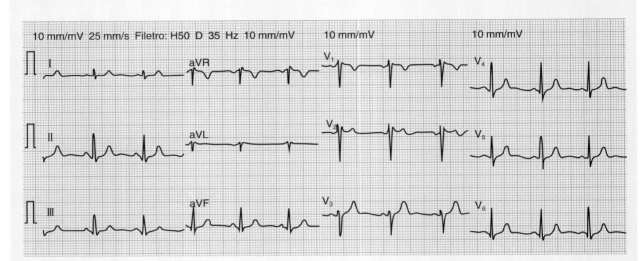

该患者的诊断建议是什么？

(1) 有指征进行氟卡尼试验。

(2) 患者应该进行电生理检查。

(3) 检查患者的身体结构。

(4) 进行运动平板试验。

正确答案：（3）

患者有胸廓畸形，即漏斗胸。这种畸形通常在 V$_2$ 导联表现为凹形的 ST 段抬高。不是典型的 Brugada 表现，因为 r′ 波不宽，T 波在 V$_2$ 导联中不是负向。

病例 3

38 岁男性患者，休息时出现胸部不适，无冠心病危险因素。他呼叫了院前急救系统，被诊断为 NSTE-ACS。给予吗啡、氯吡格雷、ASA 和硝酸甘油治疗。但患者症状持续，超声心动图未显示任何节段室壁运动异常，肌钙蛋白升高，冠状动脉造影正常。

该患者的诊断建议是什么？

(1) CMR 成像有助于排除心肌炎。

(2) 这是正常的心电图变异（"男性患者模式"）。

(3) 这是冠状动脉痉挛。

(4) 这三种说法都不正确。

正确答案：（1）

V$_1$～V$_4$ 导联的 ST 段轻度抬高，可能为男性患者模式（正常变异）。但是，V$_1$ 导联的 ST 段呈弓背状，这是正常变异不常见的模式，且肌钙蛋白升高。因此，在超声心动图和冠状动脉造影后仍不确定诊断的年轻患者，应考虑 CMR 以排除心肌炎。

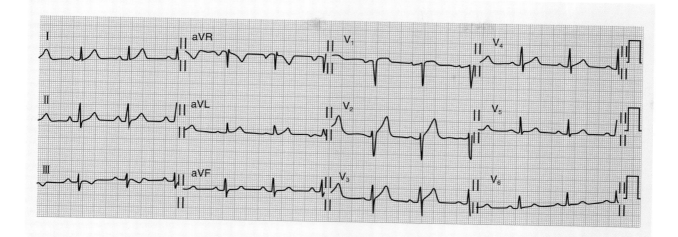

病例4

一名48岁的女性患者因非典型的胸部不适和心悸就诊。心电图（图）显示室性异位搏动、$V_1 \sim V_3$ 导联 R 波递增不良、$V_1 \sim V_2$ 导联 T 波负向。

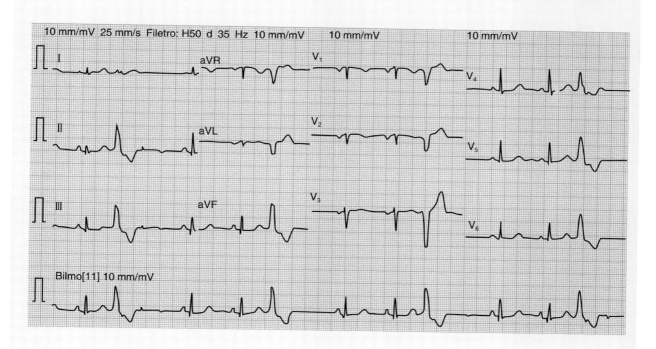

该该患者的诊断建议是什么？

(1) 应考虑致心律失常性右心室心肌病。

(2) 检查 V_1 和 V_2 电极的位置。

(3) 患者应该进行负荷试验以排除 IHD。

(4) 需要肌钙蛋白检测排除急性心肌梗死。

正确答案：（2）

心电图电极位置太高，在正确的第4肋间隙放置 V_1 和 V_2 电极，重新做 ECG。在 V_1～V_3 导联中 P 波不再为负向，V_1～V_2 导联中未看到 R 波递增不良，并且 T 波不再为负向，窦性心律时 V_1 和 V_2 导联的负 P 波应怀疑为胸部电极放置过高。

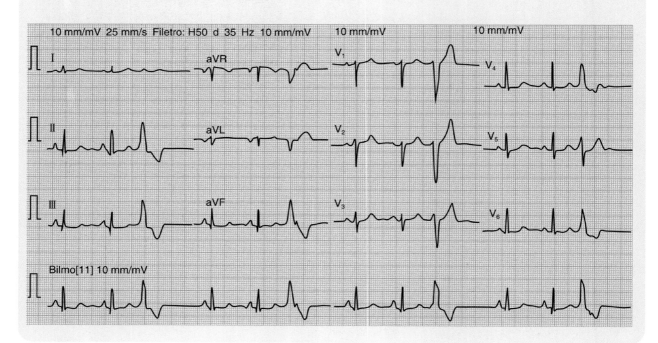

一、T 波的正常范围

（一）形态和电压

T 波一般是指始于 ST 段的水平开始缓慢上升的部分，起始部可能是等电位线水平（图 3-1A），也可能轻度压低（如交感神经亢进）（图 3-1C）或轻度升高。后一种形态常见于右心前区导联，多伴有 ST 段弓背向下抬高（图 3-1B）。这种心电图表现也见于迷走神经亢进和以 R 波为主导联的早期复极现象（图 3-1D）。有时，V_1 导联为 rSr′ 波形后伴有高振幅 T 波，并且小的 r′ 波后可见轻度的 ST 段抬高（图 3-1G）。在老年人或激素紊乱的女性患者中，可以见到如下心电图表现：T 波正向且上升支与下降支对称，ST 段位于等电位线（图 3-1F）。这种情况下，必须与其他可能的病因进行鉴别，例如早期的左心室增大，甚至是缺血性心脏病。这种对称的正向 T 波形态也可见于无心脏病情况，例如慢性酒精中毒，这种情况下，T 波通常电压更高（图 3-12）（Bayés de Luna，1999）。后面将讨论到 STE-ACS 早期和冠状动脉痉挛时，也可以短暂出现上述表现，尤其多见于 $V_1 \sim V_3$ 导联，T 波正向，且双支对称，ST 段位于等电位线或呈弥漫性压低（图 3-8B）。在儿童中，正常状态下可于右心导联观察到具有特定形态的 T 波倒置（婴儿复极模式）（图 3-1E）。

很难定义正常 T 波电压的范围，正常情况下，横断面导联上 T 波电压高度通常在（2～3）mm 至 10mm 范围内，在额面导联上在（1～2）mm 至 6mm 范围内。男性患者可参照以上标准，女性患者的 T 波振幅往往略小于男性患者。特殊情况下，例如迷走神经亢进或者非常消瘦的呈垂位心的人群中，T 波振幅可显著增高（T 波在心前区导联超过 15mm）却无病理性改变。有时也可见 T 波为低电压表现，无明显的病理改变，但根据一些研究者的发现，这种变化可能对长期的预后有一定指示意义。流行病学研究显示，Ⅰ 导联 T 波低电压是预后不良的标志（McFarlane 和 Coleman，2004）。

（二）位置

在 aVR 导联，由于成年人的 T 波向量环位于导联向量图的下半区，因此通常表现为负向。大多数情况下，在 V_1 导联 T 波也是倒置的，振幅偏低或者接近平坦。在女性患者和黑人中，这种负向 T 波甚至可以见于 V_2、V_3 导联。V_1 导联 T 波通常振幅并不高，但在 V_2 导联可以表现为不对称的振幅增高（图 3-1B），其上升支斜率较平且呈凹面向上表现。在正常心脏的个体，其Ⅲ导联的 T 波通常是负向的。在 Ⅱ

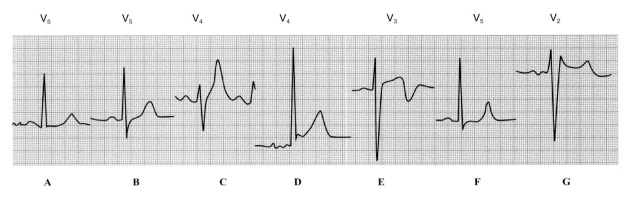

▲ 图 3-1　正常和不同疾病时 T 波形态

A. 正常的 ST 段和 T 波；B. 正常的 ST 段和 T 波，ST 段凹面向上抬高；C. 交感神经亢进时复极模式变化的病例；D. 早期复极；E. 儿童心脏的复极模式；F. 无心脏病老年人（70 岁）ST 段位于等电位线，T 波正常；G. 在 r' 波之后显示 ST 段凹面向上抬高。这种多见于胸部畸形的患者，应与 2 型 Brugada 波心电图形态进行鉴别

导联和 aVF 导联上若出现负向 T 波应警惕病理性改变。在这 2 个导联上偶见 T 波正常变异（负向 T 波同时伴有 R 波明显增高），或在这些导联出现低平 T 波，此时的负向 T 波为低电压和双支不对称的。此外，在 aVL 导联上可能记录低平或轻微倒置的 T 波，但只见于垂位心人群中，通常表现为 rS 或 QS 形态和 P 波倒置。

二、缺血时心电图形态的电生理机制

（一）实验所见

实验中在冠状动脉闭塞的情况下，最早出现的心内膜下心肌缺血表现为复极延迟。这种延迟是 QTc 间期延迟所致。能够记录到直立且对称的 T 波，T 波电压增高（高尖 T 波）。

在体外进行离体动物心脏灌注时，Janse（1982）研究证实，冠状动脉闭塞所致的缺血，在非常早期和短暂的阶段会导致缺血区域复极缩短［表现为这一区域的跨膜动作电位（TAP）缩短］。其他研究人员发现，在这个极早期阶段之后，在同一区域可以观察到复极的延迟（Cinca 等，1980；Surawicz，1996）。研究还

显示，随着心肌降温（cooling）（相当于缺血），在受影响的区域（心内膜下或心外膜下）从一开始就有 TAP 延长（Burnes 等，2001）。

在动物中实施在体的急性冠状动脉闭塞实验时（该实验是在手术后动物清醒时进行的，目的是为了使用闭塞带。这与人的冠状动脉痉挛情况类似），最开始出现的是心内膜下复极的延迟，这也是最早发生缺血的区域（Lengye 等，1957）。如果闭塞持续存在，缺血进展为严重的透壁缺血，心内膜下心肌缺血在心电图上顺序表现为 T 波高尖和 ST 段抬高。如果闭塞时间短，则这种表现是可逆的，类似冠状动脉痉挛表现（变异性心绞痛）（Bayés de Luna 等，1985）。如果持续闭塞，则会产生异常的 Q 波，伴随着 ST 段的逐渐回落，以及非"活动性"缺血的负向 T 波的出现（图 3-2）。图 3-3 显示心外膜下冠状动脉闭塞带来的临床心电图的变化。最近，使用对比剂增强的心血管磁振（CE-CMR），Mahrholdt 等（2005a，b）发现了从心内膜下起始的透壁性心肌梗死的演变过程（图 7-40）。30 年前，Reimer 等（1977）通过病理学研究发现，在不可逆性的缺血之后，坏死表现首先在心内膜下出现。

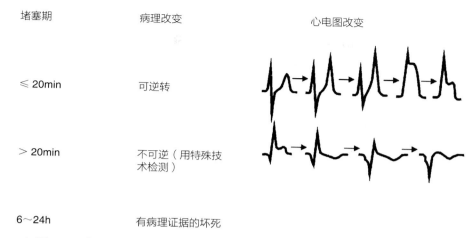

堵塞期	病理改变	心电图改变

≤ 20min　可逆转

> 20min　不可逆（用特殊技术检测）

6～24h　有病理证据的坏死

▲ 图 3-2　在体实验动物冠状动脉闭塞后的心电图 – 病理对应关系

临床中，在严重急性缺血的情况下，心电图形态从高尖 T 波到透壁心肌缺血（ST 段抬高）的形态。最后，由透壁缺血导致的坏死性 Q 波形成，随透壁缺血进展而振幅增加。缺血是冠状动脉闭塞后的透壁性缺血（在实验模型中，心电图表现为心外膜下心肌缺血）

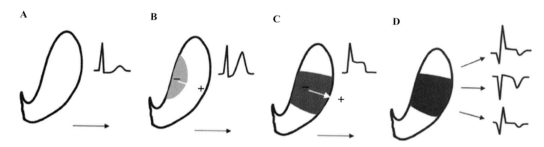

▲ 图 3-3　观察之前没有心肌缺血的心脏在冠状动脉闭塞后依次出现的不同程度的缺血

A. 心电图形态；B. 缺血主要发生在心内膜下（对称高 T 波，QT 间期延长）；C. 在出现更严重的透壁缺血时，ST 段抬高；D. 如果缺血持续存在，就会出现以 Q 波坏死和负向 T 波为表现的透壁坏死

（二）临床观点

心内膜下和心外膜下（透壁性）缺血的电生理机制不同（Bayés de Luna 等，2014）。

1. 心内膜下缺血心电图的电生理机制

心内膜下缺血 ECG 表现为双支对称的高尖 T 波，ST 段等电位线上抬高，QTc 间期延长。自 20 世纪 40 年代（Dressler、Roesler 和 Higg，1947）以来，大家认为在冠状动脉完全闭塞的超急性期，尤其是既往没有明显缺血预适应的心脏（冠状动脉痉挛或 STE-ACS）中，缺血最初表现为 T 波高尖（图 3-3B）。这种形态可能是由于急性缺血导致心肌细胞的超极化，引起 ATP 依赖的 K^+ 通道开放，细胞外钾离子增加的结果。心肌细胞的超极化在心内膜中更明显，该区域的复极化时程延长（QTc 间期延长）（Wang 等，1996）。这种对称的高尖 T 波是在复极的第二阶段产生的。这也是记录到的 ST 段通常位于等电位线的原因。

如果缺血持续存在，例如实验性冠状动脉闭塞（图 3-2）、STE-ACS 或变异性心绞痛（图 3-4A），随这种直立 T 波之后出现的则是透壁性心肌缺血的心电图形态（ST 段抬高）（表 2-1 和图 3-3C）。这种情况在经皮冠状动脉介入（PCI）治疗过程中很少发生。Kenigsberg 等发

现（2007），在 PCI 过程中，缺血的最初表现是 QTc 延长，这见于他们观察的所有病例。由于心肌通常具有之前的缺血预适应和球囊扩张期间短暂的缺血，因此，T 波或 ST 段变化的形态仅在少数病例中有所表现。出现这种表现的原因是，在短暂的心内膜下缺血后，透壁缺血随之发生，继而在整个受影响室壁中形成低振幅的 TAP。因此，这种直立的 T 波（超急性期突然出现的主要累及心内膜下的缺血）的心电图形态演变为 ST 段抬高（持续的透壁缺血）形态，可能发展为 Q 波梗死（表 2-1 和图 3-3D）。

在冠状动脉痉挛持续仅数秒的情况下，这种可逆的心内膜下缺血可以记录到独特的心电图变化。有时在不同的心电图模式改变过程中（从水平的等电位 ST 段和正向 T 波到 ST 段抬高），可以观察到中间演变过程，例如没有 ST 段抬高的宽大正向 T 波（图 3-4）。这种情况与正常个体相反的是（图 3-1B），T 波的上升支斜率增大，没有明显的弓背向上表现（比较图 3-1B 和图 3-4C）。

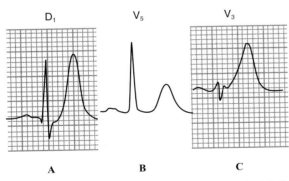

▲ 图 3-4　IHD 患者心电图中出现的高于正常形态的 T 波

A. T 波非常高，伴有轻微的上斜形 ST 段压低；B. T 波增高，双支对称，之前为等电位 ST 段，这种形态常见于 STE-ACS 的超急性阶段；C. V₃ 导联：T 波基底非常宽，上升支陡直，可见于急性 MI 患者。这种形态是以 T 波（B）显著变化的典型模式与 STE-ACS 之间的过渡形态，与轻度 ST 段抬高和 T 波高耸明显不同，后者可能被视为正常变形（图 3-1B）

2. 低平或负向 T 波的电生理发生机制

在临床实践中，并不单独存在心外膜下缺血区域。但在透壁缺血的情况下，心外膜复极时程延迟较心内膜更长，因此，心内膜下心肌首先恢复。复极发生的顺序是由心内膜到心外膜方向，与正常心肌复极相反，它在心电图中表示为倒置的 T 波，与动物实验过程中心外膜下心肌缺血的表现相同。这种 T 波表现是因为缺血向量是从心外膜到心内膜发生的（图 3-5B）。然而它始终与 ST 段抬高有关。靠近心外膜下区域的心前区导联也可能有助于发现此类表现（Hellerstein 和 Katz，1948）。

低平或负向 T 波可能在 IHD 的不同临床情况下持续存在，其原因并不相同。

(1) 急性冠状动脉综合征：在 2 种不同的临床情况下，ACS 中可能记录到新出现的低平或负向 T 波。

① 作为 NSTE-ACS 临床综合征的一部分，新出现低平或倒置的 T 波是经典的心电图表现之一。这种心电图形态可见于右心导联，更多见于 R 波为主的导联中（图 3-5B-1）。在任何冠状动脉出现次全闭塞时，在以 R 波为主的导联可见到低平或者负向 T 波（图 3-19），左前降支（LAD）闭塞时，V₁～V₃/V₄ 导联可以见到低平或者负向 T 波。伴随 ST 段压低时，T 波倒置可能是"活动性"缺血的表现，尤其是伴有症状或者是存在心电图动态演变时进一步表明为"活动性"缺血。若无心绞痛症状，倒置的 T 波可能是再灌注表现，在闭塞阶段心电图未记录到 ST 段抬高，并且有可能是抗血栓治疗或自发出现的再灌注。

我们需要更多地了解在 NSTE-ACS 或 IHD 的慢性阶段中出现低平或负向 T 波相关的复极延迟的机制。运动过程中，出现伴有 ST 段压低的低平或负向 T 波往往是心内膜缺血为主的"活动性"缺血的表现［表 2-1B（1）］。

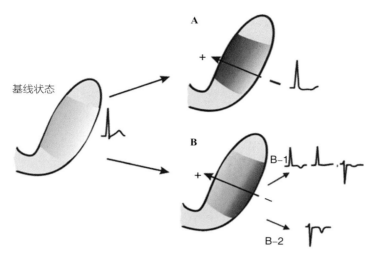

▲ 图 3-5 在基线状态有一定程度的缺血，不足以引起心电图改变的情况下，以及在心内膜下缺血为主的情况下，心内膜下为主的"活动性"缺血的增加将导致 ST 段压低（主要表现为心内膜下缺血）（**A**）。从实验的角度来看，如果缺血引起的透壁复极延迟，以心外膜下缺血占主导地位时，则会出现低平或负向 T 波，特别是在以 R 波为主的（心外膜下缺血形态）的导联中（**B-1**）。在临床上，这种表现认为是缺血的结果（缺血后改变），而不是"活动性"缺血的征象。特别是当负向 T 波很深时，如 $V_1 \sim V_4$ 导联所示，可能是再灌注心电图形态（**B-2**）

② 作为 STE-ACS 临床综合征的一部分，T 波倒置多出现在亚急性期，也可是 STE-ACS 动态演变过程中的非典型表现。

● STE-ACS 亚急性期的负向 T 波。在 STE-ACS 时，整个心室壁存在透壁和均匀的受累区域。伴或不伴 Q 波形成的情况下抬高的 ST 段回落与 T 波倒置出现的时间一致（图 3-3D、图 3-14 和图 3-15）。出现这种情况时，临床缺血正在减轻，部分 ST 段抬高的缺血心肌转化为梗死组织。经典认为存在于梗死组织周围室壁的残余缺血可以解释低平或倒置 T 波的出现。然而，在 Q 波形成 MI 的慢性期，我们认为倒置的 T 波是由心室复极产生的，而不是"活动性"缺血所致。

● 心前区导联（V_1/V_2 至 $V_4 \sim V_5$ 导联）出现深倒的 T 波是 STE-ACS（Wellens 征）的一种非典型表现。它对应的是 LAD 自发再灌注的近段次全闭塞，甚至可以是侧支循环形成的 LAD 完全闭塞（De Zwan、Bär 和 Wellens，1982）（图 3-5B-2 和图 3-16）。心电图可动态演变为透壁的 STE-ACS。在这种情况下，T 波将首先出现伪正常化（图 3-16）。如果持续缺血，将出现 ST 段抬高，可能发展为 Q 波梗死（表 2-1A）。但在大多数情况下，治疗已经开始，STE-ACS 通常不会发展到这一阶段。在启动抗血栓治疗后有必要尽快进行冠状动脉造影检查，以评估罪犯血管。在无症状或 ST 段动态演变时，并不需要紧急进行血管造影检查。这种情况下，ACS 出现 T 波倒置并不是细胞坏死的表现，而很可能是由严重缺血后仍然存活的心肌区域内离子通道的变化引起的（缺血后变化）。

如果这种心电图形态［出现在（V_1/V_2）～（V_4/V_5）导联的深倒的 T 波］在 STE-ACS 患者再灌注治疗（溶栓或 PCI）后出现，则被认为是再灌注成功的标志。如果罪犯血管再次闭塞，例如支架内血栓形成，心电图可以表现为伪正常化，甚至 ST 段抬高（图 7-44）。

(2) IHD 慢性期（图 3-14 和图 3-15）：无论既往是否存在 Q 波形成的 MI，均可能出现 T 波倒置。在第一种情况下，倒置的 T 波通常出现在有 Q 波形成的导联上，往往在急性期后仍持续数天至数周。这种情况下的心电图形态能够更清楚地显示梗死所产生的复极变化，而不是残留的"活动性"缺血（坏死后的变化）。它可能与心肌损伤引起的左心室重塑有关。在一项小规模研究中，尸检结果表明，在 MI 的慢性期，存在 Q 波的导联若出现持续的 T 波倒置表明透壁梗死伴薄纤维化层形成（Maeda 等，1996）。

临床上继发于冠状动脉急性闭塞首先表现为心内膜下缺血，然后是透壁和均匀的缺血（ST 段抬高），之后可能出现 Q 波坏死，并以 T 波倒置形成作为缺血后征象（表 2-1 和图 3-3）。

三、心内膜下缺血的心电图表现：诊断与鉴别诊断

心内膜下心肌缺血的心电图表现为：ST 段位于水平等电位线上，T 波对称正向，伴有 QT 间期延长（T 波的心内膜下缺血）。在 IHD 的急性期可以观察到这种心电图形态（表 2-1A），但也可以见于其他情况（表 3-1）。

表 3-1　T 波振幅增高的原因（除了缺血性心脏病）

- 正常变异（迷走神经亢进、运动员心电图等；图 3-7）
- 急性心包炎（通常有轻微的 ST 抬高；第 8 章）
- 酗酒（图 3-12）
- 高钾血症（图 3-11）
- 短期的左心室肥大（特别是在舒张期负荷过重时，如主动脉瓣反流；图 3-8）
- 脑卒中（图 3-10）
- 在 $V_1 \sim V_2$ 中，出现侧壁心肌缺血的镜像表现或继发于左心室肥大的缺血（图 3-6）
- 先天性房室传导阻滞（图 3-9）

在不同导联中 T 波的正常范围波动较大，因此，如果只依赖一张心电图，很难甚至完全不可能界定 T 波过高。此外，自主神经系统变化也会导致 T 波振幅的变化。因此，即使观察心电图在随访过程中的变化，也不能完全区分是由缺血引起的 T 波变化还是其他病因导致的

（一）心内膜下缺血的 T 波形态

在 STE-ACS 超急性期和冠状动脉痉挛期间，可以观察到由心内膜下心肌缺血导致的短暂 T 波（表 2-1A）改变，由于持续时间过短，在体表心电图中很难记录到。

这种高而直立的 T 波往往对称，且 ST 段为水平或者轻度压低表现（复极的第二阶段）。高而直立的 T 波需要考虑持续缺血的可能。在这些情况下，T 波形态表现为基底部较宽，其前无等电位线的 ST 段（图 3-4），这可能是 ST 段抬高出现之前最早的缺血性心电图表现。这种形态通常见于右心导联（$V_1 \sim V_3/V_4$）（图 3-4B 和 C），提示 LAD 闭塞超急性期初始阶段心内膜受累。若在下壁导联观察到类似表现，则提示右冠状动脉（RCA）或左回旋支（LCX）闭塞。冠状动脉痉挛引起的心电图变化（变异型心绞痛）通常在 Holter 中被发现并记录。

在陈旧的下侧壁 MI 患者中，持续的高尖 T 波可以出现在 $V_1 \sim V_3$ 导联，是侧壁 MI 的镜像模式：Q 波伴负向 T 波（图 3-6）。

（二）其他情况下的 T 波增高

表 3-1 列出了导致 T 波增高的最常见的非缺血性原因。图 3-7 至图 3-12 所示为迷走神经亢进所致的正常变异。基底较窄的双支对称的高耸 T 波，见于主动脉瓣反流（图 3-8）和先天性房室传导阻滞（图 3-9）所致的后负荷增加。基底增宽或形态不规则的 T 波往往是由于某些药物的毒性作用和脑血管意外所致（图 3-10）。此外，在一些中度高钾血症的病例中，可能会记录到高尖 T 波（图 3-11），有时在没有心力衰竭的慢性酒精中毒患者中也可以见到（图 3-12）。

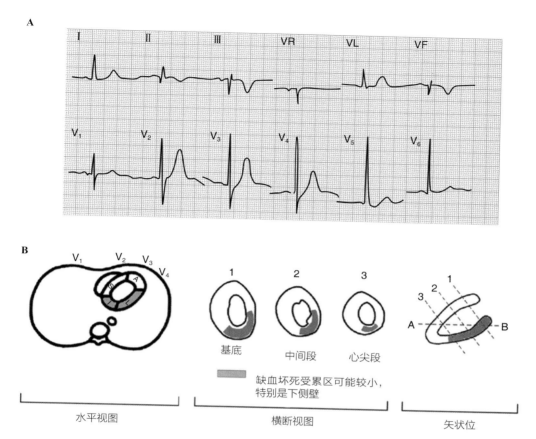

▲ 图 3-6　MI 后心电图表现和累及心脏梗死区域

A. MI 后典型的心电图表现，下壁导联为 Q 波、ST 段等电位线、T 波倒置，$V_1 \sim V_4$ 高 R 波导联中为正向高尖 T 波；B. 心脏的水平视图、心脏在基底、中间段、心尖段的横断视图和矢状位（CMR）显示所累及的节段是下壁基底段、下侧壁基底段、下壁和下侧壁中间段，也可能累及下间隔的基底和中间段、下壁和侧壁心尖段。在 V_1 导联中出现 RS 形态可能是由于累及下侧壁的基底和中间段

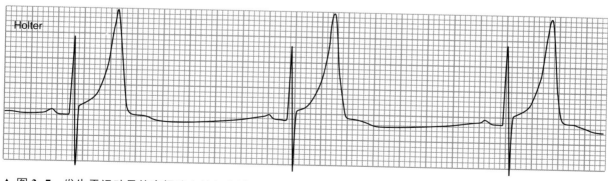

▲ 图 3-7　发生于运动员的夜间迷走神经亢进，可能在 Holter 中表现为高尖 T 波，而不是继发于缺血性心脏病。注意明显的心动过缓、不对称 T 波和轻微的 ST 段抬高（早期复极）。有明显的右迷走神经亢进（相当明显的窦性心动过缓），但几乎没有任何左迷走神经亢进表现（PR 间隔为 0.20 s）。在迷走神经亢进的运动员中，夜间可以看到二度莫氏 I 型 AV 传导阻滞（文氏传导阻滞）

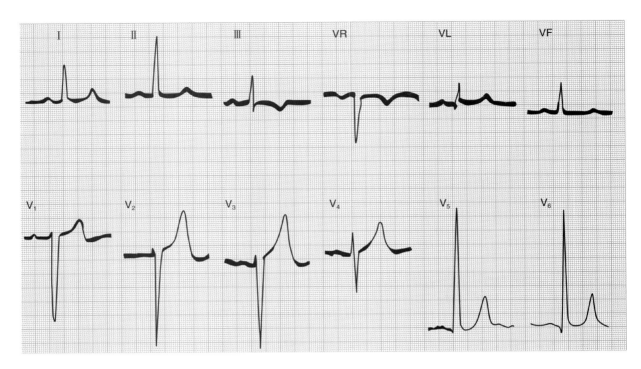

▲ 图 3-8　持续时间较短的重度主动脉瓣反流的 42 岁男性患者的心电图

达峰时间≥ 70ms，R 波高度＞ 30 mm，T 波高尖（峰值为 14 mm）。在 $V_1 \sim V_2$ 可见负 U 波

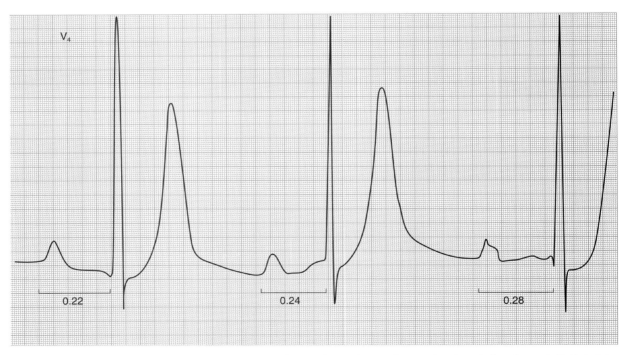

▲ 图 3-9　在先天性 AV 传导阻滞的患者中经常观察的一种非常高且对称的 T 波形态（注意观察 PR 间期的变化）

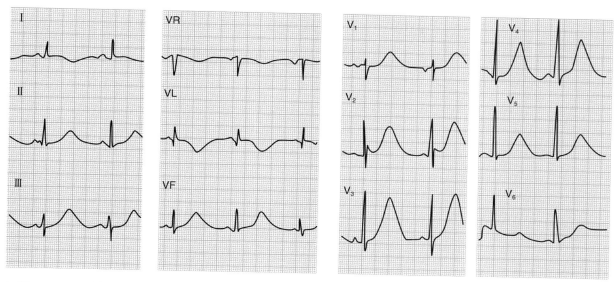

▲ 图 3-10　30 岁蛛网膜下腔出血的女性患者心电图。心电图表现为明显的复极变化，在胸前和下壁导联可以观察到 QT 间期延长和基底增宽的正向 T 波，在 I 和 aVL 导联可以见到宽阔的负向 T 波

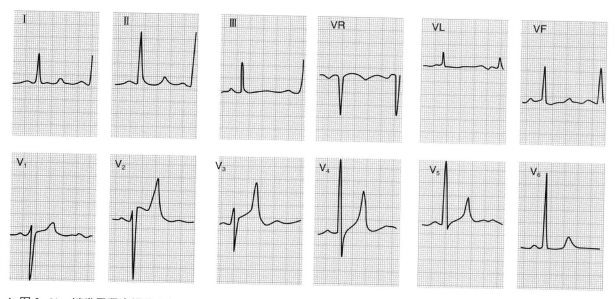

▲ 图 3-11　继发于肾衰竭的高钾血症患者的心电图。在 $V_2 \sim V_5$ 导联中可以见到窄的高尖 T 波伴有轻度 ST 段抬高

四、透壁（"心外膜下"）缺血的心电图形态：诊断和鉴别诊断

在本节中，我们将讨论心肌缺血诊断和定位的标准。本书下篇将讨论不同临床环境下 IHD 的透壁心肌缺血心电图形态和预后意义。

（一）诊断标准：心电图形态和电压

前文已经分析了正常的 T 波形态。在 aVR、Ⅲ 或 V_1 导联（在某些个体中也包括 aVF）以外的任何其他导联中，见到低平的（T 波电压在水平面导联上小于 2~3mm 或额面导联上小于 1~2mm）或负向 T 波应引起重视，

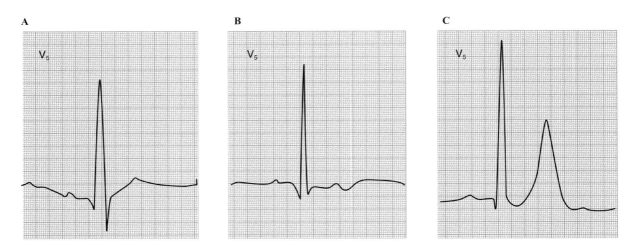

▲ 图 3-12　38 岁长期中度酗酒的男性患者，患者表现为心悸，但没有心力衰竭。在 LV 对应的导联中，记录到 13mm 高的对称高尖 T 波（C）。在慢性酒精中毒患者中，还可以观察到轻度负向（双峰）T 波（A）和双向 T 波（B）的其他典型例子

尤其是 ST 段在等电位线或抬高时，应考虑为 ACS 后缺血变化。

　　负向 T 波通常是对称的，电压可变，但一般不超过 8~10mm。基底通常不是很宽，因为它开始于收缩期的第二部分，这也是 ST 段正常的原因。

　　图 3-13 和图 3-14 显示两个 MI 从急性期开始的心电图演变过程，从 ST 段显著抬高，直到出现 Q 波和 T 波倒置。在图 3-17 中，下壁 MI 慢性期，在心电图中表现出不同阶段的

表现模式（下壁导联深倒的 T 波，右心导联高耸 T 波，V₆ 导联的低平 T 波是镜像模式）。

　　在 V₁~V₄/V₅ 导联中可能出现深倒的 T 波，这是由于 LAD 近段闭塞后自发再通或治疗后再通（图 3-16）。

　　有时 T 波形态可能呈双向，这种形态通常见于 V₁~V₄ 导联的缺血后表现，多由于 LAD 闭塞后自发再通或治疗再通所致再灌注（图 3-16）（STE-ACS 的非典型图像）。图 3-17 为稳定性心绞痛患者心电图，图 3-18 为 ACS 心

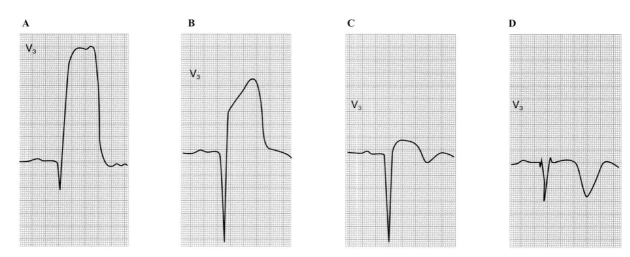

▲ 图 3-13　再灌注治疗前 ST 段抬高的急性前间壁心肌梗死
演变阶段：A. 30min；B. 1 天后；C. 1 周后；D. 2 周后

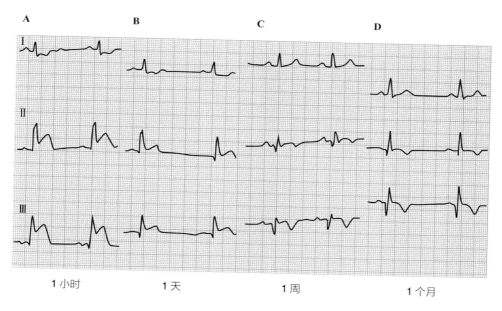

▲ 图 3-14　RCA 至 RV 远段分支闭塞导致下壁心肌梗死接受溶栓治疗心电图的演变

观察 ST 段变化：Ⅰ导联 ST 段压低，Ⅱ、Ⅲ和 aVF 导联 ST 段抬高，且 ST 段抬高程度Ⅲ导联＞Ⅱ导联。随着时间的推移，逐渐出现 ST 段抬高，Q 波形成，负向 T 波

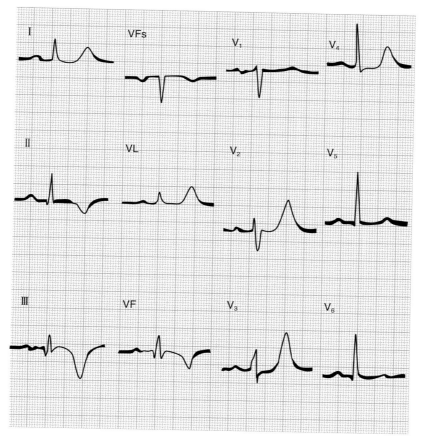

▲ 图 3-15　陈旧性下壁心肌梗死伴下壁 T 波倒置（$V_2 \sim V_3$ 导联中出现正向对称 T 波），V_3 导联 T 波＞V_1 导联 T 波。V_6 导联 T 波低平，表明侧壁较低的位置受累。Ⅰ和 aVL 导联的正向 T 波是镜像改变

电图，仅在一些导联（节段性室壁受累）出现低平或轻倒的 T 波。

另一方面，在正向 T 波之后出现明显（图 3-19 和图 3-20）或不太明显（图 3-21）负向 U 波，是心肌缺血的信号（Reinig、Harizi 和 Spodick，2005）。

左心室肥大（LVH）或左束支传导阻滞（LBBB）常导致 T 波倒置，而且常常同时出现（图 3-22）。

（二）定位标准

在不同的导联中均可记录到再灌注后的倒置 T 波，这取决于冠状动脉闭塞所影响的心肌梗死位置（下侧壁或前尖壁）。一般来说，单支血管病变所致的缺血是区域性的，因此在相对应的位置可以观察到镜像改变（图 3-6 和图 3-15）。

在累及下侧壁区域时［罪犯血管为 RCA 和（或）LCX］，Ⅱ、Ⅲ和 aVF 导联可以出现负向 T 波，而在 $V_1 \sim V_3$ 导联呈镜像改变（正向 T 波）（图 3-15）。仅累及侧壁的缺血后变化（倒置的 T 波）可能是 $V_1 \sim V_2$ 导联出现正向 T 波的原因。很难甚至不可能为再灌注后负向 T 波的诊断标准进行准确定义。然而，我们认为以下可疑的变化可能表明急性缺血。

● 倒置或低平的 T 波：横面导联 $V_2 \sim V_6$ 的正向电压 <（2～3）mm，额面 Ⅰ、Ⅱ、VL 导联电压 <（1～3）mm，如果这些有动态改变，一般是伴 ST 段压低。

近段 LAD 闭塞再灌注后，在 $V_1 \sim V_6$ 及 Ⅰ 和 aVL 导联中观察到心电图的变化（倒置或低平的 T 波）（图 3-16）。在多支病变的情况下，由于没有心内膜下主导的复极延迟，可能会在各导联记录到倒置或低平的 T 波或电压非常低的正向 T 波，一般代表缺血后的变化（再灌注）（图 3-17 和图 3-18）。这种形态的心电图与心

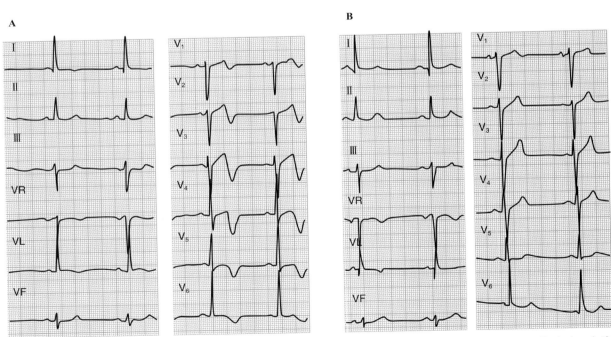

▲ 图 3-16　心电图在 $V_1 \sim V_6$ 导联和 Ⅰ 及 aVL 导联中有深的负向 T 波，对应于 LAD 近段的罪犯血管（A）。在胸痛持续期间，心电图可以几乎正常，对应于 STE-ACS 的非典型形态（B）。这种正常形态是负向 T 波和 ST 段抬高之间的中间状态，可能是长期缺血的表现。在临床情况不稳定时，应监测心电图变化。在心绞痛持续期间，心电图正常如果不能充分解释，可能会引起信息混乱，导致临床决策错误

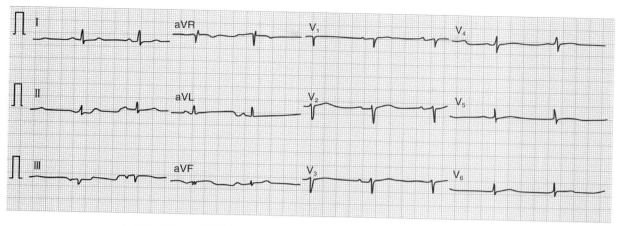

▲ 图 3-17　一例慢性多支病变患者的心电图。多个导联中出现低平 T 波

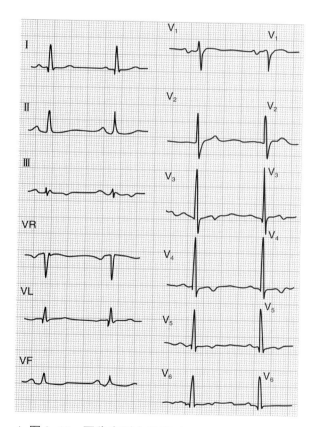

▲ 图 3-18　不稳定型心绞痛（NSTE-ACS）患者在许多导联有新出现的、低平或轻微倒置的 T 波。这种心电图形态可能是在症状缓解后（缺血后改变）出现

包炎很难进行鉴别诊断。这种多支病变与心包炎的鉴别，需要依赖临床病史、运动负荷试验的结果和 Q 波的存在。

（三）其他临床情况下的 T 波倒置或低平

表 3-2 显示除 IHD 之外，T 波倒置或低平最常见的原因。图 3-23 至图 3-33 总结了这些心电图形态的表现，包括非常有特征的对应形态。

在慢性或缓解期心包炎也可能出现 T 波倒置或低平，需要鉴别。除了临床病史特点和疼痛特点，在超急性期后心包炎中观察到的弥漫性 T 波倒置可能有助于鉴别诊断。在心包炎，额面心电图上无镜像改变，且负向 T 波一般较小（图 3-23），除非有心肌炎（图 3-24）。患者临床状况的演变和 Q 波的存在可以有效地与 IHD 进行鉴别诊断。但是如果存在双支或三支血管病变，IHD 的复极改变往往没有明确的罪犯血管，病变多弥漫，有时并不会出现 Q 波。仅仅依赖心电图的表现，鉴别 IHD 和缓解期心包炎是非常困难的。因为即使是深倒的 T 波也可能存在这两种疾病中（图 3-24）。在心包炎的急性期，多个导联中均可以看到 ST 段轻度抬高，有时伴有较高的 T 波和 PR 间期的改变（aVR 导联抬高，Ⅱ 导联压低），除非心包炎是继发于心肌梗死（Dressler 综合征）或心脏手术后的心包炎，否则不会出现 Q 波。

出现 T 波低平或负向的其他情况包括

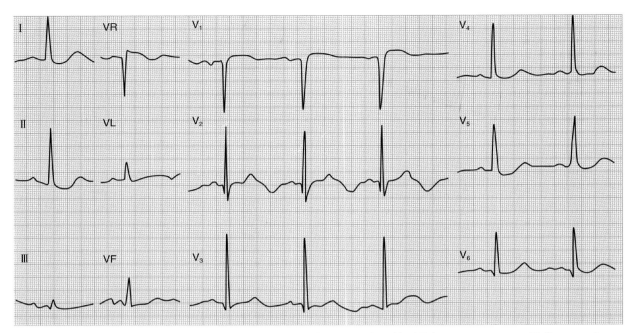

▲ 图 3-19　不稳定型心绞痛患者在多个导联上表现为轻度 ST 段压低，特别是在 I 、II 、V_4～V_6 导联。aVR 和 V_1 导联 ST 段抬高，V_2～V_3 导联中明显的负向 U 波。LAD 明显狭窄

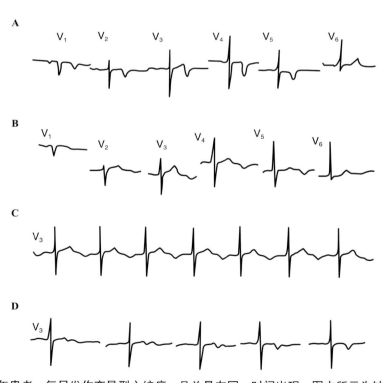

▲ 图 3-20　65 岁老年患者，每日发作变异型心绞痛，且总是在同一时间出现，图中所示为缺血后变化的基线心电图（V_1～V_6）（A）。在缺血持续（B 和 C）阶段，T 波表现为假性正常化和负向 U 波。数秒钟后，心电图恢复到初始状态（D）。图 D 中的 5 种形态是逐分钟取样的，疼痛总持续时间为 6min，V_3 导联可见系列变化，疼痛时 T 波正向，U 波负向，缺血缓解后表现为 T 波倒置

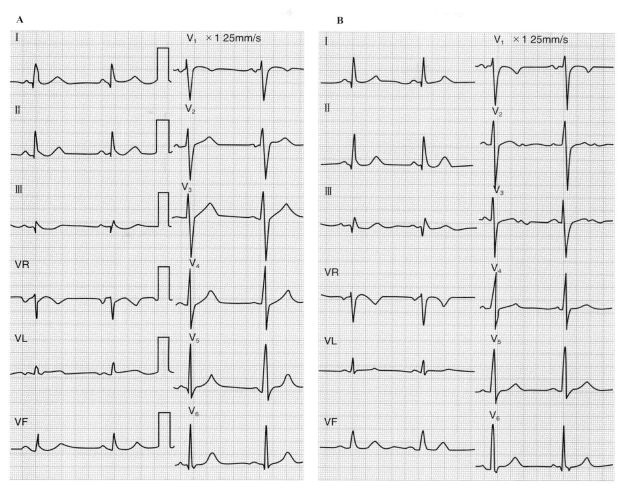

▲ 图 3-21 一名 46 岁的非典型心前区疼痛患者

心电图（B）在 $V_2 \sim V_3$ 导联中显示多种变化（T 波双向时 U 波略呈负向，提示为缺血后变化）。与之前的心电图（A）相比，这些小的变化是显著的。运动负荷试验阳性，冠状动脉造影显示 LAD 近段狭窄，接受 PCI 后心电图恢复到初始心电图（A）

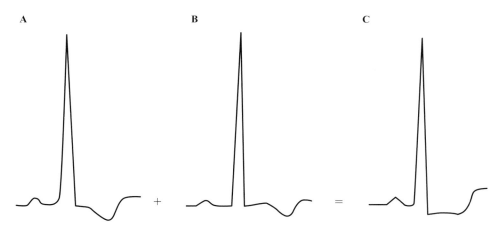

▲ 图 3-22 混合复极变化（C），相当于缺血引起的主要变化（A）加上去极化异常继发的变化（如 LVH）（B）之和

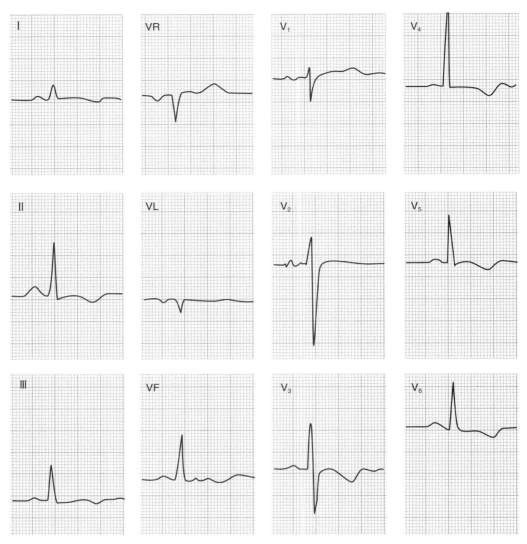

▲ 图 3-23　慢性缩窄性心包炎患者

在多个导联上，T 波负向，但不太深，且额面没有镜像改变。正向 T 波仅见于 aVR 和 V₁ 导联，这是由于弥漫性心外膜下疾病造成的，心电图表现类似缺血后心电图的变化

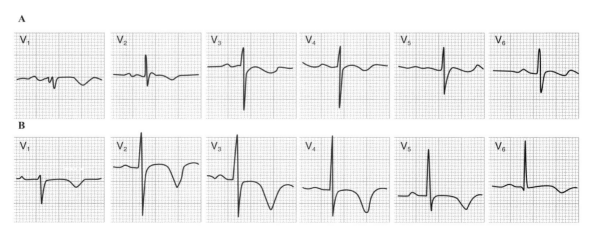

▲ 图 3-24　慢性 IHD 患者的心电图（A）和心包炎患者的心电图（B）

在这些病例中，心电图对鉴别诊断帮助不大。心肌心包炎的 T 波甚至比 IHD 更深，类似于近段 LAD 病变的缺血后变化（Wellens 征）

（表 3-2）：急性右心室负荷过重时，V_1~V_4 导联出现短暂的深倒 T 波（图 3-25）；基底窄且深倒的 T 波见于心尖肥厚型心肌病（图 3-26）；一些脑血管病变可以见到基底宽的深倒 T 波（图 3-27）；复极改变（ST 段抬高和负向 T 波）也可见于无明显心脏疾病的运动员中（图 3-28）；倒置甚至深倒的 T 波，可能来源于"心脏记忆"（Rosenbaum，1982；Denes 等，1978）（图 3-29 和图 3-30）；阵发性心动过速后偶见负向 T 波（图 3-31）；T 波低平也可见于黏液水肿（图 3-32）；酗酒者中，接受胺碘酮治疗的患者中有时可以见到双向 T 波（图 3-33）。在置入心脏起搏器的患者中，由于"心脏记忆"可能出现负向 T 波。这种情况下，即使是在心前区导联出现深倒的 T 波，在 I 和 aVL 导联中的 T 波仍旧是正向的（图 3-30）。

表 3-2　T 波低平或倒置的原因（缺血性心脏病除外）

1. 正常变异：儿童、黑人、过度通气患者、女性患者（右心前区导联）等。有时可能是弥漫性改变（原因不明的全导联 T 波倒置）在女性患者中更常见
2. 心包炎：在心包炎的恢复期，可以看到弥漫性 T 波倒置，但负向 T 波一般较浅（图 3-23）
3. 肺心病和肺栓塞（图 3-25）
4. 心肌炎（心包炎）（图 3-24）和心肌病（图 3-26）
5. 酗酒
6. 脑卒中（图 3-27）：不常见
7. 黏液水肿（图 3-32）
8. 运动员心脏（图 3-28）：伴或不伴 ST 段抬高。需排除肥厚型心肌病，尤其是心尖肥厚型心肌病
9. 药物（普尼拉明和胺碘酮）（低平 T 波）（图 3-33）
10. 低钾血症：可见低平 T 波
11. 心动过速后（图 3-31）
12. 继发于左心室肥大或左束支传导阻滞的异常
13. 间歇性左束支传导阻滞（图 3-29）和其他间歇性异常激活情况：心脏起搏器（图 3-30）、预激综合征

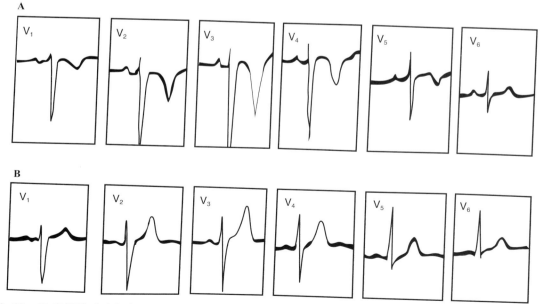

▲ 图 3-25　60 岁慢性"肺心病"患者，在呼吸道感染期间表现出右心室急性负荷过重的心电图表现（A），几天后消失（B）

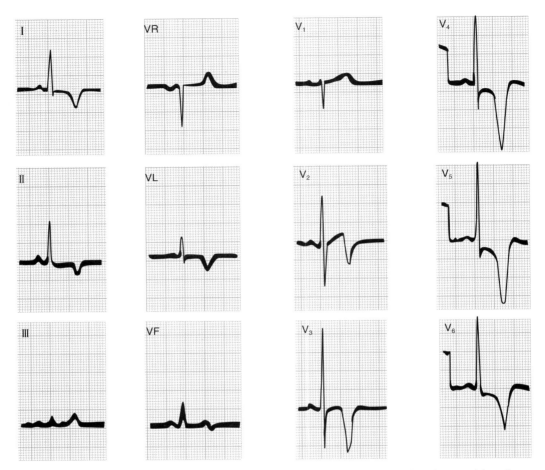

▲ 图 3-26　典型的复极模式（深倒、基底较窄的对称 T 波）经常出现在心尖肥厚型心肌病

间隔 Q 波，即 V₅ 和 V₆ 导联正常的 Q 波消失，可能是由于间隔纤维化（CMR）所致。深倒的 T 波也可能是室间隔不对称增厚所致（Dumont 等，2006）。通常从 $V_2 \sim V_3$ 到 $V_5 \sim V_6$ 导联可见高 R 波，无 Q 波

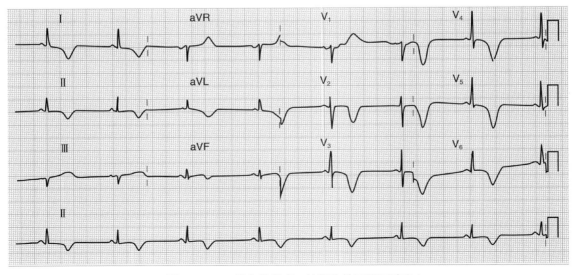

▲ 图 3-27　66 岁女性患者，诊断为蛛网膜下腔出血

出现深大的负向 T 波和相当长的 QTc 间期延长（> 500ms）。患者几小时后去世

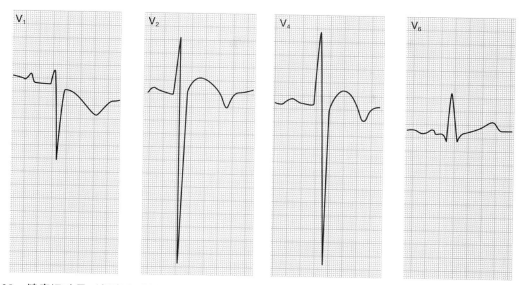

▲ 图 3-28　健康运动员（超声心动图和冠状动脉造影均正常）的 ECG 显示，T 波的末端部分倒置伴 ST 段抬高。心电图形态在 20 年内没有变化，与 Plas（Plas，1976）描述的 D 型相对应。目前认为心电图形态在黑人种族的运动员中是正常的。肥厚型心肌病可能存在类似的变化，在进行彻底的诊断评估前，这种表现不应认为是正常的

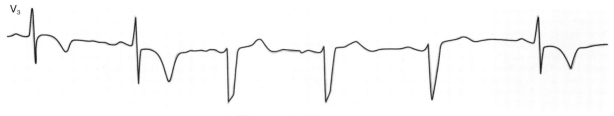

▲ 图 3-29　间歇性 LBBB 患者

无 LBBB 时，可观察到负向 T 波。可以用"心脏记忆"现象解释：这是由于左心室在恢复正常室内传导时，缺乏足够的不应期，导致复极异常仍会持续一段时间

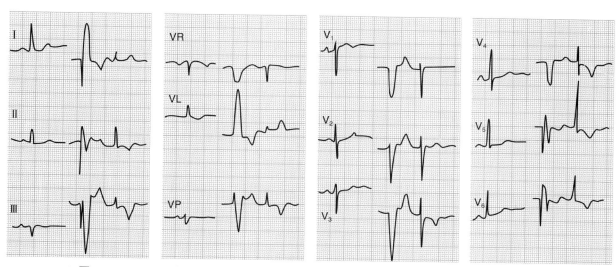

▲ 图 3-30　无 IHD 患者的 4 组基线心电图形态（左）和 RV 起搏器植入后（右）心电图形态

注意由于"心脏记忆"现象，RV 起搏后窦性心律复合波中为负向 T 波。在没有 IHD 的患者出现"心脏记忆"的特点是复极异常 T 波在 I 和 aVL 导联为直立，在心前区导联为负向

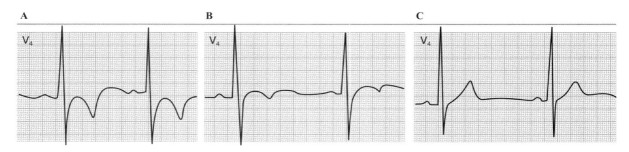

▲ 图 3-31 一名 54 岁男性患者，阵发性心律失常，无结构性心脏病

在持续 6h 的平均心室率为 170bpm 的阵发性心房颤动发作后，出现明显的负 T 波，伴有轻微的 ST 段压低，在接下来的几天里慢慢消失。A. 发作结束后的即刻心电图；B. 2d 后，心电图显示有所改善；C. 7d 后，心电图恢复正常。根据临床背景和持续的心电图变化，可能有必要排除缺血。本例冠状动脉造影正常

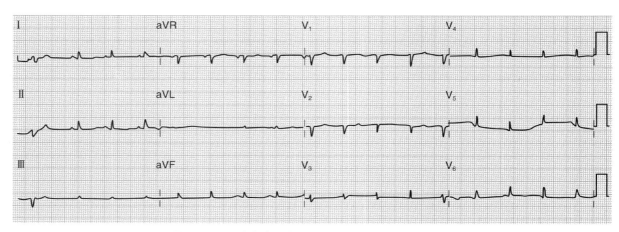

▲ 图 3-32 所有心电图导联的 QRS 复合波和 T 波低电压

这种形态，特别是伴有心动过缓时，应该警惕黏液水肿可能。一般低电压可见于其他情况，在心脏和记录电极之间存在具有 "阻尼" 效应的层流液体、脂肪或空气（如胸膜、心包积液或肺气肿）。本例患者为心包压塞

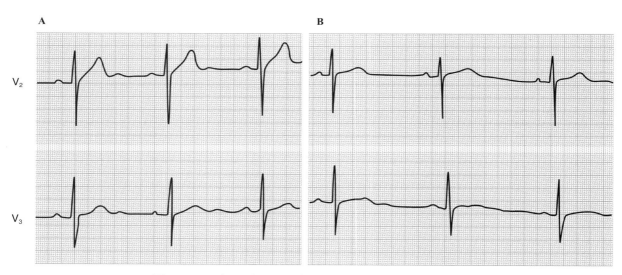

▲ 图 3-33 一名 47 岁男子，有阵发性心律失常病史，心电图正常

基线的复极正常（A），经胺碘酮治疗 2 个月后，出现 T 波低平和穹顶状（有时是双峰）（B）。QT 间期延长，但由于 T 波平坦，QT 间期测量困难

五、心室肥大和（或）宽 QRS 患者合并心肌缺血的心电图诊断

透壁性心肌缺血的心电图改变主要源于复极的变化，如果心肌缺血发生在那些已经出现了继发性复极改变的患者中，如由心室肥大（特别是 LVH 伴劳损）或宽 QRS 心律失常[（特别是完全性右束支传导阻滞（right bundle branch block，RBBB）］引起的，则这种透壁缺血形态会发生改变，表现为一种混合模式（图3-34）。

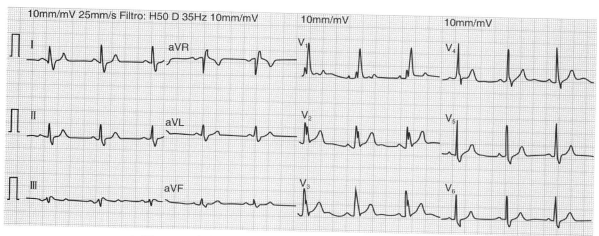

▲ 图 3-34　之前存在右束支传导阻滞（RBBB）的患者出现 AMI

注意 V₁～V₃ 导联为正向 T 波伴轻微 ST 段抬高，如果是传导阻滞引起的复极改变，T 波应为负向。这些心电图是疑似持续缺血的表现

六、自我评估：病例报道

病例 1

患者因阵发性胸痛发作于急诊室就诊。两份心电图仅间隔数分钟，一份为胸痛发作时，一份为缓解后的心电图。

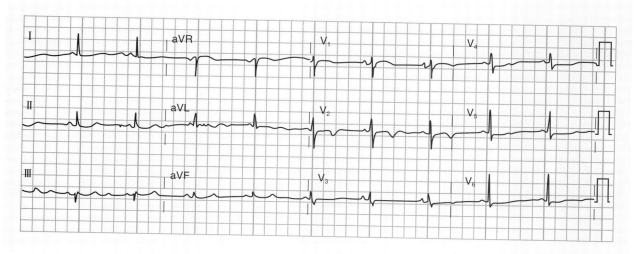

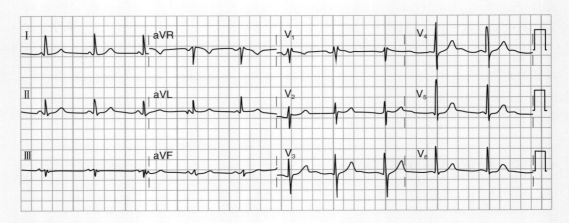

该患者的可能诊断是什么？

(1) 第一份心电图记录不佳。

(2) 第一份为胸痛发作时心电图。

(3) 第二份为胸痛发作时心电图。

(4) 第二份心电图显示为不完全 RBBB。

正确答案：（3）

第二份心电图是在胸痛发作时记录的，但 V_1 导联的负向 P 波和 V_2 导联等电位线的 P 波与 rSr' 形态，表明心电图电极在胸部放置的位置过高，故应重做心电图。第一份心电图为无胸痛发作时，显示 NSTE-ACS 患者缺血后 ST-T 变化的典型改变。

病例 2

一名 64 岁的男性患者因静息时心绞痛发作，就诊于一家小型乡村医院。接受硝酸甘油、氯吡格雷、ASA、磺达肝癸钠和吗啡的治疗。心绞痛仍持续存在。心电图显示如下。

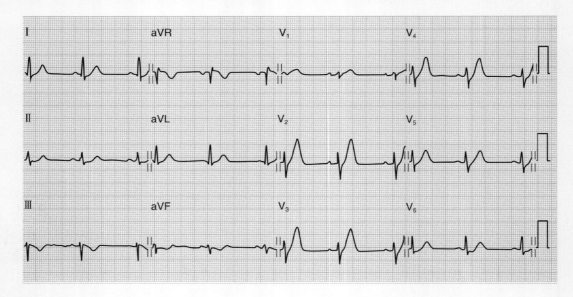

该患者的诊断建议是什么？

(1) 这是 NSTE-ACS 的表现，应考虑择期冠状动脉造影检查。

(2) 这是 STE-ACS 表现，应进行急诊冠状动脉造影检查。

(3) 应考虑其他导致胸痛发作的原因。

(4) 这是主动脉夹层的心电图改变。

正确答案：（2）

心电图表现为：心前区导联高尖 T 波，伴有 J 点轻度压低，提示 LAD 近段次全闭塞或安全闭塞。

在指南中，ST 段上斜型压低伴高尖 T 波并不作为急性缺血和（或）紧急再灌注治疗的指征，但它可能是急诊冠状动脉造影的指征。这种心电图形态可持续数分钟或数小时，通常会演变为 ST 段抬高或 Q 波梗死。

病例 3

一名就诊于急诊科的 74 岁男性患者，主诉为持续约 5min 的劳力性胸部正中疼痛，之后出现头晕和晕厥。类似的症状在之前发作过 2 次，伴大汗、呕吐。血压为 105/38mmHg。一年前曾有胸痛发作。心电图示：窦性心律，额面 QRS 电轴为 0°，下壁导联可见负向 T 波，在 Ⅲ 和 aVR 导联中可见轻度 ST 段抬高，在 $V_1 \sim V_3$ 导联可见高尖 T 波，在 Ⅰ、aVL 和 $V_3 \sim V_6$ 导联可见明显的 ST 段压低。患者在急诊科留观期间很快出现血流动力学恶化。随即接受多巴胺、去甲肾上腺素、呋塞米和 CPAP 通气治疗。随后接受急诊冠状动脉导管检查。

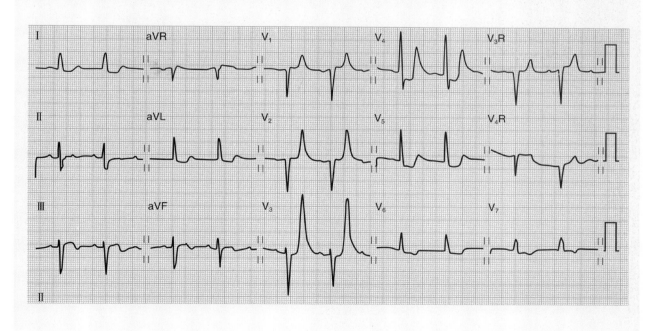

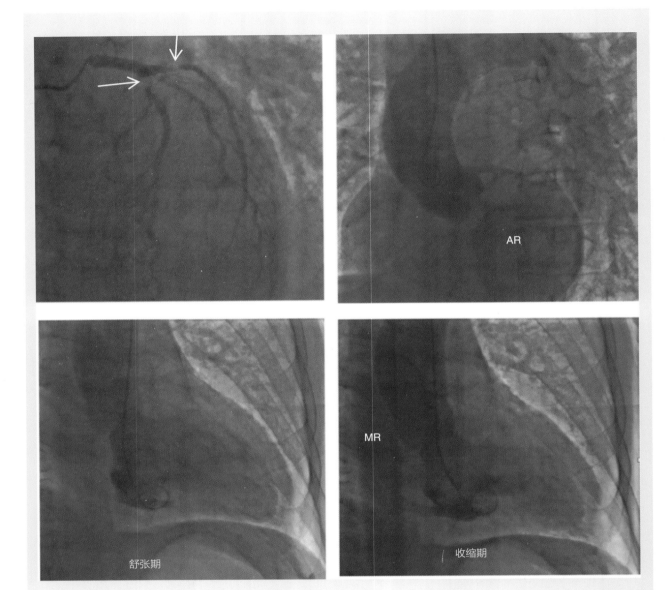

该患者的诊断建议是什么？

(1) 心电图显示急性下壁基底段心肌梗死。

(2) LAD 次全闭塞。

(3) 可除外瓣膜性心脏病。

(4) 以上各项均正确。

正确回答：（4）

患者血流动力学较稳定的情况下行冠状动脉造影显示：下壁基底段运动消失伴重度（Ⅲ/Ⅳ级）二尖瓣反流（图：MR），左心室舒张末期压力 32mmHg，主动脉瓣三瓣缘钙化，收缩期峰值压力梯度为 65mmHg，主动脉瓣反流（Ⅲ/Ⅳ级）（图：AR）。冠状动脉造影显示 LAD 近段 90% 病变（水平箭）累及 LD$_1$ 的开口，优势型 LCX 在发出大的 OM$_1$ 分支后完全闭塞，OM$_1$ 近段 95% 病变（垂直箭）。远段 LCX 接受来自 LAD 的侧支循环。非优势型 RCA 无明显病变。

总之，这种情况下的心电图提示：窦性心律，与 LVH 伴"劳损"相关的左前分支传导阻滞，以及缺血性复极改变，提示多支血管病变。

V₁～V₃ 导联出现正向 T 波可以考虑为倒置 T 波的镜像改变，但当后壁导联没有出现负向 T 波时，这种情况是不可能出现的。因此，V₁～V₃ 导联上出现正向 T 波应考虑为 LAD 次全闭塞（"de Winter 现象"）的可能。在胸痛发作时，Ⅰ、aVL 和 V₃～V₆ 导联的 ST 段压低更为明显，而下壁导联上未出现明显的伪正常化改变，表明 LAD 和（或）LD₁ 狭窄是导致这种心电图改变的原因。

在下壁导联上可以见到"缺血后"的 T 波倒置。在 Ⅱ、Ⅲ 和 aVF 导联未发现 Q 波形成，可能是被左前分支传导阻滞掩盖了。

在 Ⅰ、aVL 和 V₄～V₆ 导联中的"劳损表现"多见于高血压性心脏病和慢性瓣膜病变。

这种典型表现是在 V₁～V₃ 导联中弓背向下 ST 段抬高，但在这种情况下，也可能是伴有急性 IHD 的混合表现。

R 波递增不良（伴 V₁～V₂ 导联 Q 波形成）可能是由左前分支传导阻滞所致。

手术记录所见：严重的心脏肥大，收缩正常，LV 扩张，侧壁梗死后瘢痕形成，二尖瓣 P3 部位脱垂，累及二尖瓣 - 主动脉瓣交界区的重度主动脉瓣狭窄。行二尖瓣修复，二尖瓣前叶钙化剥脱并行二尖瓣环植入术，行主动脉瓣生物瓣膜置换术，并行主动脉 - 冠状动脉再血管化，桥血管隐静脉序贯与 LAD、LD 及 OM 吻合。

病例 4

50 岁男性患者，上腹部疼痛放射到胸部、手臂和颈部。怀疑腹部病变。3d 后，再次出现剧烈疼痛，心电图显示窦性心律，Ⅰ、aVL、V₂～V₆ 导联可见对称高电压的负向 T 波，Ⅲ 和 aVF 导联可见缓慢上升的 ST 段。将患者转到最近的医院，诊断为 NSTE-ACS。由于胸痛反复发作，诊断改为下壁 STE-ACS，由于导管室繁忙无法及时行 PCI 治疗，决定用替奈普酶进行溶栓治疗。溶栓治疗后心电图未发生变化。

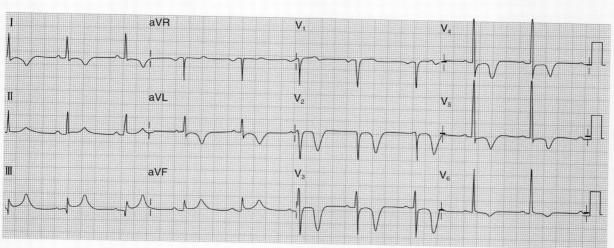

该患者可能的诊断建议是什么？

(1) 心电图显示为基底较窄的负向 T 波，是典型的心尖肥厚型心肌病表现。

(2) 心电图表现为典型的再灌注后负向 T 波，应安排紧急冠状动脉造影。

(3) 考虑右冠状动脉闭塞心电图变化，应溶栓治疗。

(4) 应进行运动平板试验，以排除缺血原因。

正确答案：（2）

此病例犯了 2 个错误：①用负 T 波和等电位线的 ST 段诊断 NSTE-ACS；②用 Ⅲ 和 aVF 导联 ST 段的轻微抬高诊断下壁 STE-ACS。冠状动脉造影显示：LAD 开口处 70%～80% 狭窄伴痉挛，部分改善到 60%（左图为介入前，右图为植入支架后）。紧急冠状动脉造影是因为反复胸痛。可能是血管再次闭塞。心电图的变化，提示可能是 LAD 闭塞自发再通后的再灌注表现。基底窄的高尖 T 波见于心尖肥厚型心肌病，但与该患者症状不符，心尖肥厚型心肌病患者中 T 波倒置最深的位置多位于左心前区导联。由于 ST 段抬高可能是急性 RCA 闭塞所致，怀疑 STEMI，因此应行冠状动脉造影检查。但在这种情况下，ST 段抬高是 Ⅰ 和 aVL 导联 ST 段压低的镜像改变。心前区导联的深倒 T 波与下壁导联 ST 段抬高有关，因此下壁 STEMI 的诊断不太可能成立。

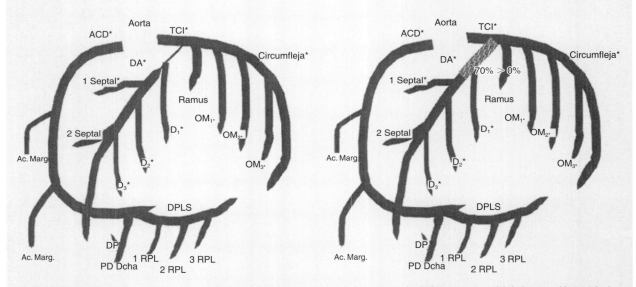

ACD. 右冠状动脉；TCI. 左主干；DA. 左前降支；Circumfleja. 左回旋支；Aorta. 主动脉；Ac. Marg. 锐缘支；D1. 第 1 对角支；D2. 第 2 对角支；D3. 第 3 对角支；OM1. 第 1 钝缘支；OM2. 第 2 钝缘支；OM3. 第 3 钝缘支；Ramus. 中间支；1 Septal. 第 1 间隔支；2 Septal. 第 2 间隔支；1 RPL. 第 1 后侧支；2 RPL. 第 2 后侧支；3 RPL. 第 3 后侧支；PD. 后降支；DPLS. 左心室后侧支；PD Dcha. 后降支分支

第 4 章
ST 段的变化
ST−segment Changes

一、正常 ST 段

正常情况下，ST 段在等电位线上下 0.5mm 范围之内。通常在 V_2 和 V_3 导联出现轻度弓背向下的 ST 段抬高（1～1.5mm），抬高的程度主要取决于年龄、性别和种族。

在运动负荷试验中，ST 段上斜型压低对冠状动脉疾病的预测价值较低（图 4-1C），多见于运动或交感神经亢进患者。这种 ST 段上斜型压低与 R 波下行支后 1/3 共同形成穹窿样改变，表现为心房复极波的 PR 段和 ST 段压低（Ta 波）（图 4-1C 和图 4-2B）。另一方面，迷走神经亢进和早期复极可能导致 ST 段凹面向上抬高（1～3mm），主要见于 V_4～V_6 导联（图 4-1A）。

PR 段和 TP（或 UP）段都可以作为等电位线的参考线。最常用的是以 TP（或 UP）段作为等电位线的参考线（图 4-2B 和 C），但当心动过速或 U 波特别明显的患者，TP/UP 无法确定，则以 PR 段作为参照线。然而根据心电图定量标准工作组的建议，推荐用 QRS 起始点（PR 间期终点）作为 J 点、T 波和 ST 段的测量起点（CSE 工作组，1985）。传统上，建议在 J 点后 60ms 开始测量 ST 段，以明确伴有心动过速的 J 点，以及 ST 段上斜型压低，这也是运动心电图的推荐意见。但目前的急性冠状动脉综合征（ACS）指南建议在 J 点开始测量 ST 段，无论是 ST 段抬高还是压低。第 4 版心肌梗死全球统一定义中对 ST 段显著变化的界值已有明确的标准（Thygesen 等，2018）（图 4-3）。

二、透壁缺血的心电图表现

透壁缺血在缺血心肌节段相对应的心电图导联上有所表现。根据既往的透壁心肌缺血电生理学理论之一，严重缺血会导致舒张期心肌细胞去极化［图 2-1（3）］，在缺血区形成一个低振幅跨膜动作电位（TAP），表现为 ST 段抬高或压低，具体表现为哪一种取决于不同的导联（下文"实验观点"和图 4-5）。

下面我们将分析透壁缺血可能出现的心电图形态，首先分析窄 QRS 波群，稍后简要分析宽 QRS 波群。

三、透壁心肌缺血心电图形态的电生理机制

（一）实验观点

尽管已经证明（Hopenfeld、Stinstra 和 Macleod，2004）缺血导致的电生理反应依赖于心肌电活

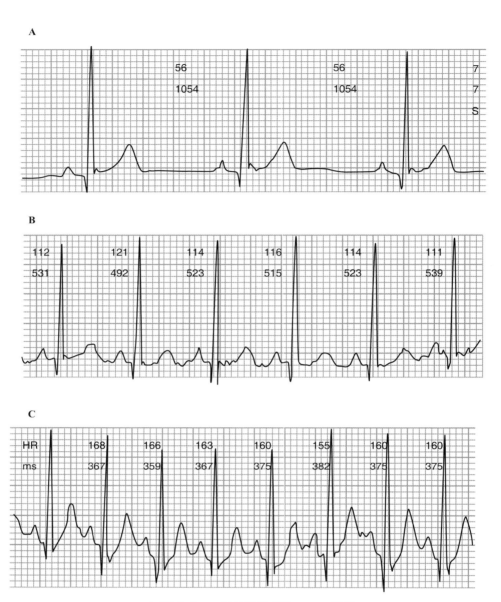

▲ 图 4-1　一名年轻患者的 Holter 记录

夜间记录到早期复极表现（A），白天消失（B）。心动过速时，ST 段上斜型压低，T 波增高，典型的交感神经亢进表现（C）

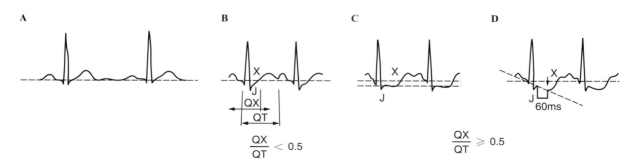

▲ 图 4-2　正常静息心电图（A）和正常运动时心电图（B）

运动时，尽管 J 点压低，但能迅速到达 X 点，使得 QX/QT（QX 间期 /QT 间期）< 0.5。当 QX/QT ≥ 0.5 时则是异常的（C 和 D）。ST 段水平（C）和向下倾斜型压低（D），都是心肌缺血的典型表现

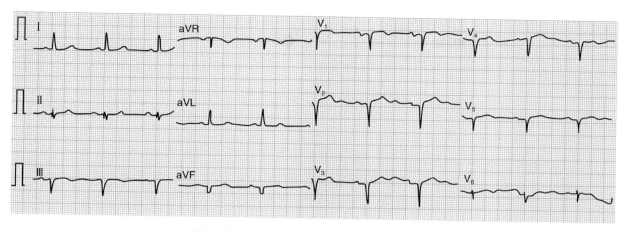

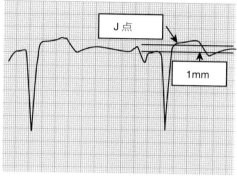

▲ 图 4-3　观察 V₁ 导联的放大心电图（4×），评估 ST 段变化。患者既往有前壁心肌梗死，右心前区导联可见 ST 段轻度抬高

动的各向异性，但缺血诱导的 ST 段改变的机制仍缺乏坚实的生物物理学依据。在本书中，由于还不能完全复制临床状态下的表现，因此我们将不会非常深入的探讨缺血诱发 ST 段改变的新型实验模型。例如，在动物模型中，进行性心外膜下冠状动脉血流减少会导致 ST 段抬高，而不是实际表现的 ST 段压低（De Chantal 等，2006）。

根据膜反应曲线（Singer 和 Ten Eick，1971），在舒张期，持续缺血区域的心肌细胞不能像非缺血区域细胞那样迅速和完全复极化。因此，与舒张期的非缺血细胞相比，缺血细胞为相对正极。这会产生从缺血到非缺血区的电流（远离缺血区上的电极），导致 TP 段向等电位线以下的移动。由此产生的舒张去极化产生上升支较为缓慢上升的 TAP，振幅较低，面积较小

［图 2-1（3）］。当舒张期去极化发生在心内膜下时，心电图上可以记录到 ST 段压低（以心内膜下缺血为主的心电图表现），而当出现透壁性缺血时，表现为 ST 段抬高（透壁缺血的心电图表现）。这些心电图改变的电生理机制可能基于以下两种理论（Coksey、Massie 和 Walsh，1960；Cabrera，1958；Sodi Pallares 和 Calder，1956）。

1. TAP 求和理论（图 4-4）

正常心电图可认为是心内膜下与心外膜下 TAP 的总和（Bayés de Luna，1999）。这一理论有助于理解心外膜下或心内膜下心肌缺血的情况下 ST 段抬高和压低的原因。根据 TAP 求和理论，图 4-4 展示了心内膜下和透壁（实验状态下心外膜下）心肌缺血的差异，以及面向缺血区域的心电图导联的表现。在心内膜下缺

血时（图 4-4B），表现为 ST 段压低；在透壁心肌缺血时，表现为 ST 段抬高（图 4-4C）。ST 段抬高或压低的程度取决于缺血区域 TAP 的形态（图 4-4）。

2. 缺血向量理论（图 4-4 至图 4-6）

如果我们认为缺血区（较少电荷电）和正常区（较多电荷电）之间存在缺血电流，那么也可以解释心内膜下或透壁缺血的心电图改变。假设缺血区在舒张期钠离子不能正常地从细胞中流出，因此在舒张期，缺血区比非缺血区负电荷少，电流从带负电荷较少的细胞向负电荷较多的细胞流动，导致 TP 段压低。根据惯例，TP 段代表基线（"零电位"），因此，

ST 段相对升高。一种假说认为，缺血的心电图改变是由舒张期的缺血电流所导致的，另一种假说则认为由收缩期的缺血电流导致的（Bayés de Luna，1999；Janse，1982；Mirvis 和 Goldberger，2001）。

在实验环境中，收缩期和舒张期电流都参与了 ST 段抬高和压低的发生（Hellerstein 和 Katz，1948；Janse，1982）（图 4-6 和图 4-7）。

由于心电设备可以通过调整交流放大器，保证舒张期在等电位线上，只有收缩期电流可以在临床中体现，由此只探讨收缩期缺血电流的假说。由此在舒张期并不能记录到继发于舒张期去极化后 TP 段最原始的变化，但它们对

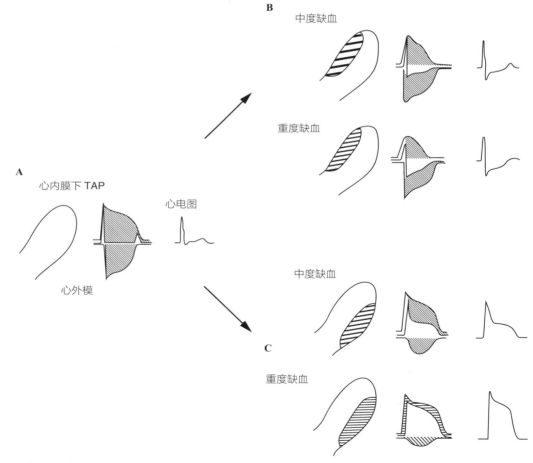

▲ 图 4-4 根据正常心电图形态（A）是心内膜下和心外膜下 TAP 之和的理论，心内膜下（B）和心外膜下（C）心肌缺血有各自特征性的心电图表现。B. 显示体外实验性心内膜下缺血和临床心内膜下缺血的表现；C. 显示了实验状态下心外膜下缺血的情况，但实际在临床环境中，ST 段抬高代表的是透壁缺血，因此孤立的心外膜下缺血不存在

收缩期的影响可以表现为 TAP 形态的变化（图 4-4）。事实上，在收缩期去极化阶段，即使所有细胞都去极化，正常细胞仍然保持正常的 TAP，并且比缺血细胞携带更多的负电荷，因为它们的极化程度更大——舒张期的超极化。因此，在收缩期去极化过程中，它们比缺血细胞携带更多的负电荷（图 4-6）。

考虑到电流从负电荷更多的区域（较少的缺血或正常区域）流向负电荷较少或相对正电荷较多的区域（缺血区域），收缩期缺血电流可以以缺血向量的形式表达。缺血向量表现

为 ST 段抬高或压低。如果实验性缺血在心内膜下发生，则缺血向量指向缺血区域 ［图 4-6（1A）］，导致心前区导联上收缩期 QRS 波后出现 ST 段压低。由于心肌细胞的复极，ST 段的斜率将在收缩期第二部分减低，在实验性心外膜下缺血模型中，缺血向量通过相同的现象产生 ST 段抬高 ［图 4-6（1B）］。

（二）临床观点

左心室严重缺血存在 2 种不同情况，分别表现为 ST 段抬高和压低及互补形态。

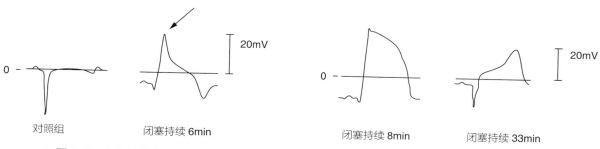

▲ 图 4-5　分离的猪心脏冠状动脉闭塞前（对照）与闭塞后 6、8 和 33min 的左心室心外膜下心电图
水平线表示零电位；注意静息电位降低（TQ 段压低）和动作电位上升速度降低表现为 TP 段和 PR 段相对于零电位线的压低，导致 ST 段表现为抬高；闭塞 8min 后，心电图呈单向形态，TQ 压低和 ST 段显著抬高（改编自 Janse，1982）

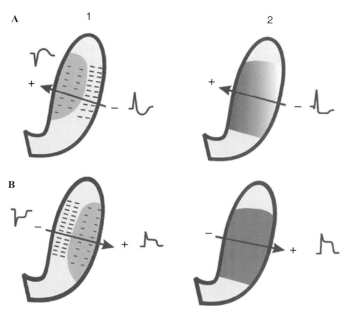

▲ 图 4-6　在实验情况中心内膜下（1A）和心外膜下（1B）缺血向量的表现，以及临床情况中心内膜下（2A）和透壁缺血（2B）的向量表现

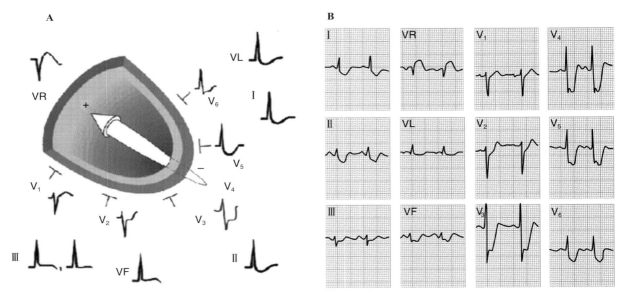

▲ 图 4-7　左主干（LMT）次全闭塞的心电图表现

A. 由于左主干次全闭塞而引起弥漫性心内膜下环形缺血时，左心室环形的心内膜下区域的缺血向量从心尖指向基底方向，从前向后，从左向右，这解释了除 aVR 和 V₁ 导联外，其他导联 ST 段压低的典型表现，V₃~V₅ 导联出现最大幅度 ST 段压低。由于缺血向量更多的面向 aVR 而不是 V₁ 导联，因此在 aVR 导联 ST 段抬高较 V₁ 导联更为明显。B. LMT 次全闭塞的典型心电图。在 V₃~V₅ 导联中，ST 段压低＞6mm，T 波的主要部分为负向

1. 以心内膜下心肌缺血为主（ST 段压低）的电生理机制

　　如果持续性缺血主要发生心内膜下［虽然常合并较轻的心外膜下缺血，图 4-6（2A）中浅灰色区域，负极为主］，心电图可见心内膜下缺血表现（ST 段压低）。这说明与心外膜下缺血相比，心内膜下心肌受累为主。正常情况下，在收缩期，小的心内膜下动脉比心外膜动脉更容易受压迫，导致心内膜下的冠状动脉血流量减少（Bell 和 Fox，1974）。Visner 等（1985）证实，这种心内膜下冠状动脉血流量的减少伴左心室舒张末期压力增加，由此导致的心内膜/心外膜血流量比值降低更为明显：①在运动和负荷期间，心内膜下的血流量甚至有更明显的减少；②在非 ST 段抬高急性冠状动脉综合征（NSTE-ACS），心内膜下血流的突然下降，通常是由冠状动脉不完全闭塞引起的。所有这些情况都有助于 ST 段压低的进展［图 4-6（2A）］。临床 ST 段压低的形态和实验状态下

心内膜下缺血模式都有一个共同的理论基础：心内膜下 TAP 的总和较心外膜下 TAP 总和的振幅更低（相对较小的面积）（图 4-4），或产生缺血向量（图 4-6），两者的不同取决于使用哪种解释理论。在 NSTE-ACS 中，新出现的 ST 段压低与心内膜下显著"活动性"缺血有关。另一方面，T 波低平或负向可能与之前心内膜下为主的缺血的影响有关（通常是再灌注模式）（表 2-1 和图 3-7）。

　　心内膜下缺血的另一个可能的原因是"舒张期电流"。由于缺血区域的复极不完全，与非缺血细胞相比，缺血区的细胞在舒张期为相对正极。这产生了一个从缺血区到非缺血区的电流，导致缺血区域对应的电极上可以看到 TP 段位于等电位线上方。当 TP 段位于上方时，ST 段看起来是压低的。

　　运动试验并不会导致 T 波振幅增加，这是由于心内膜下心肌缺血的存在，实际上 ST 段压低才是心内膜下缺血的标志。可能的原

因如下：心内膜下缺血的心电图形态（高尖T波），一般在心外膜下动脉完全闭塞的初始阶段瞬时出现，通常发生在没有反复缺血发作的情况下。高尖T波是完全闭塞后心内膜下血流突然减少的表现，由于透壁、均匀缺血，很快就会出现ST段抬高。因此，它是一个过渡模式，从正向但电压较低的T波和ST段抬高之间的过渡。然而，在运动试验诱发的心肌缺血中，一般情况下，供应缺血区域的冠状动脉既往存在狭窄。换句话说，运动诱发的心肌缺血和急性冠状动脉闭塞所致的心肌缺血，导致缺血的机制可能有很大的差异［图4-6（2A）］。然而，在运动试验中由于冠状动脉痉挛导致的短暂的急性冠状动脉闭塞，累及心肌全层可能出现ST段抬高。

如果在缺血发作过程中记录到心电图，则心内膜下缺血区域与显示ST段压低的导联数之间具有对应关系。然而，这种对应关系并不像透壁缺血那么明显（见下文）。当累及范围较大的LV区域，如在左主干次全闭塞的ACS（环周性区域受累），ST段压低在除aVR导联外所有的导联中都可以出现，V₁和Ⅲ导联可能不出现。在这些导联中，ST段抬高被认为是镜像改变，因为缺血向量是从心外膜下向上、向后和向右指向心内膜下方向的，因此在大多数导联中表现为负向（图4-7）。当ST段压低的导联数目较少时（通常<6个），认为缺血的心肌区域较少（节段性心肌缺血），多见于RS波或以R波为主［V₄～V₆、Ⅰ和（或）aVL］的导联（见下文）。

Sclarovsky定义的节段性或环周性缺血不是基于ST段压低的导联数，而是基于伴随ST段压低的T波的极性改变（Sclarovsky等，1988；Nikus等，2004a，b）。ST段压低伴正向T波（局部心内膜下缺血）多与单支血管病变有关；如果ST段压低并T波倒置，且在V₄～V₅导联最为明显（环周性心内膜下缺血）提示左主干（LMT）或3支血管病变，预后较差（图4-7）。

2.ST段抬高的电生理机制

一般来说，既往没有缺血发作的患者，ST段抬高的心电图改变与冠状动脉的急性和完全闭塞有关。在这种情况下，累及大面积心肌的透壁性心肌缺血会导致对应导联的ST段抬高。实际上，由于电极与心外膜面更近，心电向量指向心外膜，因此表现为ST段抬高［图4-6（2B）］。

由于缺血表现发生在去极化结束后（QRS波群之后）和复极化开始之前，因此心电图变化从ST段起始阶段开始出现，在严重缺血时可以持续整个ST段并向T波延续。在缺血过程中，T波的变化发生在复极的第二阶段。当缺血严重时，QRS波群的末端部分可能会出现额外的心电图变化，例如在rS形态的情况下的S波电压降低。另一方面，在出现ST段压低的运动试验中，如果有S波，可能波形更深。

有一个类似ST段抬高的变化：在V₁～V₄导联上，ST段压低是作为镜像改变出现的，下/侧壁导联上小的ST段抬高会被放大。这种形态和STE-ACS的一些非典型表现，例如STE-ACS超急性期的高尖T波和V₁～V₄/V₅导联深倒的T波一般作为STE-ACS再灌注的标志，将在本书的第2部分中详细讨论。

3.互补模式（ST段抬高和压低）

在STE-ACS过程中，经常在相反的导联中记录到ST段压低。这可以用来预测哪支冠状动脉发生了闭塞，甚至可以确定闭塞部位。

四、自我评估：病例报道

病例 1

三种相似的 ST-T 形态，但病因完全不同。$V_1 \sim V_6$ 导联图如下。

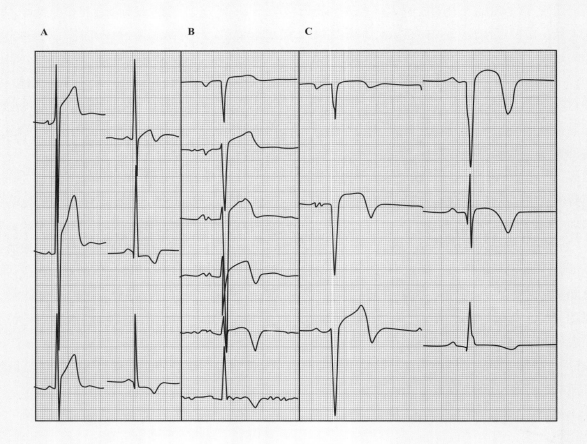

诊断是什么？

(1) A. 肥厚型心肌病；B. 黑人种族；C. 心肌炎。

(2) A. 肥厚型心肌病；B. 心肌炎；C. 缺血性心脏病。

(3) A. 心包炎；B. 缺血性心脏病；C. 黑人种族。

(4) A. 肥厚型心肌病；B. 黑人种族；C. 缺血性心脏病。

正确答案：（4）

图 A 显示肥厚型心肌病的典型变化：$V_1 \sim V_3$ 导联深 S 波，$V_1 \sim V_6$ 导联 R 波高电压，在 $V_1 \sim V_3$ 导联可见 ST 段弓背向下抬高，$V_5 \sim V_6$ 导联伴有负向 T 波的 ST 段压低（"劳损表现"）；图 B 可以认为是黑人种族个体的正常变异：左心室肥大（LVH）未达到电压标准，$V_1 \sim V_5$ 导联轻度 ST 段抬高，$V_1 \sim V_3$ 导联正向 T 波，$V_4 \sim V_6$ 导联 T 波末端倒置；图 C $V_1 \sim V_4$ 导联呈 QS 波，$V_1 \sim V_5$ 导联 ST 段抬高伴 T 波倒置，$V_1 \sim V_6$ 导联 QT 间期延长，提示为近期 STEMI 或室壁瘤形成。

病例2

男性患者，45 岁，心脏骤停复苏后至急诊室。pH 6.739；pO_2 60.9mmHg；K^+ 7.75mmol/L。

上午 08:08

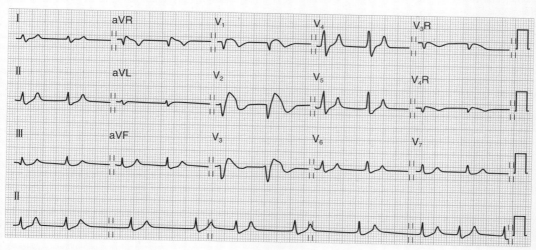

最可能的诊断是什么？

(1) Brugada 综合征。

(2) Brugada 表型。

(3) 左前降支（LAD）闭塞。

(4) 左主干完全闭塞。

正确答案：（2）

Brugada 表型是由各种其他疾病所致的具有真正 Brugada 综合征心电图改变的临床表现。

上午 09:31

高钾血症是文献中 Brugada 表型的许多原因之一。下图为同一患者纠正高钾血症后的正常心电图，严重的高钾血症使 His-Purkinje 系统传导减慢。因此，传导阻滞可能会进展。此外，严重的细胞外高钾血症，类似于心脏钠通道阻断，减少了钠流入心肌细胞。

未见 P 波。在严重的高钾血症患者，即使是窦性心律，P 波仍可能很小或难以辨别。

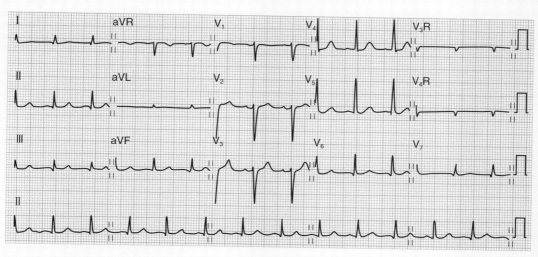

（引自 Anselm DD，Evans JM，Baranchuk A. Brugada phenocopy: A new electrocardiogram phenomenon. World J Cardiol. 2014；6：81-6.）

病例 3

39 岁男性患者，没有心血管危险因素，坚持定期锻炼。患者主诉休息时胸骨后压迫感 / 疼痛。患者打电话给院前急救系统并接受阿司匹林、氯吡格雷和硝酸甘油治疗，疼痛未缓解。肌钙蛋白水平正常。冠状动脉造影显示冠状动脉正常。

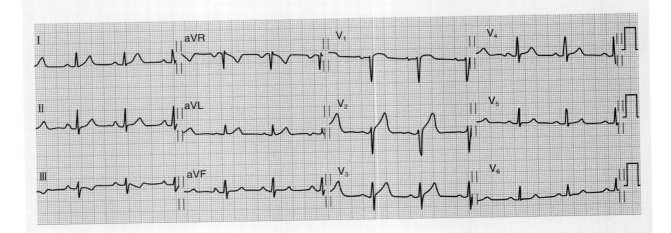

最可能的情况是什么？

(1) 是典型的 Takotsubo 表现。

(2) 是正常变异，患者可以出院。

(3) 是间隔 STEMI 的典型表现。

(4) 应该接受超声心动图和（或）心血管磁共振（CMR）成像检查以探求病因。

正确答案：（4）

心电图显示 $V_1 \sim V_3$ 导联轻度 ST 段抬高，aVR 导联 ST 段轻度压低。Takotsubo 表现通常出现在应激状态下的老年女性患者。最典型表现是下壁和前壁导联的 ST-T 抬高。也可能不出现 ST 段抬高而只有 T 波倒置。该患者表现出典型的疼痛，尽管他有临界 ST 段抬高，冠状动脉造影也是正常的，但仍不建议在没有进一步检查的情况下出院。超声心动图正常，然而 CE-CMR 显示室间隔中间段延迟增强，为典型心肌炎表现。心电图甚至可能表现为正常变异，但由于患者有症状，因此进一步的检查非常必要。

病例 4

63 岁高血压病患者。由于类似心绞痛发作的胸痛症状呼叫急救系统，接受阿司匹林和替格瑞洛治疗。

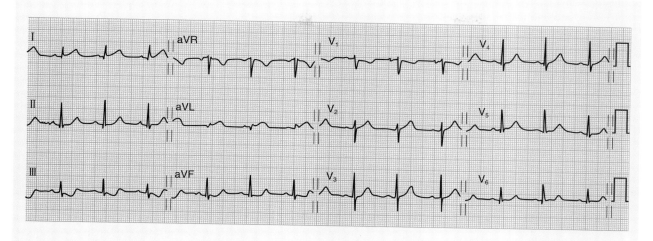

下列哪项是正确的？

(1) 应复查心电图。

(2) 在做出决策前，应获知肌钙蛋白结果。

(3) 因为在Ⅲ和aVF导联中有ST段压低，因此该心电图是NSTE-ACS表现，应马上进行治疗并行冠状动脉造影。

(4) 是侧支闭塞引起的STEMI。

正确答案：（4）

在Ⅰ和aVL导联中观察到ST段轻微抬高，在Ⅲ和aVF中有镜像改变。冠状动脉造影显示第一对角支闭塞，心电图有动态演变。

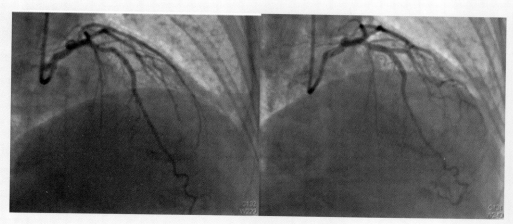

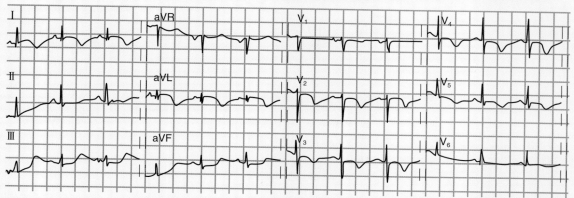

第 5 章
QRS 波和其他波的改变
QRS and Other Waves Changes

一、正常 Q 波形态

病理性 Q 波的不同界定标准已被大家熟知，其中大部分标准通过检测各导联中 Q 波的宽度和深度来界定。病理性 Q 波的临界值选择应考虑到心肌坏死检出的敏感度和特异度：q/R 临界值偏低易导致假阳性的发生，而过于严格的 q/R 临界值会导致心肌梗死的漏诊。本章会将逐个导联对以上问题进行分析。图 5-1 显示了如何测量 Q 波的宽度和幅度，以及其他心电图参数。不同导联的正常 Q 波特征不同。

Ⅰ、Ⅱ导联：qR 波存在时，q 波通常较窄（< 40ms），但不深（< 2mm），偶尔可达 3 或 4mm。一般情况下不会超过 R 波深度的 25%。R 波通常大 >（5～7）mm，因此Ⅰ、Ⅱ导联形成 qR/qRs 波形。

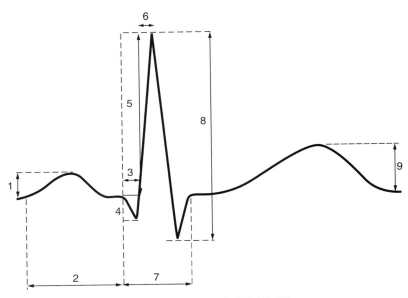

▲ 图 5-1 心电图各参数的测量

（1）P 波电压：从基线上缘到 P 波峰的垂直距离；（2）PR 间期：从 P 波开始到 QRS 波起始部的距离；（3）Q 波持续时间：从 PR 连接点的上缘开始到 R 波上升支的左侧边界；（4）Q 波电压：从 PR 连接点的下缘到 Q 波最低点；（5）R 波电压：从 PR 连接点上缘到 R 波峰的垂直距离；（6）心室激动时间：QRS 波起始到 R 峰的水平距离；（7）QRS 波持续时间：从 PR 连接点上界开始下降的部位为起点，到 S 波上升支或 R 波下降支结束的水平距离；（8）QRS 波电压：从 QRS 复合波负峰到最正峰的垂直距离；（9）T 波电压：基线上界与 T 波峰之间的垂直距离

Ⅲ导联：q波存在时，其波形较窄（＜40ms）但不深，后面通常紧跟一个低压r波（呈qrs或qrsr'波形）。横位心的心电图中可以观察到相对深的Q波，Q/R比值≥1，深吸气或站立位时上述波形消失。

aVR导联：QS或Qr波形较为常见，有时Q波≥40ms。rS波形存在时，正常的r波一定呈现小而窄的特点。当r波≥1mm时，需排除心脏病的可能。在心肌梗死患者中，r波＞1mm提示低位心肌受累。

aVL导联：q波时长通常＜40ms，深度＜2mm。在无心脏疾患的垂位心中，aVL导联可以看到无切迹、不粗钝的窄QS形态，这种形态被认为是左心室腔内形态。在这种情况下，P波和T波通常为低平或负向。R波振幅不应小于Q波，将肢体导联放在肩膀或躯干上可能会导致上述情况发生。

aVF导联：Q波时长通常＜40ms，振幅≤（2～3）mm。一般来说，Q波电压＜R波的25%。但当R波电压较低时，Q/R比值不具备诊断价值。QR波形在正常人中也可见到，当深吸气、坐位或站立位时QR波消失。深吸气时QS波可转变为rS波，但QS波转变为Qr波提示异常。

心前区导联：正常情况下，V₅～V₆导联中可见q波。在逆钟向转位的心脏中，从V₃导联起可见q波，但仅见于qRs复合波。而在顺钟向转位心中，q波并不出现。在正常心脏中，如果V₁或V₂导联电极放置正确（在第4肋间），则一般不会出现Q波。在室间隔纤维化或不完全性左束支传导阻滞的患者中，可以观察到QS波或窄的QRS复合波。心前区导联的q波时长通常＜40ms，深度＜2mm或＜R波的25%（译者注：原文有误，已修改）。V₆导联为qrs复合波且r波振幅＜（6～7）mm是异常的。正常情况下在心前区导联的中间部分可记录到q

波且向左侧导联逐渐加深，则往往其后为高的R波。左心前区导联的R波通常高于5～6mm。在任何导联中q波都不应呈现粗钝的形态。

二、心肌梗死引起的QRS波群变化：异常Q波和碎裂的QRS波群

严重缺血或已产生瘢痕及纤维化的区域无法产生TAP，因此该区域为电静默区域［图2-1（4）］。当舒张期去极化覆盖大面积心室壁时，心电图通常记录到异常Q波。这类Q波是由左心室梗死区域在心室激活的前40～50ms发生去极化导致的，而不是去极化晚期的心肌区域引起的（图5-2和图5-3）。

QRS波中后段可能出现异常（如左心前区导联低钝rsr'波或极低电压的QRS波），可能孤立出现或跟随Q波出现，这是由于去极化晚期区域坏死所致（Horan和Flowers，1972；Horan、Flowers和Johnson，1971）。Das等（2006）报道，IHD患者出现碎裂QRS，比Q波诊断坏死的准确性更高（图5-7和图5-8），但正常人也可以出现以上表现。

Q波出现并不意味着心肌组织一定受到了不可逆转的伤害，即死亡。在某些情况下，当导致缺血的原因消失时（如在冠状动脉痉挛消失后），Q波可能会消失（表12-3）。另一方面，在没有发生心肌梗死的情况下也可以看到Q波，心肌梗死发生后也可能没有Q波（无Q波心肌梗死）。

后面将探讨心室内传导异常时出现异常Q波的情况。

（一）Q波形成的电生理机制

由于心内膜富含浦肯野纤维（Cabrera，1958），心内膜下去极化是静默的，无法被体

表心电图检测到。电刺激快速遍布整个心脏电系统，所需时间不足以产生具有可测量电位的波阵面（图 5-2A）。只有当刺激到达心外膜下时，才开始产生指向心外膜的正向电流，在心电图上表现 R 波［图 5-2A（3-6）］。这也可以解释，在体外实验中，心内膜下缺血不影响QRS 复合波的形态。

理论上，心肌坏死时心电向量远离受影响区域，呈现 QR 形态（图 5-2C）。因此，随着累及心外膜下区域的扩大，Q 波逐渐加深。当梗死完全透壁，心电图可以记录到 QS 复合波

（图 5-2B）。在实验环境中，片状的非透壁梗死可能导致 R 波减低而不出现 Q 波（非 Q 波心肌梗死）（Klainman 等，1988）（图 5-2D）。大多数病例中，透壁梗死均匀累及心肌全层时会在相应导联表现为 QS 波或 QR 波（图 5-2B和 C），或呈现为"镜像"改变（在侧壁心肌梗死时，$V_1 \sim V_2$ 导联出现 R 波）。在临床环境中，Q 波和非 Q 波心肌梗死的病理生理背景更为复杂；CMR 结果表明，Q 波产生的条件取决于心肌梗死累及的范围大小而非是否透壁。

钆增强 CMR 成像证实了（Mahrholdt 等，

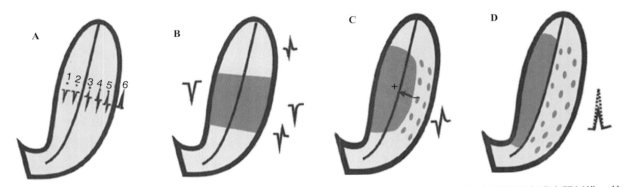

▲ 图 5-2　正常心室去极化（A）不会在心内膜下（1 和 2）产生可测量的电位，因为这个区域富含浦肯野纤维，其去极化速度极快。从心内膜下（3）的边缘开始，产生了越来越高的 R 波（rS、RS 和 Rs），直到心外膜记录到 R 波形态（6）。因此，在实验性坏死模型中，在心外膜下仅产生 1 个 Q 波，因为这时会产生了可测量的坏死向量。同样，在临床实践中，透壁梗死会形成 QS 复合波（B），累及心内膜下和部分心外膜下的梗死（不一定是透壁的）会产生QR 形态（C）。最后，累及心内膜下层和部分心外膜下的梗死，已形成瘢痕，心外膜下靠近心内膜的瘢痕病变区域可以从正常去极化向量开始发展，ECG 会记录到较小的低电压 R 波（D）

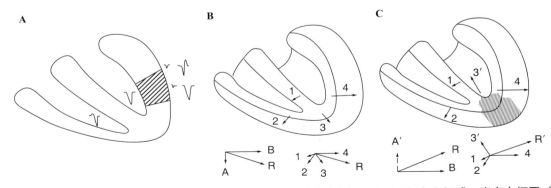

▲ 图 5-3　在正常情况下（B），整个 QRS 向量（R）由不同心室向量（1+2+3+4）之和组成。当存在坏死（梗死）区域时（C），梗死产生的平均 QRS 向量与正常向量振幅相同，但方向相反（3'）。这一方向的变化，改变了坏死（梗死）区域心脏的初始去极化方向，也意味着总向量方向（R'）发生变化。（A）左心室均匀透壁梗死会引起 Q 波形成，这可能是因为坏死组织不能被兴奋，它充当一个电窗，允许从外部记录 LV 腔内 QRS（表现为 QS 复合波）。LV 记录到 QS 波，说明正常激动的向量 1、2 和 3 方向远离 LV

2005a，b）梗死的波阵面如何从心内膜下层开始，并在冠状动脉闭塞后发展成透壁性梗死。通过这种技术可以区分心内膜下或透壁型心肌梗死（图1-5）。

（二）坏死性 Q 波的理论基础

根据 Wilson 电窗理论或梗死向量形成理论，可以解释坏死心肌的 Q 波形成原理。根据第一种理论（如上所述），透壁和均匀的梗死区域形成类似电窗，面向该区域的电极记录的是腔内 QRS 复合波的负向波（Q 波）。在左心室腔内记录到的 QS 形态是由于所有的电荷向量都远离它（图 5-3A）。因此，当大部分室壁梗死时，可以记录到梗死区域的病理性 Q 波（QS 复合波）或 QR 复合波，尽管我们现在意识到心肌梗死并不总是透壁和均匀的（图 5-3A）（Klainman 等，1988）。

根据梗死理论的向量分布，梗死 Q 波振幅相同，但与梗死区方向相反（图 5-3B 和 C）。梗死向量远离梗死区域（图 5-3 和图 5-4）。由于该原因，在心室激动的前 40ms 内，梗死区对应的心室去极化方向改变。除基底段外，

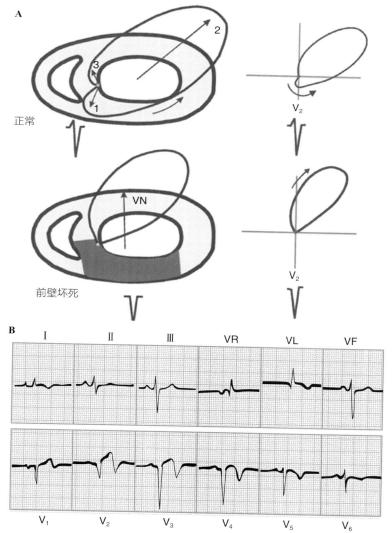

▲ 图 5-4　大面积前壁心肌梗死患者激活向量与正常室壁激活向量的比较（**A**）。通过向量环显示，"梗死向量"向后，因此在前壁导联表现为 **Q** 波。前壁心尖部 **MI** 的 **ECG**（**B**）

其他左心室区域都可以发生这种情况。因此，发生在心脏基底段的 MI 不产生 Q 波。旧的概念认为 V_1 导联来源的 R 波，是由于下后壁基底段梗死产生的，为后壁记录到的 Q 波的镜像改变，但这种理论近年来有了改变（第 4 段）。CMR 的相关研究表明，V_1 导联的 RS 波是由于侧壁心肌梗死 [11 段（下侧壁中间段），或是 12 段（前侧壁中间段）]，而不是由于下壁基底段（第 4 段）（旧的概念为后壁）梗死所致（Bayés de Luna 等，2006c）。

三、Q 波心肌梗死和无 Q 波心肌梗死

病理性 Q 波是透壁心肌梗死的典型心电图表现，通常伴有负向 T 波（坏死性 Q 波）（Horan、Flowers 和 Johnson，1971）。这个概念也包括等同于 Q 波的心电图改变。在过去几年中，关于心肌梗死的急性期和慢性期心电图表现的研究取得了重大进展（Bayés de Luna，1999；Gersh 和 Rahimtoola，1991；Sclarovsky，1999；Wellens、Gorgels 和 Doevendans，2003）。其中最重要的进展包括以下几个方面。

(1) 从病理学的角度看，完全不累及心内膜的心肌梗死并不存在。但梗死累及大部分室壁，仍以心内膜下缺血坏死为主，Q 波可能出现，也可能不出现（Maisel 等，1985）。此外，还有些透壁梗死（如累及左心室基底段）（图 5-5 和图 5-6），也可以不出现 Q 波（Goodman、Langer 和 Ross，1998；Phibbs 等，1999；Spodick，1983）。

(2) 目前，CMR 是梗死的鉴别、定位和评估梗死面积和延展的金标准（Mahrholdt 等，2005a，b；Moon 等，2004；Wu 等，2001）。Mahrholdt 等（2005a，b）借助 CMR 技术证实，冠状动脉闭塞后，整个缺血区域的心肌功能立即被抑制。然而，直到闭塞后 15min 之内，仍没有梗死的产生。梗死由心内膜下开始，并在接下来的几个小时内向心外膜延展，逐渐发展为透壁梗死。因此心肌梗死累及心内膜或为透壁性心肌梗死，不可能存在单纯的心外膜或者是仅累及心肌中层的心肌梗死（图 1-5 和图 5-2）。这也就界定了 CMR 中缺血和非缺血因素的增强表现不同。

(3) Kwong 等（2006）在一组临床怀疑患有冠状动脉疾病但没有心肌梗死史的患者中发现，左心室延迟增强区域的存在提示心源性可能性大。此外，延迟增强区域的存在对预后的影响超出了常见的各种临床、血管造影和功能预测因素。

(4) 虽然 Q 波和非 Q 波心肌梗死的概念在急性期不再被认可，但在亚急性期，特别是在心肌梗死的慢性期，确实存在有 Q 波和无 Q 波的梗死。Q 波导联数越多，预后越差。

(5) 从心电图的角度来看，Q 波被认为是慢性心肌梗死的唯一特异性表现。没有出现 Q 波的心肌梗死在慢性阶段不存在任何特定的可供识别的心电图征象。但在冠状动脉疾病患者中，已证实 QRS 中后段的一些变化也是慢性心肌梗死的特殊表现（Horan、Flowers 和 Johnson，1971）。这些表现为 QRS 波群呈碎裂状或形态改变，例如在 V_6 出现低 R 波，在一些导联（Ⅰ、Ⅱ 和心前区导联）上出现 rsr 波形，QRS 波群出现顿挫和粗钝样改变等（Das 等，2006）（图 5-7 和图 5-8）。

由于心肌梗死急性期的治疗会大大减少最终的梗死面积，因此在 Q 波梗死中很难明确导致梗死的冠状动脉急性闭塞的确切位置。此外，再血管化治疗可能使得闭塞部位再通（血栓溶解），此时梗死已经形成，但血管病变部位变得难以确定（图 2-3）。

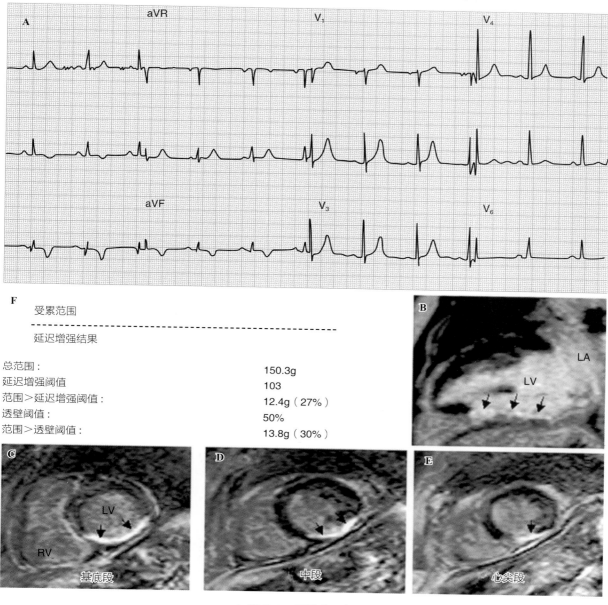

▲ 图 5-5 下壁心肌梗死

A. 心电图在Ⅲ和 aVF 导联呈 qr 波，V_1 导联呈 rS 波；B. CMR 成像垂直长轴（矢状面）视图证实下壁 MI 的位置，下壁延迟增强（箭）；C 至 E. 对比剂增强的短轴图像显示在下壁的基底段、中间段和心尖水平有延迟增强（箭），提示透壁心肌梗死；F. 心肌损伤的量化分析

（一）P 波的变化

在冠心病患者中，异常 P 波的心电图表现与左心房增大（LAE）相似，是左心室功能差和预后不良的标志（Rios，1977）。有结果表明，LAE 是缺血性或特发性心力衰竭患者的总死亡风险或猝死风险增加的预测因子（Bayés-Genis 等，2007）。在急性肺水肿中，LAE 的 P 波形态是可逆的（图 5-9）。同样，多支血管病变患者的 P 波异常发生率较高。

另一方面，缺血可导致传导改变和心律失常。Alvarez-Garcia 等（2016）报道，择期

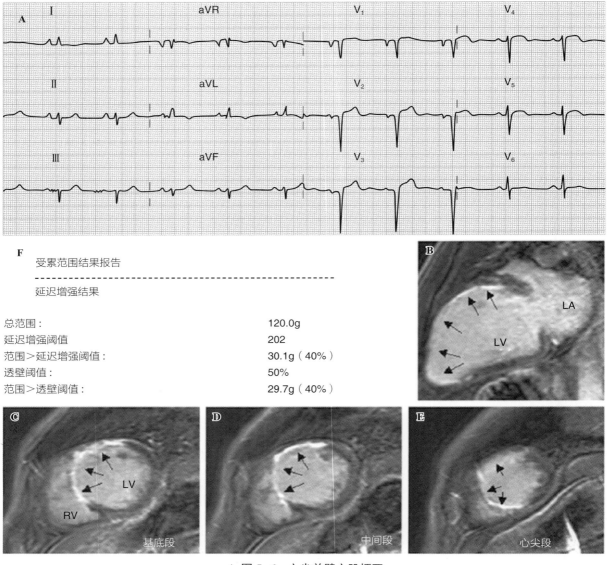

▲ 图 5-6　心尖前壁心肌梗死

A. 心电图显示在 $V_1 \sim V_3$ 导联 Q 波，在 $V_4 \sim V_6$ 导联为 rS 波；B. CMR 矢状面的图像：延迟增强（箭）显示前壁非透壁坏死；C 至 E. 横断面图像显示延迟增强（箭）在基底段低位、前壁和间隔中间段和心尖段；在心尖水平累及下壁，但不累及侧壁。因此，它不是 A-3 型梗死，而是向前间隔延伸的前壁心尖 MI（A-2 型），仅在心前区导联中出现 Q 波，aVL 和 I 导联上未见 Q 波形成。F. 心肌损伤的量化分析

PCI 患者中，选择性心房冠状动脉闭塞与房性心律失常和心房内传导延迟有关，提示心房缺血发作可被认为是慢性 IHD 患者心房颤动的潜在原因。

（二）U 波变化

缺血偶尔可引起 U 波的改变。心前区导联的负向 U 波见于一些 LAD 病变和 NSTE-ACS 患者中。出现这些心电图改变的患者往往无疼痛症状（图 3-19 至图 3-21），但可能是"活动性"缺血的表现。当心电图从深倒的 T 波演变为伪正常化的 T 波，并伴有 ST 段抬高时，多见于 STE-ACS 或冠状动脉痉挛的非典型心电图演变过程中，在这一过程中也可以见到 U 波的变化。

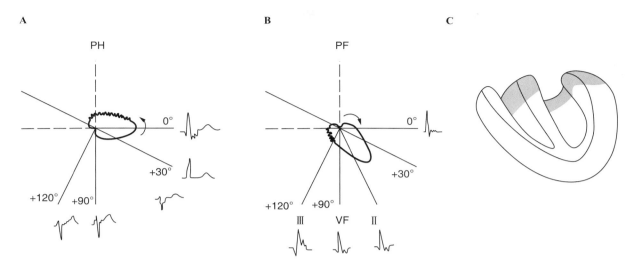

▲ 图 5-7 如果坏死影响晚期心室去极化的区域［灰色区域（**C**）］，导致 QRS 第二部分向量的方向改变，不出现病理性 **Q** 波，而是在Ⅱ、Ⅲ、**aVF** 和 **V₅~V₆** 导联中的 QRS 末端部分呈"粗钝样改变"，或在心前区导联和（或）Ⅰ或Ⅱ导联中出现极低电压的 rr' 或 r' 波，甚至在 **ST** 起始段表现为"粗钝样改变"（**A，B**）。这些形态称为碎裂 **QRS**（**Das** 等，2006）（**PF.** 额面；**PH.** 水平面）

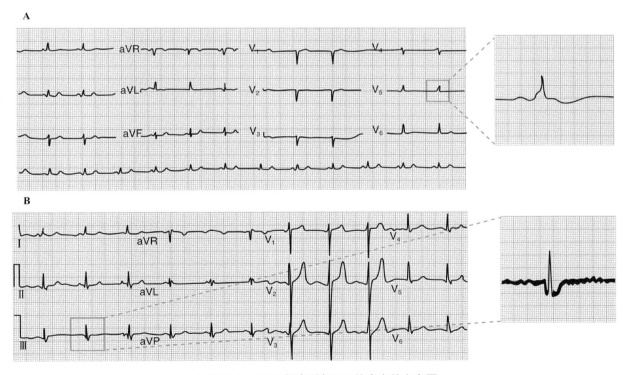

▲ 图 5-8 **LCX** 闭塞引起 **MI** 的患者的心电图

A. 55 岁的患者，既往有 LCX 闭塞引起的心肌梗死，ECG 几乎正常，仅在 V₅~V₆ 导联表现为低电压粗钝的 R 波；B. 8 个月前患 MI 的 60 岁患者，冠状动脉造影显示 LCX 闭塞。在Ⅱ、Ⅲ、aVF、aVL 和右心前区导联有（V₂~V₃）中 QRS 末端可见粗钝样改变。下壁导联 Q 波形成，V₁ 导联有窄的 r 波，R/S 比值＜ 0.5。这是一个典型的在 QRS 终末部分呈粗钝样改变的 MI 心电图

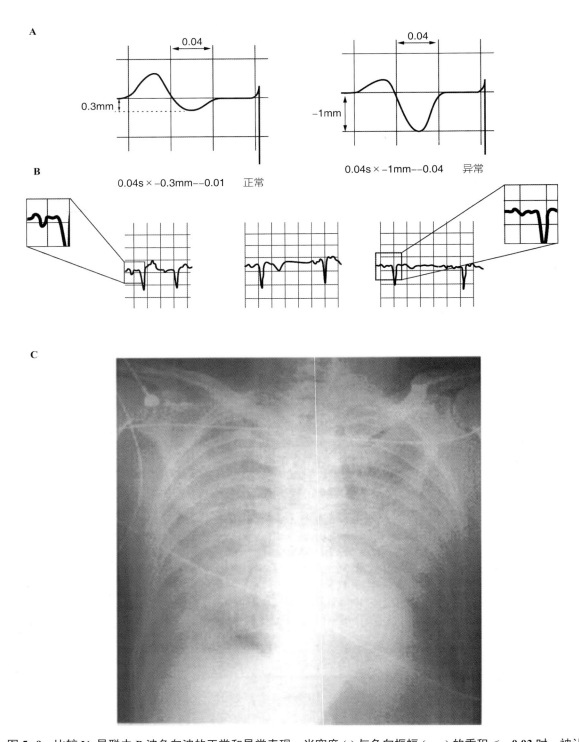

▲ 图 5-9　比较 **V₁** 导联中 **P** 波负向波的正常和异常表现。当宽度 **(s)** 与负向振幅 **(mm)** 的乘积 < **−0.03** 时，被认为是异常的（**A**）。与急性肺水肿患者心肌梗死急性期的心电图（**B**，左）比较，**12h**（**B**，中）和以后（**B**，右）的心电图显示随着临床症状的改善，**P** 波的负向部分减少。评估这一指标需要把 **V₁** 导联放置在同一位置。可以在患者皮肤上标记部位来确保导联位置不发生偏移。胸部 **X** 线显示该患者为急性肺水肿（**C**）

四、自我评估：病例报道

病例1

59 岁女性患者，有红斑狼疮、高血压病史和缺血性心脏病家族史。主诉近 1 个月来有两种不同性质的胸部不适，间歇性发作，静息状态下发作胸痛并向左肩部放射，运动时发作有胸骨后压迫感。下图为心电图表现，计划进行运动负荷试验以明确诊断有无缺血性心脏病。

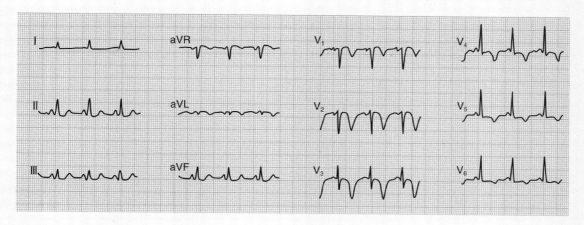

运动试验持续 6min 后，患者主诉严重的心绞痛伴明显的心电图改变：

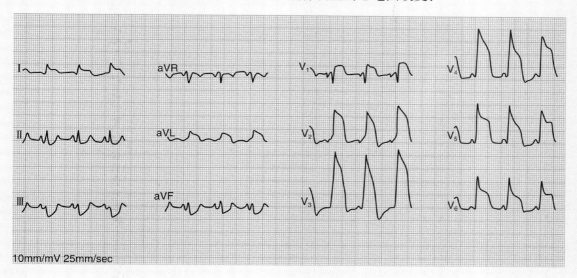

10mm/mV 25mm/sec

该患者的诊断建议是什么？

(1) 上述为 Takostubo 综合征的心电图表现。

(2) 心电图呈现典型的心尖肥厚表现。

(3) 第一份心电图显示缺血后负向 T 波，第二份心电图显示典型的冠状动脉痉挛改变。

(4) 第二份心电图存在技术错误。

正确答案：（3）

单凭运动试验不能确诊。结合病史及心电图改变（Ⅰ、aVL、V_1～V_6 导联出现深倒 T 波是典型的 Wellens 征），应进行冠状动脉造影。冠状动脉造影显示 LAD 近段次全闭塞。

病例 2

64 岁男性患者，门诊就诊，主诉活动时呼吸困难伴非特异性胸部不适。静息心电图为窦性心律，$V_1 \sim V_3$ 导联 R 波递增不良，Ⅲ和 aVF 导联 Q 波形成。

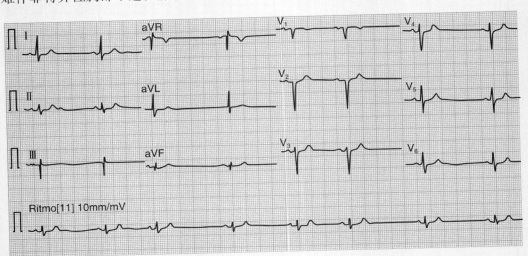

该患者的诊断建议是什么？

(1) 这是一种与肥厚型心肌病类似的心电图改变，应该进行超声心动图检查。

(2) 这是陈旧性心肌梗死的心电图改变。

(3) 是正常的变异，应在深吸气状态下复查心电图。

(4) 以上叙述均不正确。

正确答案：（3）

患者深吸气后复查心电图示Ⅲ导联 Q 波的振幅减小，aVF 导联中的小 Q 波消失，如下图所示。R 波递增不良是一种非特异的心电图表现，心前区导联放置位置过高或电轴左偏的患者中均可以见到。

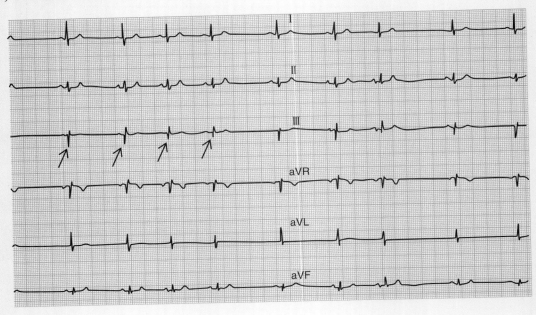

病例 3

70岁老年男性患者，在常规检查中发现 V_2 导联可见 Q 波下降支，有顿挫。此外，在 I 和 aVL 导联中可见轻度的 ST 段压低。

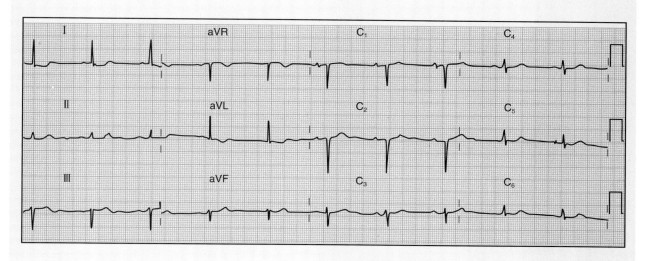

该患者的诊断建议是什么？

(1) 正常变异。

(2) 考虑患者年龄，心电图为典型的室间隔纤维化。

(3) I 度左束支传导阻滞。

(4) 应排除陈旧性静默性心肌梗死。

正确答案：（4）

若心电图电极放置位置正确，V_2 导联出现 Q 波为异常。更重要的是，在 I 与 aVL 导联中出现轻度 ST 压低时，如无左心室肥大电压标准，需要考虑存在缺血性左心室重塑。CMR 显示心外膜下过度强化，是典型的前壁心尖部心肌梗死表现（图，箭）。

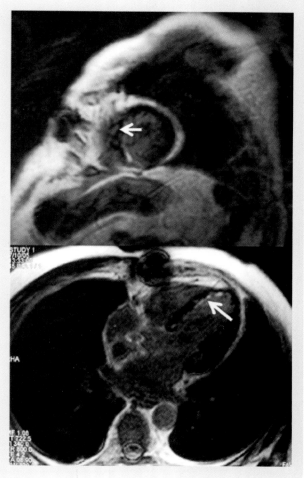

病例 4

80 岁老年患者，进行性呼吸困难伴踝部水肿，对利尿药治疗反应不佳，心电图如下。

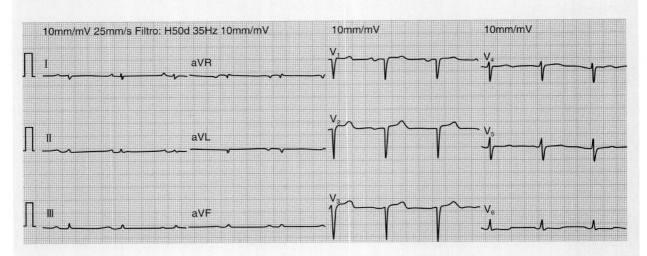

该患者的诊断建议是什么？

(1) 检查额面电轴异常，考虑技术操作错误。

(2) 是限制型心肌病的典型表现。

(3) 是慢性缺血性心脏病的典型表现。

(4) 必须首先进行 CMR 以进一步确诊。

正确答案：（2）

这种心电图表现常见于心肌淀粉样变性："假性"坏死性 Q 波，复极异常。同时存在肢体导联低电压。额面 QRS 电轴轻度右偏。

超声心动图显示心肌淀粉样变性，限制型心肌病的典型特征：间隔增厚超过 12mm，瓣膜均匀增厚，间隔内可见颗粒状强回声，射血分数降低。

下 篇

不同临床情况下缺血性心脏病的心电图：相关性和预后影响

The ECG in Different Clinical Settings of Ischemic Heart Disease: Correlations and Prognostic Implications

第 6 章
心电图在急性胸痛患者中的作用
The Role of the ECG in Patients with Acute Chest Pain

新发胸痛或既往胸痛的强度及特征发生变化或出现胸痛同等症状（呼吸困难、胸部不适等）时应考虑 ACS。ECG 在评估这些患者病情方面起着核心作用，无论是在院前阶段、急诊科（ED）还是在住院期间。急诊医学系统记录院前心电图可缩短急性 STE-ACS 的再灌注时间。但院前心电图不一定常被采用，即使采用，心电图提供的信息也不一定能转化为行动（Curtis 等，2006）。随着经验的增加，以及可靠方法的发展，院前心电图可通过远程系统传输而减少再灌注等待时间，并最终降低 STE-ACS 患者的发病率和死亡率。

ACS 中，心电图的改变不具有 100% 的特异性。因此，对于观察到的心电图改变，在鉴别诊断中应考虑除 IHD 以外的心脏病。这些变化可能包括 ST 段或 T 波的异常和（或）异常 Q 波。这些变化可能是慢性的，如扩张型心肌病（DCM）、肥厚型心肌病（HCM）、主动脉瓣狭窄（AS）、高血压等。也可能有新的心电图改变，如心包炎/心肌炎（心肌心包炎）或肺栓塞。但是，并非所有胸痛患者的心电图异常都是由心肌缺血引起的。此外，在先前存在心电图改变的非缺血性心脏病患者中，心电图改变（新的变化）部分或完全与 IHD 相关。临床－心电图相关性的研究可以帮助识别心电图变化的原因（表 6-1）。

表 6-1　考虑为急性状动冠状动脉综合征患者的症状特征

"典型" 的缺血性心绞痛通常由患者（张开的手）集中在胸前的大片区域来表示

- "非典型" 胸痛的心电图改变合并 ACS：疼痛面积可能很小，放射部位不典型，如左臂外侧，疼痛可能持续数小时，没有任何血流动力学恶化。这种情况下的心电图变化或多或少与 STE-ACS（早期复极，Brugada 综合征，HCM 等）共存或 NSTE-ACS 伴 ST 段压低（预激、LVH 和 "劳损"、电解质紊乱、MI 后、心动过速引起的变化等）
- 非典型疼痛，心电图正常：仍需要考虑 ACS，不稳定型心绞痛甚至急性心肌梗死并不总是导致心电图改变。这类患者常为肌肉骨骼病，也需考虑压力/焦虑引起的疼痛
- 疼痛为胸膜型（与呼吸或身体位置改变相关）：考虑心包炎、心肌炎或肺栓塞/梗死。心电图（ST 段抬高）的变化是弥漫性的，没有镜像改变（除了 aVR 和 V_1 导联）
- 非常突然发作的严重胸部压迫感，向背部放射，但心电图正常或不变：考虑主动脉夹层。由于高血压，心电图常表现为 LVH
- 呼吸困难先于疼痛：考虑肺栓塞、急性心力衰竭、气胸
- 胸骨后疼痛放射到颌骨，但疼痛时心电图正常或无变化：考虑食管痉挛、反流
- 下肠或上腹部疼痛：考虑胃肠道病因（胃/十二指肠溃疡、胆囊炎、胰腺炎），也需要排除 ACS
- 夜间发作的心绞痛：考虑冠状动脉痉挛，除非证明有其他原因。但应注意与胃食管反流鉴别
- 注意事项：有非典型胸痛的患者可能是急性 MI，而有典型疼痛的患者也可能不是 MI

一、疼痛的类型

根据胸痛的类型，患者可分为 3 组：明确的非缺血性、典型的缺血性和不确定病因的胸痛。每一组约占所有急诊科（ED）胸痛患者的 20%～40%（Erhardt 等，2002）（图 6-1）。

显然，大多数在到达 ED 时出现可疑胸痛的患者最终要么被诊断为 ACS，要么被诊断为非缺血性心脏病，只有少数病例的最终诊断不清楚。最后，缺血性胸痛占所有病例的 40%～50%，非缺血性胸痛的百分比稍高。有心血管病因的非缺血性疼痛并不常见，但包括可能需要紧急治疗的病例（Erhardt 等，2002）（图 6-1）。在一篇关于胸痛患者诊断的综述中，欧洲全科医生发现，肌肉骨骼来源的胸痛占所有病例的 50%，而缺血性胸痛占 20%～25%（Hasdai 等，2002）。

二、非缺血性疼痛

一般来说，诊断非缺血性胸痛时，需要排除 IHD（表 6-1）。然而，许多有缺血性 IHD 的患者会出现与非缺血性病因相关的疼痛：胃炎、食管炎、肺栓塞、主动脉夹层、心包炎等。有时可以非常容易地做出诊断，例如肌肉骨骼疼痛（患者病史、症状类型和体格检查）、肺炎（临床病史、听诊、实验室检查和 X 线检查）、气胸（临床病史、体格检查、X 线检查）。然而，在大多数情况下，胸痛，甚至颈部、颌骨或手臂的急性疼痛，特别是当它随着体力活动而加重时，需要心电图结合实验室检查来检测或排除急性心肌缺血。如仍有疑问，应重复生物标志物检测和心电图。此外，持续的心电图监测可能有助于诊断。某些情况下，需要额外的诊断检查。

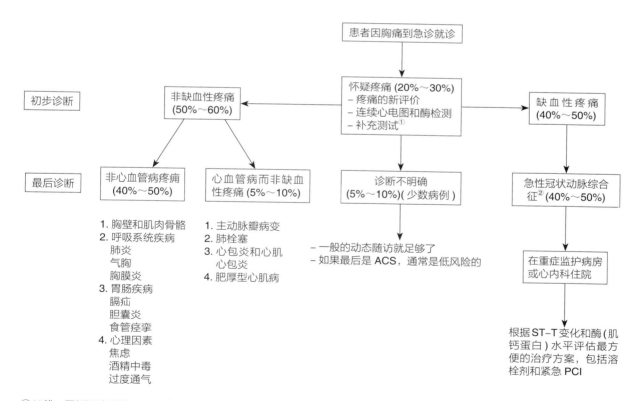

① X 线、平板运动试验，必要时还包括超声心动图、其他影像检查和冠状动脉造影
② 临床、心电图和酶学特征

▲ 图 6-1 急诊科就诊的胸部疼痛患者疼痛的特点和病因

急性病毒性心包炎 / 心包心肌炎往往有发热、呼吸道感染和胸痛的病史，深呼吸或体位变化时胸痛加重，特别是一些没有冠状动脉疾病危险因素的年轻人（图 6-1）。心肌炎患者的肌钙蛋白也会升高。心包炎急性期时，ECG 中 ST 段抬高为最特征性异常（图 8-13），应与早期复极的 ST 段抬高和 ACS 中的 ST 段抬高相区分（图 6-2）。心电图机的自动诊断经常把早期复极的 ST 段抬高与心包炎混淆（Willems 等，1991）（图 6-3）。此外，心包炎或 ACS 可能发生在早期复极患者，这使得心电图诊断更加困难（Shu 等，2005）。心电图可能呈现一些特定的特征，这可能有助于鉴别诊断。在心包炎中，aVR 导联中 PR 段抬高和 Ⅱ、$V_4 \sim V_6$ 导联 PR 段压低是典型表现。在正常个体中，也常出现 PR 段细小变化，但其异常变化的临界值尚不明确（图 6-4）。

在早期复极中，QRS 复合波的终末部分经常出现粗钝样改变，在心前区导联尤为明显。此外，运动负荷试验时的心电图变化（ST 段在早期复极可能正常，或者在心包炎患者中变化不明显）是不同的，可用于临床上没有持续感染的患者。超声心动图可能对鉴别诊断有价值，疑难病例可以应用心血管磁共振（CMR）。有时，心包炎患者中可以记录到 ST 段弓背向下抬高（图 8-13B 和图 8-14）与心肌受累（心包炎）的表现。肌钙蛋白水平不能明确区分心包心肌炎（可能升高）和 ACS（可能正常）（Bonnefoy 等，2000）。

急性心肌炎可能偶尔伴有 ST 段抬高，很少有异常 Q 波，这些变化为短暂的，产生的心电图模式与 ACS 相似。急性心肌炎患者的心

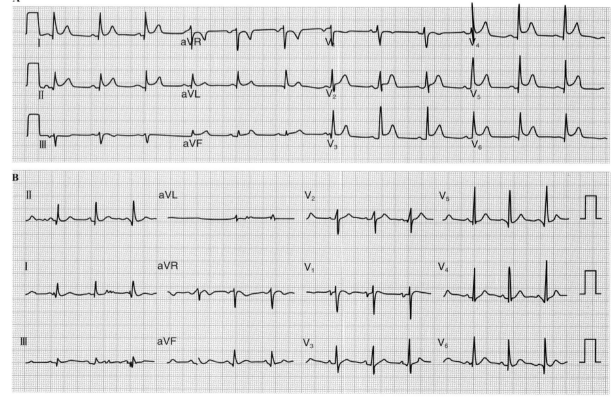

▲ 图 6-2　心电图自动分析误诊示例

A. 一位胸痛患者，多个导联轻 - 中度 ST 段抬高，在 aVR 导联 ST 段明显压低。下壁导联中无明显 PR 段压低，aVR 导联中无 PR 段抬高。心电图自动分析提示为心包炎可能。B. 运动后 ST 段抬高消失，有利于早期复极的诊断

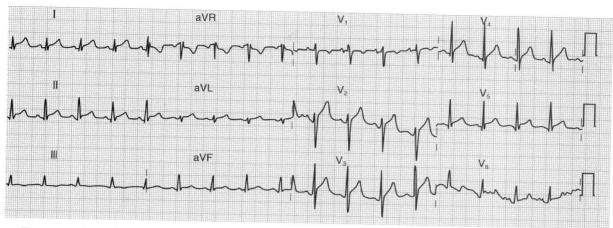

▲ 图 6-3 一名 **28** 岁的患者在流感样综合征后出现胸膜样疼痛。注意弥漫凹面向上的 ST 段抬高。在 Ⅱ 和 **V₄~V₆** 导联 PR 段压低。心电图提示为急性心包炎

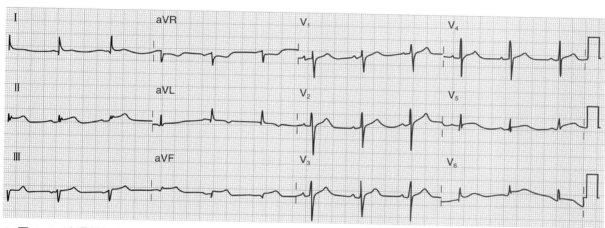

▲ 图 6-4 弥漫性轻度 ST 段抬高，aVR 导联 ST 段压低。Ⅱ 导联没有 PR 段压低，在 aVR 没有 PR 段抬高。患者有急性心包炎。心电图被错误地解释为急性下侧壁 STEMI，尽管 Ⅰ 和 aVL 中没有对应的 ST 压低，患者接受了溶栓治疗

电图形态类似于 STE-ACS 的心电图（Q 波和 ST 段抬高），表现为 QRS 复合波电压下降和窦性心动过速（图 12-36）。临床病史和补充检查有助于鉴别病因。肌钙蛋白水平在两者均会升高，而且急性心肌炎同样会引起胸部不适。在可疑病例中可行 CMR 检查。

急性主动脉综合征（夹层动脉瘤、主动脉溃疡或壁内血肿）通常表现为非常尖锐和剧烈的疼痛，通常位于胸部后部。急性主动脉病变通常不伴有心电图改变，即使出现异常改变，也是由于相关的高血压或 IHD 所致。由于高血压所致左心室肥大及劳损，V₁~V₂ 导联 ST 段抬高（间接镜像改变）、V₅~V₆ 导联 ST 段压低，有时被误认为是 STE-ACS 而进行溶栓治疗，这是非常危险的（图 6-5）。然而，如果夹层累及主动脉根部和冠状动脉，则可以看到 STE-ACS 的心电图变化。另一方面，如果近段夹层导致明显的急性主动脉瓣反流，则可存在由于左心室舒张压升高而导致的弥漫性 ST 段压低与 aVR 导联的 ST 段抬高。

肺栓塞通常引起呼吸困难而不是疼痛。严重病例后续心电图会出现改变：ST 段抬高、

A

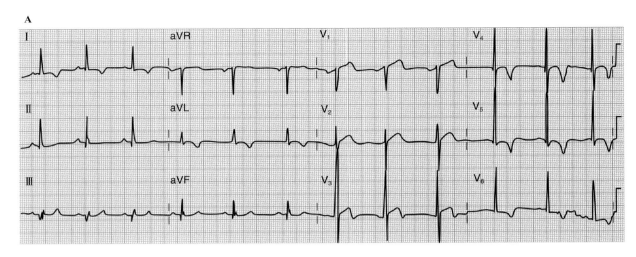

B

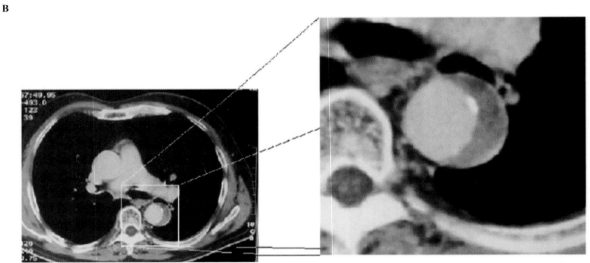

▲ 图 6-5　A. 一例因主动脉夹层动脉瘤而胸痛的患者。在 V_1～V_3 中有继发于 LVH 的轻微的 ST 段抬高。在侧壁导联有继发于 LVH 的 ST 段压低和 T 波倒置。这种 ST 段抬高被错误地解读为 STE-ACS，因此采用溶栓治疗。B. CTA 显示主动脉夹层动脉瘤

完全右束支传导阻滞（RBBB）（第 8 章）、窦性心动过速、右心前区导联负向 T 波和（或）McGinn-White 征（S Ⅰ 、Q Ⅲ 和负 T Ⅲ）（图 6-6）。McGinn-White 征是暂时性的，病情缓解后即消失。有时，在老年窦房结功能差的肺栓塞患者，窦性心动过速可能会被忽视。在大面积肺栓塞中可出现 Ⅰ 和 V_4～V_6 导联中 ST 段压低，aVR 导联中 ST 段抬高（Zhong-qun 等，2013）。

三、不明原因的胸痛

对于不明原因的胸痛患者（至少占 ED 中所有胸痛病例的 20%），应尽快做出明确诊断，特别是要排除缺血来源疼痛（ACS）和其他严重原因（主动脉夹层和肺栓塞）（图 6-1）。

对复发疼痛的可能性进行评估，分析疼痛特征和随访心电图。可能的情况下，应动态监测心电图，了解复极的变化。最初检查不能明确诊断时，应复查生物标记物。此外，对于急性 MI 的诊断，需要动态监测肌钙蛋白值的变

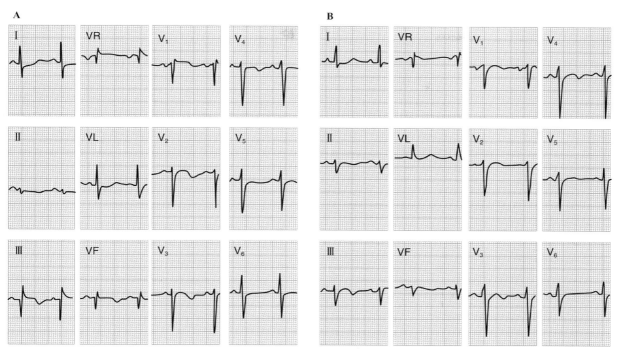

▲ 图 6-6　**A.** 一名 58 岁的患者，表现为典型的 McGinn−White 模式（S Ⅰ、Q Ⅲ、T Ⅲ），为肺栓塞。**B.** 在后续观察期间，异常表现消失（S Ⅰ 和 T Ⅲ 仍然存在，但 Q Ⅲ 消失）（**B**）

化（上升和下降）。肌钙蛋白水平在心肌炎患者中轻度或中度升高，但极少出现 Q 波。

当怀疑主动脉夹层时，根据血流动力学情况和临床表现可行 CT 或经食管超声心动图检查（经胸超声心动图检查后）。如果怀疑有肺栓塞，建议行肺血管 CT 造影。D − 二聚体特异性不高，通气灌注扫描主要用于亚急性病例。对可疑心前区疼痛的患者，特别是普通运动试验中 ST 段的变化不能合理解释时，例如患者有心室起搏，核素负荷检查或负荷超声心动图可能有助诊断。

冠状动脉造影在胸痛的诊断中仍然处于核心地位，由于经皮冠状动脉介入治疗（PCI）的可能性较低，计算机冠状动脉断层血管造影（CTA）越来越受欢迎（Hoffmann 等，2017）。

一些复杂的技术，如 CMR 或核显像，在世界范围内大多数医院的 ED 中无法应用，但在大多数胸痛患者中，可以用不太复杂的方法来获得可靠的诊断。临床病史、年龄、心血管危险因素、12～15 导联心电图、实验室检查、X 线，以及如果需要可行运动负荷试验或超声心动图，足以为最终诊断提供足够的信息。在可疑病例，已经明确排除了潜在的风险后，如 ACS、主动脉夹层或肺栓塞，可以安全地进行运动负荷试验以获取更多有用的信息。个别情况下，患者在运动负荷试验中出现严重问题，通常是因为进行该项检查之前没有充分排除这些危险（Ellestad，2004）。运动期间心电图改变有助于排除心包炎和早期复极。但在呼吸道感染或心肌炎关联的心包炎患者中，不推荐进行运动负荷试验。

通过这种方法，ACS 没有诊断就出院的患者数量（占某些类别患者的 10%）将急剧减少，非缺血性胸痛患者（在某些研究中超过 30%）的不必要入院率也将减少。

一些患者只有在随访期间才能得到最终诊

断。当临床影像、心电图检查、生物标志物检测和运动负荷试验都不能确定诊断，那么最终诊断为 ACS 可能性也不大（Lee 等，1985 和 1993；Pastor Torres 等，2002）。基线心电图正常，胸痛发作无变化，最终诊断为 ACS 的概率相当低。另一方面，心绞痛时出现 ECG 异常表现的患者，其事件发生率最高。

四、缺血性胸痛及急性冠状动脉综合征（表 6-2）

在急诊接诊的患者中，至少 40% 的胸痛病例（图 6-1）为 ACS（病史、心电图、酶、补充检查等）。其中大多数依靠肌钙蛋白、心电图演变确定 MI 的诊断。

五、急性胸痛患者的预后（Braunwald 等，2000；Diderholm 等，2002；Lee 等，1985 和 1995；Morrow 等，2000a，b；Pastor Torres 等，2002；Ryan 等，1999）

在非缺血性胸痛中，预后与疼痛的病因有关。它可以从良性预后（肌肉骨骼疼痛）到预后不良或非常差（肺栓塞或急性主动脉综合征）。

根据临床、心电图检查和实验室检查，将 ACS 分为高、中、低危组。接下来，我们将详细讨论这 3 类心电图特点。正常或轻微异常心电图，以及生物标志物监测正常或临界的患者，通常预后较好。

表 6-2　ACS 的心电图特征

- 疼痛和 ST 段持续抬高 = 典型的 STE-ACS（一般为动脉粥样硬化血栓形成）
- 疼痛持续，无 ST 段抬高 = STEMI 等同模式 通常是由于动脉粥样硬化血栓形成）（Birnbaum 等，2011 和 2014a, b；Erling 等，2004；Tricomi 等，2008；Jayroe 等，2009；Nikus 等，2010；Wei 等，2013）
- 心绞痛和明显且持续的 ST 段抬高，不是 1 型 MI（非动脉粥样硬化血栓）= 冠状动脉夹层和 Takotsubo 综合征、假 STE-ACS 等。
- 疼痛和短暂的 ST 段抬高 = 冠状动脉痉挛
- 间歇性或劳力性疼痛伴：
  - ST 段压低（Knotts 等，2013）
  - T 波平坦或轻微负向
- 心前区疼痛提示缺血，但心电图变化轻微（Sagie 等，1989；Sclarovsky 等，1988；De Winter 等，2008）
  - STE-ACS 初期：显著的正向 T 波
  - 心电图正常或无变化的 STE-ACS（ACS 病例的 5%～10%）
- 持续的心前区疼痛，到达医院时已经停止。心电图可以是正常的，或心前区导联出现深倒 T 波（De Zwaan，1982）
- 缺血性胸痛出现室内传导异常（分支传导阻滞、起搏器）（Sgarbossa 等，1996a, b；Neeland 等，2012）

可疑 ACS 的关键因素	
最重要的是，急诊和其他可能遇到急性心脏病患者的医疗机构都应该提供明确的流程来处理有 ACS 的患者。流程遵循国际和国家准则，可以结合当地资源和实际情况。 以下方面对最佳决策过程至关重要。 ① 建议适当的临床评估和心电图检查。推荐随访 ECG，有助于诊断或危险分层。在许多情况下，症状缓解后可见 ECG 变化（T 波倒置），比细微的缺血变化更明显。	② 不同专业之间运作良好的团队合作，包括院前护理、ED、介入团队、CCU、ICU 等。 ③ 良好的肌钙蛋白检测（开始和随访）等，能进行运动负荷试验、X 线影像和超声心动图检查。 完整获取病史，连同心电图和肌钙蛋白，构成 ACS 诊断的基础。

六、自我评估：病例报道

病例 1

74 岁女性患者，心前区不适伴心悸 3d 就诊，既往有支气管扩张病史，定期服用阿奇霉素，没有使用支气管扩张药。习惯性服用泻药和葡萄柚类食物。心电图显示窦性心律，正常 P 波，频发室性期前收缩，RBBB 伴二联律，在 $V_1 \sim V_3$ 导联可见 ST 段压低。有非特异性 T 波变化（T 波低平），QT 间期正常。室性期前收缩的 R 波起始段较缓。

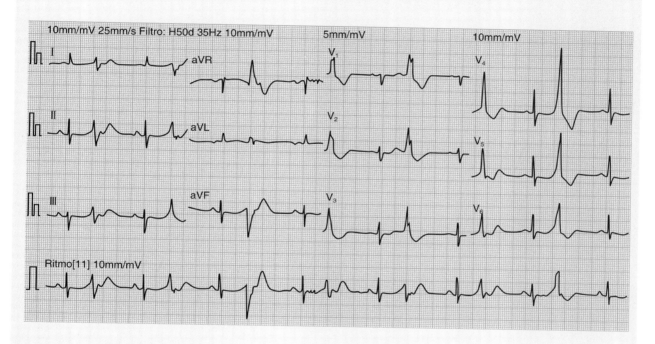

该患者的诊断建议是什么？

(1) 间歇性预激综合征。

(2) 阿奇霉素的作用。

(3) 长 QT 综合征（LQT）。

(4) 低钾血症。

正确答案：（4）

病情表现符合严重的低钾血症（可能是服用泻药所致）或同时存在其他一些未发现的疾病（如肾小管酸中毒）。室性期前收缩的 QRS 时限较长（R 波升支缓慢），其前无 P 波。与预激综合征不符。阿奇霉素能延长 QT 间期，摄入葡萄柚汁可能会导致药物代谢发生变化。此患者的 QT 间期正常。血清钾为 3.1mmol/L。

病例 2

70 岁男性患者，有高血压病史，因严重的胸前压迫感入院，向背部放射，但心电图无明显改变（"临床 / 心电图分离"）。心电图显示良性早期复极征象。ST-T 明显凹面向上抬高，不是缺血性 ST 段抬高的表现。

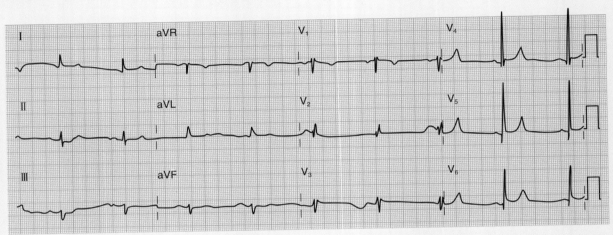

该患者的诊断建议是什么？

(1) 考虑心包炎。

(2) 心肌心包炎，血流动力学受损。

(3) 早期复极伴不典型疼痛。

(4) 主动脉夹层。

正确答案：（4）

在心血管病高风险的患者中出现临床表现和心电图表现的不一致（高血压、严重胸痛）（"临床 / 心电图分离"）考虑为典型的主动脉夹层。在临床实践中，高血压患者背部放射的疼痛应考虑主动脉夹层。下图的 CT 血管造影显示升主动脉夹层（箭）。疑诊为主动脉夹层可总结为一句话：高血压患者明显胸痛不伴有心电图改变。但对既往存在高血压相关的心电图改变或其他情况的 ECG 异常，可能会导致情况复杂化。

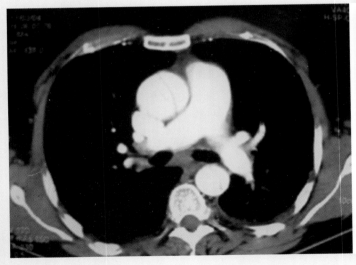
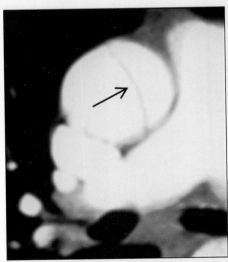

病例 3

患者因轻微胸痛入院，伴有严重呼吸困难和休克。

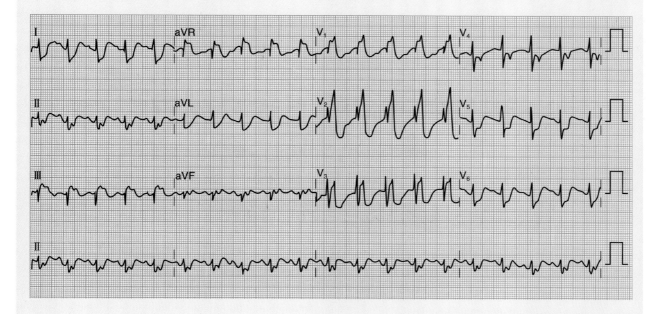

该患者的诊断建议是什么？

(1) 心电图考虑为近段 LAD 闭塞。

(2) 大面积肺栓塞。

(3) 左主干完全闭塞。

(4) 以上各项都可能是正确的。

正确答案：（2）

心电图显示窦性心动过速、RBBB 和 QRS 电轴右偏。Ⅲ、aVR 导联 ST 段抬高，Ⅰ、aVL、Ⅱ 和 V₁～V₆ 导联 ST 段压低。LAD 近段闭塞偶尔可能在 aVR、V₁～V₂、Ⅰ 和 aVL 导联上表现 ST 段抬高，以及其余导联的镜像改变。左主干完全闭塞时在心前区导联和 Ⅰ、aVL 导联上出现 ST 段抬高。这是一个典型的肺栓塞伴血流动力学改变病例，有致命风险。与 ACS 的鉴别诊断应包括左主干次全闭塞。

病例 4

70 岁男性患者，有高血压、血脂异常和慢性肾衰竭史。因胸痛入院，为胸膜痛特征，心肌损伤标志物无升高，诊断为可疑肺栓塞。

入院时心电图（无疼痛时）显示窦性心动过速，心率 105bpm，伴有 RBBB，无明显复极改变。

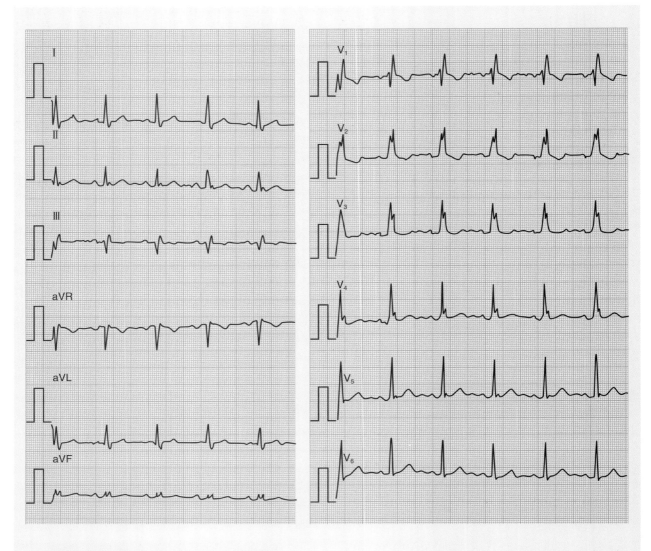

患者再次疼痛发作，记录心电图如下。

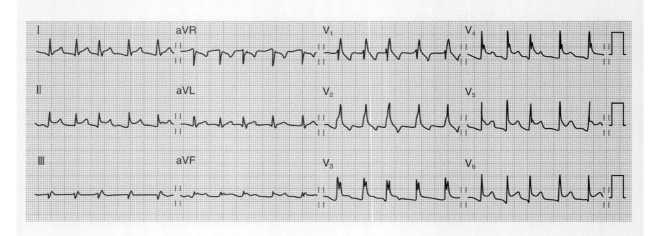

该患者可能的诊断建议是什么？

(1) 为 LCX 闭塞导致的 STE-ACS 合并心房颤动。

(2) 心包炎，有弥漫性 ST 段抬高，伴有胸膜疼痛的临床症状，并发心房颤动。

(3) 须排除肺栓塞。

(4) 心肌炎，因为与 RBBB 相关。

正确答案：（1）

此病例有混杂因素：胸膜疼痛，入院时心电图除 RBBB 外未见其他异常，入院时心肌损伤标志物正常。如果是心包炎或心肌炎，由于患者有胸膜疼痛，因此入院时应出现心电图改变。间歇性疼痛更倾向于缺血诊断。Ⅰ、Ⅱ、aVL、aVF 和 $V_3 \sim V_6$ 导联上 ST 段抬高可能对应于 LCX 动脉的供血区域。由于Ⅰ和Ⅱ导联中有 ST 段抬高，aVR 中应存在对应的 ST 段压低。冠状动脉造影显示 LCX 中段 90% 狭窄，TIMI 血流 3 级。

第 7 章
ST 段抬高型急性冠状动脉综合征（STE-ACS）
Acute Coronary Syndrome with ST Elevation (STE-ACS)

一、窄 QRS 波透壁性心肌缺血的心电图表现：诊断与鉴别诊断

ST 段抬高型急性冠状动脉综合征（STE-ACS）的概念是用于描述因心外膜下冠状动脉完全闭塞发生急性缺血，经紧急再灌注治疗可以降低死亡率并改善预后的患者。这一概念是基于透壁心肌缺血区域所对应的导联 ST 段抬高。此外，总结所有溶栓试验的结果，显示溶栓治疗对 ST 段抬高的患者是有益的（所有患者中，前壁或侧壁 ST 段抬高，但不是孤立的下壁导联 ST 段抬高），但对非 ST 段抬高或孤立的 ST 段压低的患者无明显获益（Appleby 等，1994）。ST 段抬高也可见于急性缺血以外的情况，患者可以出现非 ST 段抬高的急性缺血，称为非 ST 段抬高型急性冠状动脉综合征（NSTE-ACS），另外，非缺血性 ST 段抬高称为伪 STE-ACS。因此，并非所有临床的 ST 段抬高的急性冠状动脉综合征（ACS）都是真正的 STE-ACS。然而，真正的 STE-ACS 较没有 ST 段抬高的 NSTE-ACS 有不同的临床表现和心电图（ECG）特征，主要因为随着时间推移，STE-ACS 与持续性缺血及坏死进展有关。接下来将讨论典型 STE-ACS 的诊断和定位标准。

（一）诊断标准：形态与电压

在 STE-ACS 中透壁心肌缺血的典型表现是 ST 段弓背向上抬高，持续时间 > 30min（图 7-1A）。根据明尼苏达编码（Blackburn 等，1960），必须在以下一个或多个导联：Ⅰ、Ⅱ、Ⅲ、aVL、aVF 或 $V_5 \sim V_6$ 导联新出现振幅 ≥ 1mm 的 ST 段抬高，或在 $V_1 \sim V_4$ 导联中一个或多个导联 ST 段抬高 ≥ 2mm，可以诊断为 STE-ACS。目前的心电图标准是基于第 4 版全球心肌梗死（MI）定义的（Thygesen 等，2018），这些将在本章后面介绍。在某些冠状动脉急性闭塞的情况下，ST 段抬高的绝对振幅小于官方的参考值。另外，许多 ST 段抬高超过阈值的患者并未出现急性透壁缺血。

Menown、McKenzie 和 Adgey（2000）证实，依据明尼苏达编码的标准，所有的患者中约 85% 的患者能够诊断正确，具有较高的特异性（约 95%）而敏感性一般（< 60%）。ST 段变化（抬高和压低）的特异性随着导联数目增加，以及动态演变或新出现时而升高。亦有研究证实加入 QRS-T 中的其他变量，心电图的诊断能力没有明显变化。

将这些心电图变化与患者的临床情况紧密联系起来是必要的。在没有临床判断的情况下，仅使用以上这些标准可能会导致

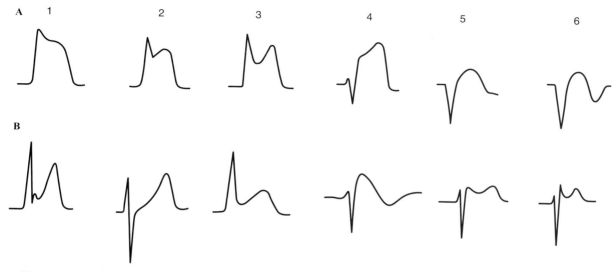

▲ 图7-1　缺血性心脏病（A）和其他一些病因（B）患者的ST段抬高的特征表现。A型（1-6）形态是ACS表现；B型：其他类型ST段抬高：B（1）早期复极；B（2）V_1导联正常变异；B（3）心包炎；B（4）和B（5）Brugada综合征；B（6）胸廓畸形。由于存在其他导致ST段抬高的原因，因此将心电图表现与临床表现联系起来非常重要

STE-ACS的过度诊断。因此，提高我们鉴别缺血和非缺血ST段抬高的能力至关重要（Birnbaum，2007）。

一过性的ST段抬高可能是继发于冠状动脉痉挛的变异型心绞痛，这也是ACS的非典型表现之一。在ACS的超急性期，以及变异性心绞痛（特别是当R波高时），ST段相对于基线水平，其抬高可以是弓背向下的（图7-1A-3），但在正常情况下或非缺血性病变中，也经常可以见到这种轻度弓背向下的ST段抬高（早期复极、心包炎等）。另一方面，心电图形态随时间推移会发生演变，因此，建议在诊断不明确的患者复查心电图。

当透壁性缺血发生在下壁和侧壁［左回旋支（LCX）或右冠状动脉（RCA）闭塞］时，主要的缺血表现ST段抬高会出现在下壁导联和（或）在背部电极（后胸导联）。$V_1 \sim V_3$导联上常常可以见到ST段压低，这是ST段抬高（后胸导联）的"镜像"改变（图7-2）。

（二）定位标准：从闭塞动脉到心电图，以及从心电图到闭塞动脉

在经典的STE-ACS评估中，缺血部位的大致定位（如前壁心尖部与下侧壁）可以基于心电图变化来确定。基于这些假设，图7-3所示的心电图可能代表包绕心尖、侧壁和下壁心尖段的粗大前降支（LAD）远段闭塞引起的STE-ACS，但它同时也可能存在优势（"超优势"）型RCA闭塞。在本章中，我们对冠状动脉闭塞部位的诊断标准进行分析。

二、ACS：窄QRS波患者ST段抬高的形态特点和诊断标准

前面提过，心外膜下冠状动脉的急性闭塞有时只引起轻度ST段抬高，同时显著的ST段抬高也可以发生在没有急性缺血或无"透壁缺血"的NSTE-ACS患者中。有报道称STE-ACS的诊断目前存在不同的ST段抬高的诊断阈值（Birnbaum等，2014 a，b，c）。诊断

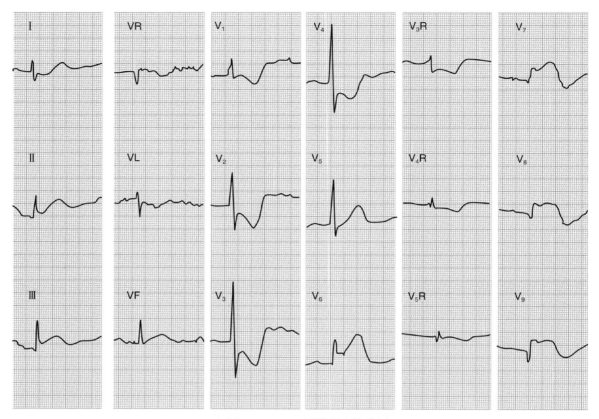

▲ 图 7-2　LCX 近段闭塞的病例

心电图显示下壁导联和 V₆ 导联的 ST 段抬高，V₁～V₄ 导联呈高 R 波的 RS 波形同时伴有 ST 段压低和 T 波倒置。下侧壁透壁性缺血向量指向缺血区（向下和向后），导致 V₁～V₄ 导联的 ST 段压低，Ⅱ、Ⅲ 和 aVF 导联的 ST 段抬高。在累及 V₆ 导联的侧壁心肌梗死中，V₁ + V₂ + V₃ 导联中 ST 段压低大于 Ⅱ + Ⅲ + aVF 导联中 ST 段抬高的幅度，后壁导联 ST 段抬高，V₃R～V₄R 的 ST 段压低，提示闭塞血管为 LCX 近段

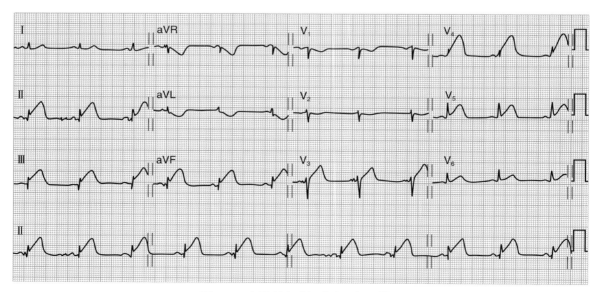

▲ 图 7-3　在诊断中难于确定罪犯血管示例

影响心尖、侧壁和下壁的罪犯血管可能是：①LAD 中段闭塞；②超优势型 RCA 的远段闭塞；③LCX 的粗大的钝缘支闭塞。在该病例中，闭塞部位为 LAD 中段（最高 J 点出现在 V₄ 导联）

的阈值是基于正常个体中不同导联上 ST 段抬高的概率，而不是在具有急性缺血相关症状的患者中鉴别 STE-ACS 和 NSTE-ACS 的界值。由于许多无缺血患者在 V_2 和 V_3 导联上出现 ST 段抬高，因此前壁导联上 ST 抬高的阈值各不相同。

第 4 版心肌梗死的定义中强调：提示急性心肌缺血的心电图表现（在没有左心室肥大和束支传导阻滞的情况下）是：①除外 V_2～V_3 导联所有导联中两个连续的导联新出现 J 点后 ST 段抬高≥ 1mm；V_2～V_3 导联采用以下标准：≥ 40 岁男性患者 ST 段抬高≥ 2mm，＜ 40 岁男性患者 ST 段抬高≥ 2.5mm，女性患者（不考虑年龄）ST 段抬高≥ 1.5mm；②两个连续的导联新出现水平或下斜型 ST 段压低≥ 0.5mm 和（或）在以 R 波为主或 R/S 比值＞ 1 的导联中出现 T 波倒置＞ 1mm。但是，与文件的声明相反，本书作者认为负向 T 波是缺血后的变化，而不是急性期缺血的征象（Thygesen 等，2018）。

闭塞动脉累及的危险区域对于 ACS 的危险分层至关重要（Bayés de Luna、Fiol 和 Antman，2006d；Fiol 等，2004a、b、c；Gallik 等，1995；Gorgels 和 Engelen，2003；Sclarovsky，1999）。一般来说，单支血管病变的心电图与血管造影相关性（与已知冠状动脉解剖的相关性）存在更多的科学依据，而多支血管病变中这种相关性研究的证据较少。与心电图相比，CMR 是确定心肌缺血的部位和累及范围最新的金标准，研究数据才刚开始出现。

接下来将从两个不同方面探讨这些相关性：①如何根据闭塞动脉的位置预测危险区域和相应的心电图变化；②反之，根据心电图结果确定危险区域和闭塞部位。

STE-ACS：从闭塞动脉到危险区域和相应的心电图异常表现（表 7-1）（Bayés de Luna

等，2011；Bayés de Luna、Fiol 和 Antman，2006d；Fiol 等，2009；Tahvanainen 等，2011；Hira，2011；Gregg 等，2012a，b；Zhong-qun 等，2011；Tierala 等，2009；Huang 等，2016）。

随着急诊冠状动脉造影和经皮冠状动脉介入治疗（PCI）的开展，尤其是在 STE-ACS 中，明确闭塞动脉与急性期心电图表现之间的相关性成为可能。ST 段改变的定位常用于：①预测罪犯血管和通过心前区导联上 ST 段抬高最大幅度预测闭塞 LAD 大小；②通过 Ⅱ、Ⅲ 和（或）aVF 导联上 ST 段抬高的最大幅度预测闭塞动脉（RCA 或 LCX）。

因此，根据出现 ST 段变化的导联，包括对应改变的理论，可以预测：①可能累及的动脉和闭塞部位；②估计心肌危险区域。在没有成功再灌注治疗的情况下，利用 ST 段抬高的导联数来估计 MI 的大小（Aldrich 等，1988）（表 7-1）。在图 1-13 中，接受 LAD、RCA 和 LCX 供血的 LV 节段因为冠状动脉不同水平的闭塞累及的情况在图 1-8 和 1-9 中的"牛眼"图中显示，从不同的角度显示同一节段。在 STE-ACS 中，这种 ST 段表现常用于显示 LAD、RCA 或 LCX 在不同水平的闭塞与受累心肌面积之间的相关性。

心电图与血管造影结果相关性差的典型原因在于冠状动脉解剖变异、冠状动脉畸形、结构性心脏病和 LCX 闭塞（图 7-32）。此外，还应考虑到心电图与血管造影之间的时间延迟和多支病变都是重要因素。关于宽 QRS 波和左心室肥大（LVH）与"劳损"模式的讨论将在稍后探讨［见"心室肥厚和（或）宽 QRS 患者缺血的心电图表现"］。此外，由于 ST 段变化的瞬时性也导致这种心电图分析方法受到一定的限制。很多时候，对诊断重要的 ST 段变化非常短暂（例如在近段 RCA 闭塞的情况下，V_4R 导联上 ST 段的抬高）。

基于 LV 的各节段分布，可以将对应关系分为 2 个区域：前壁心尖区和下侧壁（图1-13）。前壁受累对应 LAD 及其分支闭塞（表7-1A），而下侧壁受累对应 RCA 和 LCX 的闭塞（表 7-1B）。我们将研究 12 个不同的冠状动脉闭塞位置，定义 12 个危险区域：6 个在前壁心尖区（表 7-1A）；6 个位于下侧壁（表7-1B）。接下来将探讨与这些不同区域相对应的心电图形态改变（图 7-4 至图 7-6）（Arbane 和 Goy，2000；Fiol 等，2009；Martinez-Doltz 等，2002；Prieto 等，2002；Sclarovsky，1999；Wellens、Gorgels 和 Doevendans，2003）。

前壁和前间隔接受 LAD 灌注，还有间隔下部的很大一部分和前侧壁的中、远段。通常（约 80%），LAD 包绕心尖部灌注部分下壁（图1-13）。D_1 和 S_1 从 LAD 的近段发出，D_1 大多发出于 S_1 的远段，约 10% 的患者中可以见到 D_1 位于 S_1 近段。

LAD 闭塞可位于：① D_1 和 S_1 的近段；② D_1 近段，S_1 的远段；③ S_1 和 D_1 的远段；④ S_1 的近段，但不是 D_1 的近段；⑤ LAD 闭塞包括对角支，而不是间隔支，或仅是选择性 $D_1 \sim D_2$ 闭塞；⑥ LAD 闭塞包括间隔支，而不是对角支，或极少数可见选择性 $S_1 \sim S_2$ 闭塞。

考虑到急性期 ST 段抬高和压低与心肌危险区域的对照关系，以上 6 种情况均会探讨。也会讨论 ST 段变化在不同缺血阶段的演变。

（一）D_1 和 S_1 近段闭塞

当闭塞部位为 D_1 和 S_1 的近段（图7-7A）时，冠状动脉闭塞累及的心肌区域参见图7-7B，它在牛眼图上的投影如图 7-7C 所示。受影响最明显的节段是前壁基底段、前间隔基底段、前壁中间段、前间隔中间段、前壁远

表 7-1　STE-ACS 从心电图演变（ST 段抬高和对应的改变）到缺血心肌区域和最可能的闭塞动脉

A		
心前区导联和 aVL 导联 ST 段抬高最明显[①]		
前壁		
闭塞动脉	缺血心肌区域（图 1-8）	ST 段变化的导联
1. 短 LAD 的 D_1 和 S_1 近段闭塞	广泛前壁（特别是 1、2、3、7、8、9、13、14、16 和 17 节段）	• ↑ aVL，V_1 到 $V_4 \sim V_5$ 和 aVR • ↓ ST 在 Ⅱ、Ⅲ、aVF，有时 V_6
2. 短 LAD 的 D_1 近段 S_1 远段闭塞	前壁或广泛前壁（特别是 1、7、8、13、14、16 和 17 节段）	• ↑ $V_2 \sim V_6$、Ⅰ、aVL • ↓ ST 在 Ⅱ、Ⅲ和 aVF
3. 长 LAD 的 D_1、近段闭塞		• ↑ V_1 到 $V_4 \sim V_6$，下壁导联和 aVL 没有明显的 ST 变化
4. 长 LAD 的 D_1 和 S_1 远段闭塞	心尖段（特别是 13、14、15、16、17 和部分 7 和 8 节段）	• ↑ $V_2 \sim V_5$ • ST ↑ 或 = 在 Ⅱ、Ⅲ和 aVF 导联
5. 长 LAD 的 S_1 近段、D_1 远段闭塞（解剖变异）	前壁（尤其是 2、8、13、14、15、16 和 17 节段）	• ↑ $V_1 \sim V_5$ 和 aVR • ST ↑ 或 = 在 Ⅱ、Ⅲ和 aVR • ↓ ST 在 V_6
6. LAD 次全闭塞：包括 D_1 但不包括 S_1，或仅 D_1 闭塞	前壁中间段（特别是 7、13、12，以及 1 段和 16 节段的一部分）	• ↑ Ⅰ、aVL，有时 V_2 到 $V_5 \sim V_6$ • ↓ Ⅱ、Ⅲ、aVF（Ⅲ > Ⅱ）

（续表）

7. LAD 次全闭塞：包括 S_1 但不包括 D_1 的，或仅 S_1 闭塞（非常罕见）	间隔部（特别是 2、8，有时是 1、3、9 和 14 节段的一部分）	• ↑ V_1～V_2 和 aVR • ↓ I、II、III、aVF 和 V_6
8. 左主干完全闭塞	与 LAD 和 LCX 近段闭塞的情况相同	• ↑ V_2～V_6、aVL 和 I（有时在 V_6 中位于等电位线） • 在 V_1 和 aVR 中位于等电位线或 ST 轻度压低 • ↓ ST 在 II、III、AVF • 经常与 RBBB 和（或）LAH 有关

B

下侧壁导联 ST 段抬高最明显[②]

下侧壁

闭塞动脉 RCA vs. LCX	缺血心肌区域（图1-8）	ST 段变化的导联
9. RCA 近端闭塞：RV 分支近段	与 9 + 型 RV 缺血相同	• ↑II、III、aVF 且 III 导联的 ST 段抬高＞II 导联 • ↓ I 和 aVL 导联的 ST 段 • ↑ 正向 T 液 V_4R • 在 V_1 中 ST 等电或升高
10. RCA 远端闭塞：RV 分支远段	下壁和（或）部分后间隔（特别是 3、4、9、10、14 和 15 节段）	• ↑II、III、aVF 且 III＞II • ↓ 在 I 和 aVL • ↓ ST 在 V_1～V_3，但如果受影响的区域很小，在 V_1～V_2 导联上几乎没有 ↓ ST
11. 优势型 RCA 闭塞	下侧壁的大部分（特别是 3、4、5、9、10、11、14、15、16 和 17 节段）若近段闭塞则出现 RV 缺血	• ↑ ST 在 II、III、aVF（III＞II） • ↓ ST 在 V_1～V_3＜ ST 在 II、III 和 aVF。如果 RCA 近段闭塞，则 ST 在 V_1～V_3＝或 ↑ • ↓ ST 在 I 和 aVL，aVL＞V_1 • ↑ ST 在 V_5～V_6 ≥ 2mm
12. LCX 闭塞：OM_1 分支近段	侧壁和下壁，尤其是下壁基底段（特别是 4、5、6、10、11、12 和 16 节段的一部分）	• ↓ ST 在 V_1～V_3（镜像）中往往大于 ↑ ST 下壁导联 • ↑ ST 在 II、III 和 aVF（II＞III） • 有时，↑ ST 在 V_5～V_6 • ↑ ST 在 I 和 aVL • 有时，指向 I 和 aVL 的缺血向量与下壁导联相互抵消，肢体导联中的 ST 是等电位的
13. OM_1 闭塞	部分侧壁（特别是 5、6、11、12 和 16 节段）	• 通常轻度 ↑ ST：I、VL、V_5～V_6 和（或）II、III 和 aVF • 轻度 ↓ ST 在 V_1～V_3
14. 优势型 LCX 闭塞	大部分下侧壁（尤其是 3、4、5、6、9、10、11、12、15 和 16 节段）	• ↑ ST 在 II、III 和 VF（II≥III）往往大于 ST ↓ 在 V_1～V_3 • ST ↓ 见于 aVL 导联，但一般不出现于 I 导联中 • ST 抬高在 V_5～V_6 导联中非常突出

LAD. 左前降支；RV. 右心室；LCX. 回旋支；RCA. 右冠状动脉；OM. 钝缘支；LV. 左心室；=. 等电位线；T+. 正向 T 波；D_1. 第一对角支；S_1. 第一间隔支

① 见图 7-35
② 参见算法图 7-37

段、间隔远段、心尖部，以及前侧壁中间段的一部分、侧壁远段、下壁间隔基底段和中间段。

在这些情况下，缺血向量向前和向上，是否指向左右方向取决于间隔和侧壁是否受累

（图 7-7D）。$V_1 \sim V_4$ 导联及 aVR 导联上 ST 段的抬高与否取决于该向量在不同导联位于正负半区（Ben-Gal 等，1998）。例如，当前侧壁受累为主时，aVL 导联上可以见到 ST 段抬高，这是因为心肌损伤区域的向量落在 aVL 的正

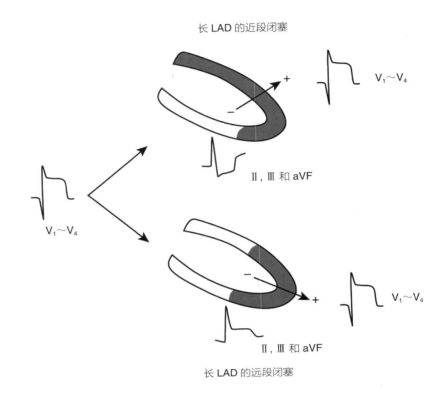

长 LAD 的近段闭塞

长 LAD 的远段闭塞

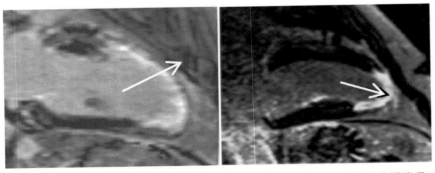

▲ 图 7-4　在以 $V_1 \sim V_2$ 至 $V_4 \sim V_6$ 导联的 ST 段抬高为最显著表现的 ACS 中，闭塞动脉通常是 LAD（由于 RCA 闭塞很少只引起孤立的 RV 梗死，并只在心前区导联中引起 ST 段抬高）。在 $V_1 \sim V_2$ 到 $V_4 \sim V_5$ 中的 ST 段抬高与 II、III 和 aVF 中的 ST 段形态的相关性使我们能够预测闭塞是出现在 D_1 的近段还是远段。如果是近段，则前壁受累的范围较大，缺血向量不仅向前，而且向上；在长 LAD 的情况下可能会导致部分下壁受累。这也可以解释在 II、III 和 aVF 导联中记录到 ST 段压低。相反，当前壁所涉及的心肌范围较小时，因为闭塞部位在 D_1 的远段，如果 LAD 很长，就像通常发生的那样，这种 U 形梗死（前壁）中的缺血向量是向前的，但往往是向下而不是向上的。因此，在 II、III 和 aVF 导联中通常可见轻微的 ST 段抬高。CMR 通过延迟增强可以检测出最终坏死区（Cinca 等，2014）。然而，在长 LAD 近段闭塞的病变中，由于对角支和下壁均受累，因此缺血向量相互抵消，只在肢体导联可见轻微的 ST 段改变

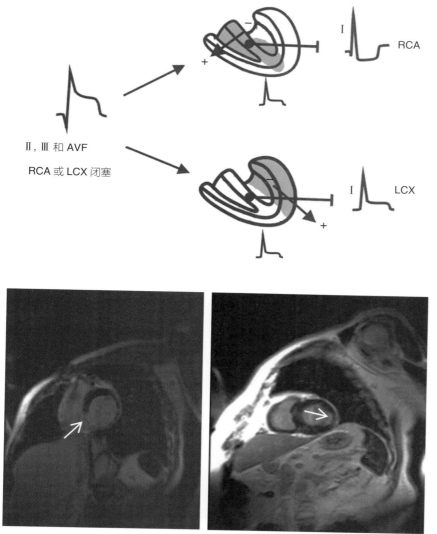

▲ 图 7-5　在以 Ⅱ、Ⅲ 和 aVF 导联中的 ST 段抬高为最显著的 ACS 中，对不同导联中 ST 段抬高和压低的研究能够预测闭塞动脉是 RCA 还是 LCX，甚至是闭塞部位及其解剖特征（优势度等）。这个图表明，ST 段压低在导联 Ⅰ 中的存在意味着该导联面对的是指向右侧的缺血向量尾部，因此，闭塞位于 RCA。相反，当闭塞位于近段 LCX 时，导联 Ⅰ 面对缺血向量头部，在这种情况下指向稍向左，表现为 Ⅰ 导联 ST 段抬高。在下壁导联 ST 段抬高的 ACS 中检查 Ⅰ 导联 ST 段偏差的类型是识别闭塞动脉（RCA 或 LCX）的第一步。但在 LCX 远段闭塞的情况下，当主要的钝缘支未受累时，心电图表现与远段 RCA 闭塞是不可区分的。图中显示了延迟增强 CMR 检测到的最终坏死区

半区（约 –90°）。aVL 导联（前侧壁受累）上，ST 段抬高幅度越大，则 aVR 导联（前壁受累）上 ST 段的变化越小，反之亦然。

下壁导联出现 ST 段压低是因为缺血向量指向上方。通常，Ⅱ 导联的 ST 段压低＞Ⅲ 导联是因为 Ⅱ 导联更加对应于 aVR 导联（前壁比前侧壁受损明显），因此，缺血向量更多

落在负半区的 Ⅱ 导联。一般来说，$V_5 \sim V_6$ 导联 ST 段压低，也是前壁受累通常较前侧壁受累更重，因此缺血向量在一定程度上指向右上（Tamura 等，1995a，b）（图 7-7D 和图 7-8）。在我们以往的经验中（Fiol 等，2009；Fiol-Sala 和 Bayés de Luna，2017），下壁导联（Ⅲ + aVF ≥ 2.5mm）ST 段压低很大程度上提

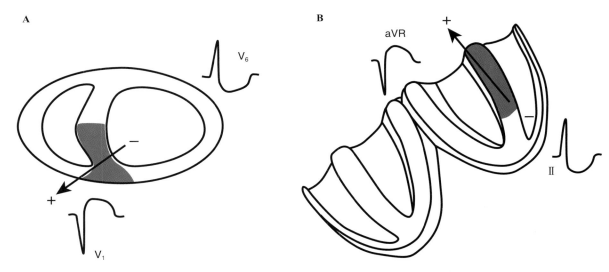

▲ 图 7-6　在 S_1 分支近段 LAD 闭塞引起的高位间隔受损的情况下，缺血区域产生向上、向右和向前的缺血向量。上图显示水平面（**A**）和额面（**B**）的缺血向量。这解释了 **aVR** 和 V_1 导联中 ST 段抬高，以及 Ⅱ、Ⅲ、**aVF** 和 V_6 导联中 ST 段压低的存在

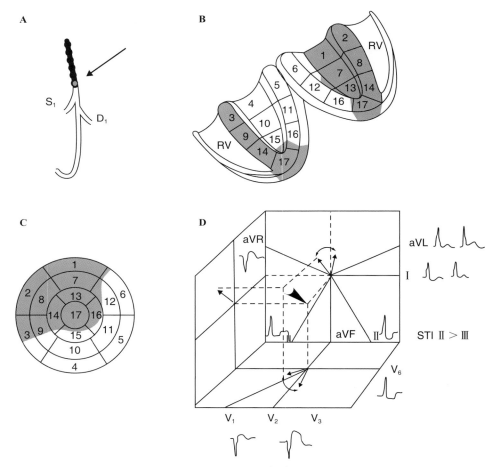

▲ 图 7-7　STE-ACS：LAD 闭塞位于 D_1 和 S_1 近段

A. 闭塞部位；B. 有危险的心肌区域；C. 所涉及的节段在牛眼图投影中以灰色标记；D. 缺血向量，以及其在额面、水平面和矢状面上的投影。缺血向量在一定程度上指向右侧，因为闭塞不仅接近 D_1，而且接近 S_1

示 LAD 的 D_1 近段的闭塞，而 V_6 导联的 ST 段压低与 aVR 和（或）V_1 导联中的 ST 段抬高，均提示 S_1 近段的闭塞 [∑（aVR+V_1 导联的 ST 段位移）-（V_6 导联上 ST 位移）导联 ≥ 0]（图 7-8）。其他研究者（Birnbaum 等，1996a，b）认为，aVL 导联上 ST 段抬高 ≥ 1mm 是 D_1 之前闭塞的标志。

然而，V_5～V_6 导联上 ST 段抬高的存在也取决于灌注侧壁下部的动脉的大小：第二、第三 LD 与 OM 之间的比较。在 LD 分支较大的情况下，这些分支之前的闭塞将累及下侧壁，表现为 V_5～V_6 导联的 ST 段抬高。相反，在

OM 支较大的情况下，LAD 闭塞位于 D_1 和 S_1 近段时，通常只会导致 V_1～V_4 导联上的 ST 段抬高，由于侧壁较低的部分由钝缘支供血（图 7-8）。此外，既往研究证实（Ben-Gal 等，1998），在一些高位室间隔受累（S_1 以上部位闭塞）的情况下，V_1 导联可以不出现 ST 段抬高。出现这种现象的原因可能是由于间隔部分不仅接受 LAD 供血，而且还通过一个大的圆锥支（双重供血）接受 RCA 的供血。因此，冠状动脉分支的解剖对 ST 段变化的模式有很大影响。

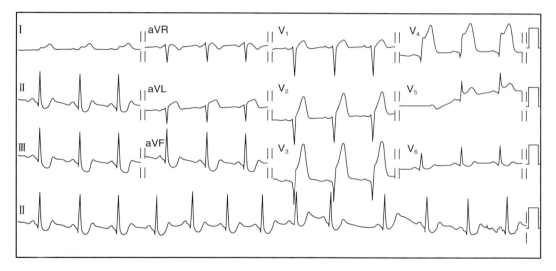

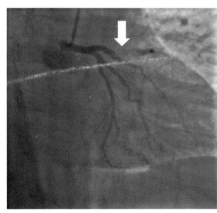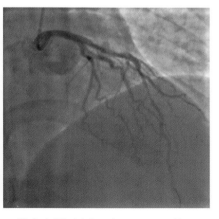

▲ 图 7-8　超急性期 D_1 和 S_1 近段 LAD 闭塞所致 STE-ACS 的心电图（上）。在 V_1～V_5、Ⅰ、aVL 和 aVR 导联中记录到清晰的 ST 段抬高。此外在 Ⅱ、Ⅲ、aVF 和 V_6 导联中可见 ST 段压低。这可能是由于 LAD 闭塞位于 D_1 和 S_1 发出前的近段，产生的缺血向量指向前上右方向。下图分别显示再灌注前后冠状动脉情况，箭示闭塞部位

（二）闭塞位于 D_1 近段，S_1 远段

当闭塞位于近段至 D_1 之间时，危险区域可能为前壁，并延伸到室间隔和前侧壁的中下段。侧壁前上段由 LCX 供血。室间隔中危险区域的大小取决于间隔支的相对大小；在某些个体中 S_1 可能很小（图 7-9B）。血管闭塞部位所涉及的区域，以及其投影到牛眼图上的形态如图 7-9C 所示。受影响较大的节段是前壁基底段、前壁中间段、前壁心尖段、间隔心尖段、侧壁心尖段及心尖部，还可能累及前侧壁的中间段、前间隔的基底段、前间隔中间段及侧壁心尖段。

在这种情况下，缺血向量指向前上，有时偏左（图 7-9D）。缺血向量落在额面和水平面各不同导联的正负半区，可以解释从 $V_2 \sim V_3$ 到 $V_5 \sim V_6$ 导联的 ST 段抬高。但一般不能用这种向量来解释 V_1 中的 ST 段抬高，因为该向量在水平面上的投影往往落在 V_1 导联的负半区或偏左边一点。还有这种相互对应关系可以解释 I 导联，尤其是 aVL 导联中 ST 段抬高的原因。同时，在下壁导联中出现 ST 段压低（III + aVF ≥ 2.5mm）（图 7-9 和图 7-10）。通常，在 III 导联中比在 II 导联中 ST 段的压低更加明显，这是因为 III 导联恰好位于 aVL 导联的相反方向，因此缺血向量更多地落在 III 导联的负半区（图 7-10）。

当 LAD 很长并包裹心尖部时，这些心电

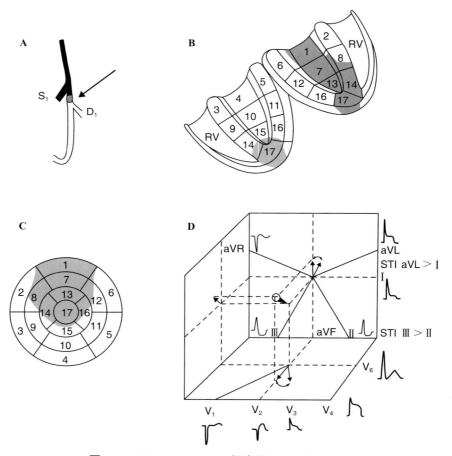

▲ 图 7-9　STE-ACS：LAD 闭塞位于 D_1 近段和 S_1 远段

A. 闭塞部位；B. 危险心肌区域；C. 累及的相关节段的牛眼图。由于 LAD 通常较长，因此心尖部大多受累；D 由于室间隔基底段一般不受累，因此急性期的缺血向量偏左

图变化会被下壁缺血所产生的镜像改变所抵消（Bandeali 等，2012）。

以上提到的诊断标准是基于血管造影 – 心电图的对应关系。然而，CMR 数据并不支持 V_1～V_2 导联中 ST 段抬高与室间隔或前壁基底段受累有关（Allencherril 等，2018）。应进一步研究以明确这种差异。

（三）闭塞位于 S_1 和 D_1 远段

当闭塞位于 S_1 远段和 D_1 之间（图 7-11A）时，梗死危险区域涉及左心室的远段 1/3，同时可能累及部分下壁和侧壁的心尖段（心尖部

受累）。图 7-11B 中可以观察到受累及的区域，在图 7-11C 中显示了该区域在牛眼图中的投影。最常受累的是前壁心尖段、间隔心尖段、下壁心尖段、侧壁心尖段和心尖部，有时也会累及前壁中间段、前间隔中间段、下间隔和前侧壁中间段。

这些情况下，缺血向量指向前方、偏左，通常也指向下方，因为缺血向量是指向心尖方向的，因此在胸部观察指向左下方。在约 80% 的病例中，LAD 很长，下壁的一部分同时接受 LAD 供血，因此缺血向量更明显的指向下方（图 7-11D）。该向量在额面和水平面的投影可

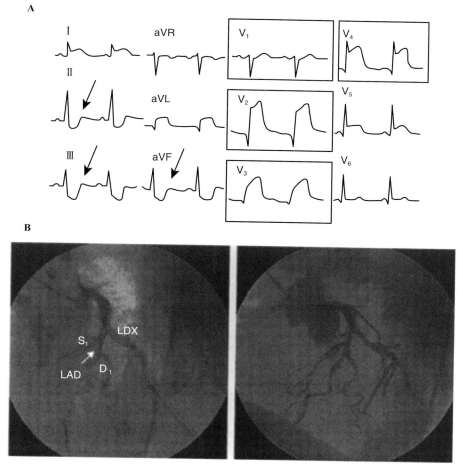

▲ 图 7-10　LAD 闭塞位于 D_1 近段和 S_1 远段

A. STE-ACS 心电图：LAD 闭塞位于 S_1 和 D_1 之间。从 V_2～V_5 导联可见 ST 段抬高，Ⅱ、Ⅲ 和 aVF 导联可见 ST 段压低。用缺血向量指向可以解释在 Ⅲ 导联中较 Ⅱ 导联的 ST 段压低更加明显。在 V_1 或 aVR 导联中未见 ST 段抬高，在 V_6 导联中未见 ST 段压低。B. 再灌注治疗前（左）和再灌注后（右）冠状动脉造影结果。箭表示闭塞部位

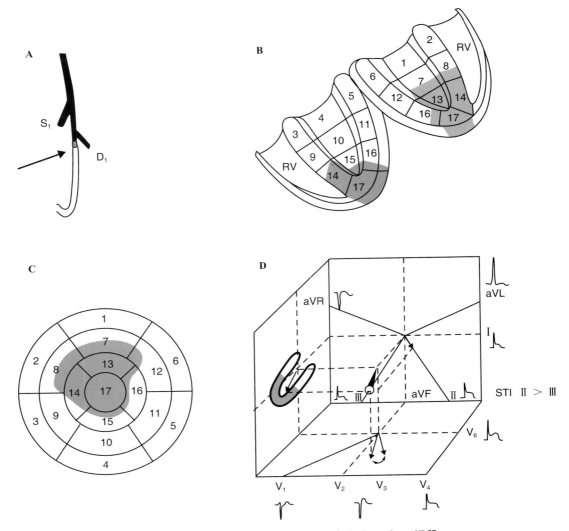

▲ 图 7-11　STE-ACS：长 LAD 闭塞位于 D_1 和 S_1 远段

A. 闭塞部位；B. 危险心肌区域；C. 牛眼图中受累节段的投影；D. 缺血向量指向前方，偏左下方向。向量导致额面和水平面上（$V_2 \sim V_6$）导联的 ST 段抬高，且 ST 段抬高 Ⅱ 导联＞Ⅲ 导联

以解释 ST 段抬高出现在 $V_2 \sim V_3$ 到 $V_4 \sim V_6$ 导联，而不是在 V_1 和（或）aVR 导联上，因为缺血向量通常落在 V_1 导联的正、负区边界处，且位于 aVR 导联的负半区。由于该向量指向左下，因此在 Ⅱ、Ⅲ 和 aVF 导联上中通常可以出现轻微的 ST 段抬高（Ⅱ＞Ⅲ）。当 LAD 较短时，S_1 和 D_1 之间闭塞的梗死较小，额面上心电图通常没有变化，或者仅表现为轻微的 ST 段抬高或压低。

另外，在心前区导联和下壁导联同时出现 ST 段抬高见于 RCA 近段右心室支（RV）/ 边缘支之前闭塞引起的 STE-ACS。这种情况下，通常 ST 段抬高幅度表现为 V_1＞（$V_3 \sim V_4$），而 STE-ACS 是由较长的 LAD 远段闭塞所致，则可见相反的心电图表现（即 ST 段抬高为 V_1＜V_3）。表 7-2 显示了心电图的诊断标准，心前区导联和下壁导联 ST 段抬高的形态有助于明确罪犯血管（RCA 近段或 LAD 远段）。

表 7-2　心前区导联（特别是 $V_1 \sim V_3 \sim V_4$）①和下壁导联（Ⅱ、Ⅲ 和 aVF）同时出现 ST 段抬高

导　联	RCA（近段 RCA）	LAD（长 LAD 的远段闭塞或 LAD 的远段闭塞 + RCA 完全闭塞伴侧支形成）
$V_1 \sim V_3 \sim V_4$	通常 ST ↑［$V_1 > (V_3 \sim V_4)$］	通常 ST ↑［$(V_3 \sim V_4) > V_1$］
下壁导联	通常 ST ↑，心前区导联更明显；如果不是（图 7-21 和图 7-22），V_1 导联出现 ST ↑，在 LAD 远段闭塞中不出现这种情况	ST ↑通常小于心前区导联
Ⅰ 和 aVL	ST 段压低（通常 ≥ 5mm）	通常没有 ST 段压低，特别是在 Ⅰ 导联

① 在特殊情况下，超优势 RCA 近段闭塞，ST 段抬高可见于所有心前区导联，V_1 至 $V_3 \sim V_4$ 导联 ST 段抬高是由于近段闭塞，在 $V_5 \sim V_6$ 导联 ST 段抬高则是由于超优势 RCA（局部缺血向量）（图 7-22）

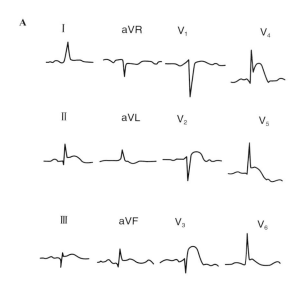

▲ 图 7-12　LAD 闭塞位于 D_1 和 S_1 远段

A. D_1 和 S_1 远段的 LAD 病变导致的 STE-ACS 的心电图表现。可见 $V_2 \sim V_6$ 导联 ST 段抬高，在 Ⅱ、Ⅲ、aVF（Ⅱ > Ⅲ）导联 ST 段抬高幅度较低。B. 再灌注治疗前（左）和再灌注后（右）冠状动脉造影结果。箭表示罪犯血管。这个病例说明了心电图记录和血管造影之间的时间延迟问题：心电图是在冠状动脉闭塞时记录到的，但在血管造影上，动脉是通畅的。在该病例中，尽管时间有延迟，但罪犯血管的定位仍然很明显

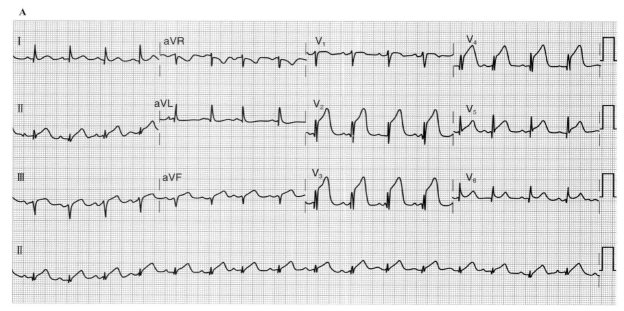

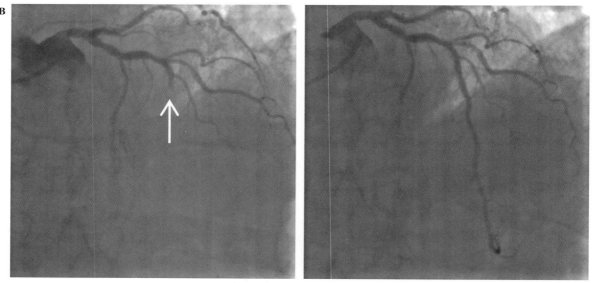

▲ 图 7-13　A. STE-ACS 急性期，在 V$_2$～V$_6$ 导联可见明显的 ST 段抬高，下壁导联可见轻微的 ST 段抬高，aVR 导联有 ST 段压低，在 Ⅰ 和 aVL 导联未见 ST 段抬高；B. 所有这些 ST 段改变均提示闭塞位于 LAD 的 S$_1$ 和 D$_1$ 远段。冠状动脉造影证实了 LAD 远段闭塞

（四）闭塞部位位于 S$_1$ 近段，D$_1$ 远段（解剖变异）

当闭塞位于 S$_1$ 近段而不是 D$_1$ 的近段（图 7-14），这种情况很少发生（在 STE-ACS 中发生率 < 15%），当 D$_1$ 分支较小而 D$_2$ 分支粗大时，危险区域包括广泛前壁心肌梗死。室间隔和前壁比侧壁更多受累（图 7-14B 和 C）。图

7-14B 显示闭塞部位所累及的心肌范围，在牛眼图上的投影如图 7-14C 所示。受影响最大的节段是前间隔基底段、中间段和心尖段、室间隔心尖段、心尖部、部分下侧壁基底段、中间段和心尖段、前壁中间段。通常前壁基底段和大部分中间段并未受累。

缺血向量指向右前方，由于缺血向量正对前壁，因此，向量方向同时指向下方。D$_1$ 远段

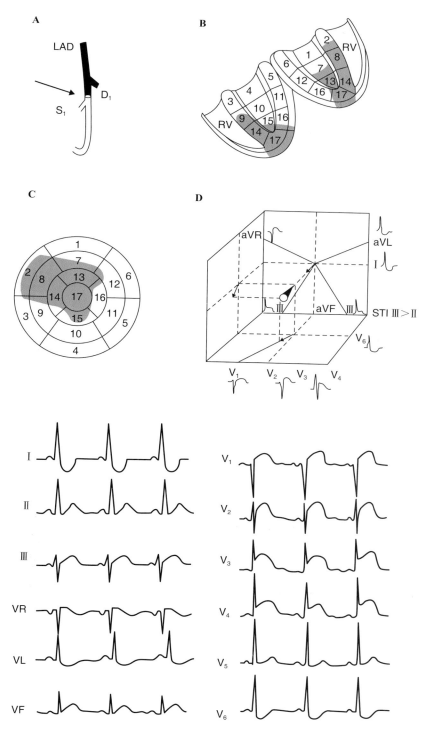

▲ 图 7-14　STE-ACS 是由于 LAD 闭塞部位位于 S_1 近段，D_1 远段

A. 闭塞部位；B. 危险心肌区域；C. 牛眼图上所显示的受累节段；D. 由于闭塞在 S_1 近段，因此缺血向量指向右前方。较长的 LAD 累及下壁时，闭塞位于 D_1 远段时，由于所累及的前壁心肌面积相对较小，缺血向量可以指向下方。在 D_1 远段的闭塞解释了 ST 段抬高出现于 V_1 到 $V_3 \sim V_4$ 导联和 Ⅱ、Ⅲ、aVF 导联（Ⅲ > Ⅱ）；而闭塞位于 S_1 近段则可以解释 aVR 导联上 ST 段抬高，在 V_6、Ⅰ 和 aVL 导联上 ST 段压低。用向量理论解释则是由于缺血向量指向右侧。当 LAD 闭塞在 S_1 的近段和 D_1 的远段时，ACS 中心电图改变的典型表现（下图）。由于闭塞部位在 D_1 的远段，因此在 Ⅲ 和 aVF 导联观察到 ST 段抬高；由于闭塞部位在 S_1 的近段，因此在 aVR 和 V_1 导联上可以观察到 ST 段抬高，而在 V_6 导联上可见 ST 段压低

闭塞，特别是 LAD 较长并包绕心尖部时，部分下壁会受累。此外，如果闭塞位于较大的 D_1 远段，则前壁受累范围较小，而下壁受累更为广泛。这种缺血向量在额面和水平面不同导联的正、负半场中的投影可以解释 $V_1 \sim V_4$ 导联上的 ST 段抬高，并且在下壁导联中，Ⅲ 导联较 Ⅱ 导联出现更明显的 ST 段抬高或位于等电位线。在 aVL 和 $V_5 \sim V_6$（或仅 V_6）导联中可以看到 ST 段压低，在 aVR 中可以看到 ST 段抬高，原因是闭塞部位位于 S_1 近段（图 7–14D）。

（五）累及对角支但不累及间隔支或仅累及第一对角支（D_1）的 LAD 次全闭塞

在这种情况下（图 7–15A），梗死危险区域通常包括前壁中间段和侧壁中下部的一部分，而不包括由 LCX 供血的侧壁基底段。在图 7–15B 和 C 中显示了受累心肌区域和其在牛眼图中的位置。最易受累的节段是前壁中间段和心尖段、部分前侧壁中间段和侧壁心尖段。

缺血向量指向左前上方（图 7–15D）。根据对应关系，缺血向量——投射在不同导联的正、负半区——可以解释 ST 段在 Ⅰ 和 aVL 中的抬高。有时在心前区导联中也可以见到，尤其是从 $V_2 \sim V_3$ 到 $V_5 \sim V_6$ 导联。在 Ⅱ、Ⅲ 和 aVF 导联中可见 ST 段压低（Ⅲ＞Ⅱ）（图 7–16 和图 7–17）。在多支血管病变血管疾病（特别是 D_1+LCX）和通常由 OM_1 分支供血的一个长的 LD_1 供应心肌节段的情况下，$V_2 \sim V_3$ 导联中可能出现轻微的 ST 段压低。Birnbaum 等

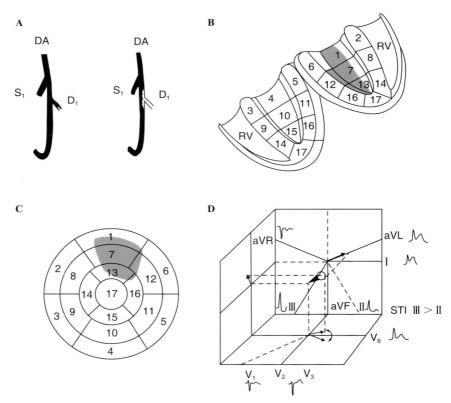

▲ 图 7–15　STE–ACS：闭塞位于 D_1 或累及 D_1 的 LAD 次全闭塞

A. 闭塞部位；B. 心肌危险区域；C. 牛眼图中显示的受累节段；D. 在额面和水平面投影的缺血向量和相应的心电图形态

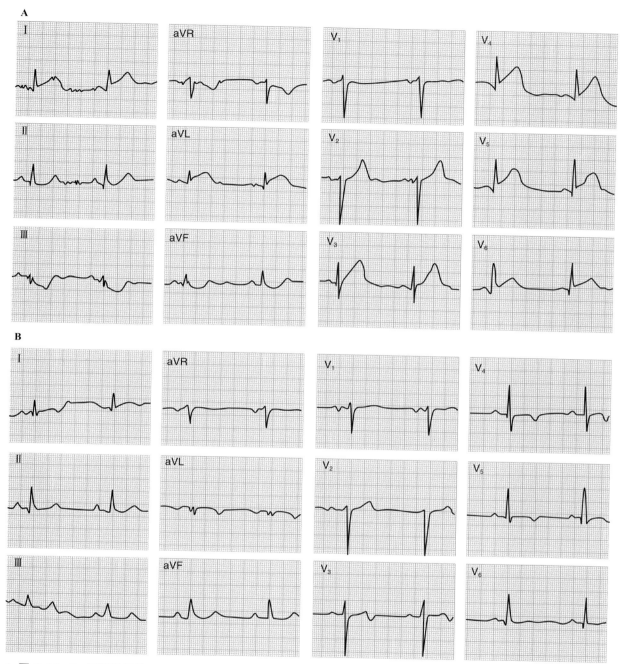

▲ 图 7-16　D_1 闭塞引起的 STE-ACS 的典型心电图形态（A）。Ⅰ、aVL、$V_3 \sim V_6$ 导联上可见 ST 段抬高，Ⅱ、Ⅲ、aVF 导联上可见 ST 段压低（Ⅲ > Ⅱ）。在慢性期（B），aVL 导联上可见 QS 波形成，以及 Ⅰ 导联可见低电压 R 波孤立出现，$V_5 \sim V_6$ 导联上无异常 QRS 波

（1996a，b）发现 aVL 导联中 ST 段抬高伴 V_2 导联中 ST 段压低与 OM_1 分支闭塞有关（PPV，100%；NPV，98%）。一般认为 aVL 导联对应高侧壁。然而，在 aVL 导联中出现 ST 段抬高是由于 D_1 供血的前壁和侧壁中间段受累有关。

而 LCX 供血的侧壁并未受累。

由于远段分支的内径大小和分布范围的差异，因此侧支供血的心肌节段的大小和位置各不相同，侧支闭塞（LD_1、OM_1、中间支）后的心电图改变也并不一致。

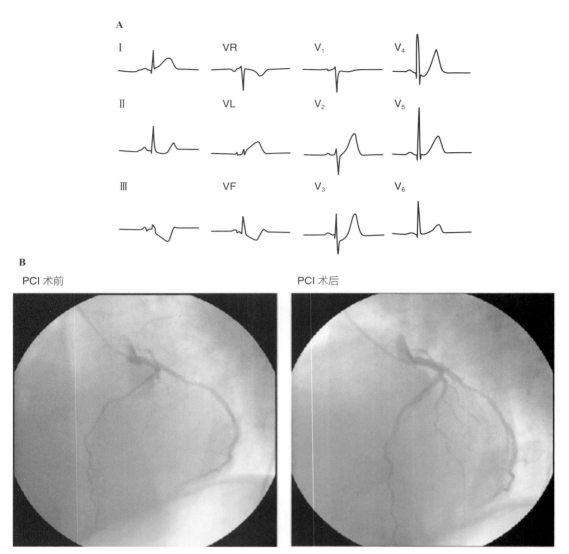

▲ 图 7–17　D₁ 闭塞引起的 ACS 的心电图形态

A. ACS 在 Ⅰ、aVL 导联上可见明显的 ST 段抬高，在 Ⅱ、Ⅲ 和 aVF 导联中可见 ST 段压低。在 V₂～V₄ 导联中出现上斜的 ST 段压低伴 T 波增高。这种心电图改变强烈提示 D₁ 闭塞。B. PCI 术前（左）和术后（右）冠状动脉造影显示，罪犯血管是长的 D₁，下侧壁接受分支供血
PCI. 经皮冠脉介入术

（六）LAD 完全闭塞累及间隔支而不是对角支，或更罕见的是，仅导致 S₁～S₂ 闭塞

在这种情况下，根据受累的间隔支数量决定梗死危险心肌的范围是多还是少。通常情况下，由于 LAD 次全闭塞主要累及远段，因此室间隔的中间段到心尖段的心肌受累较多，前壁也可能部分受累。闭塞部位很少位于 S₁ 或

S₂。在图 7-18B 和 C 所示，受累的节段是前间隔的基底和中间段，下间隔的基底和中间段及心尖部也可能部分受累。缺血向量指向右前上方（图 7-18D），因此，它在额面和水平面不同导联上分别投影在不同的半区，导联 V₁、V₂ 和 aVR 导联上的 ST 段抬高，Ⅱ、Ⅲ、aVF 和 V₆ 导联上的 ST 段压低（Ⅱ＞Ⅲ），aVL 导联中无明显 ST 段抬高。

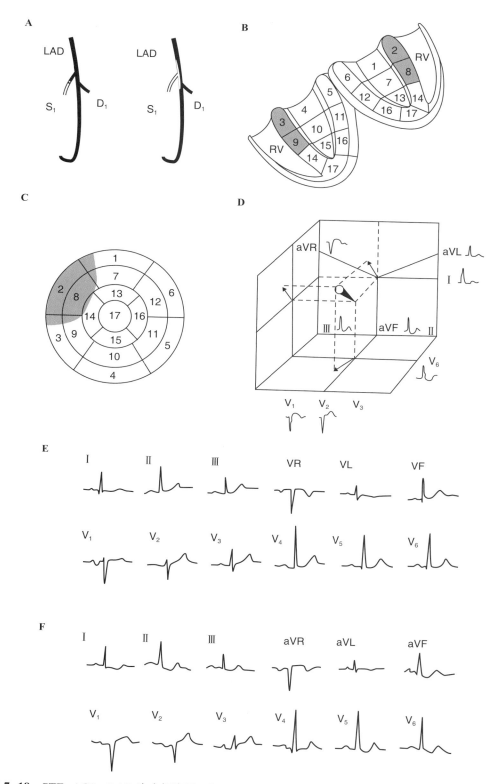

▲ 图 7-18　STE-ACS：LAD 次全闭塞累及间隔支而不是对角支。在特殊情况下，只有 S_1 或 S_2 闭塞

A. 闭塞部位；B. 心肌梗死危险区域；C. 牛眼图所示累及节段的投影；D. 在额面、水平面和矢状面上投射的缺血向量和相应的心电图；E. 对照心电图；F. 典型的心电图形态，在 PCI 过程中，粗大的 S_1 闭塞，累及基底段，也可能累及室间隔的中间段至心尖段。下壁导联和 V_6 导联上可见 ST 段压低（Ⅱ＞Ⅲ），以及 aVR 和 V_1 导联上 ST 段抬高（Tamura，Kataoka 和 Mikuriya 1991）

（七）左主干完全闭塞（LMT）

ACS 的罪犯血管为左主干（LMT）时，一般表现为次全闭塞或完全闭塞伴有较好的侧支循环形成（图 7-19 和图 7-20）。NSTE-ACS 的心电图表现为 ≥ 7 个导联的 ST 段压低，而 aVR 导联 ST 段抬高，也常见于 V_1 导联（Kosuge 等，2005；Nikus 等，2010）。急性完全闭塞的 LMT（图 7-21）迅速诱发心源性休克和心室颤动（VF），患者通常在到达急诊科之前已死亡（Fiol 等，2012a，b；Bayes de Luna 和 Fiol-Sala，2016）。然而，新的治疗方法和医疗保障系统，使得患者可以迅速到达急诊科，因此在临床工作中可以见到越来越多的 LMT 完全闭塞患者。但是，院内死亡率仍很高。

急性 LMT 完全闭塞最重要的心电图特征（图 7-22）可以类似 LAD 近段闭塞的心电图表现，心前区导联从 V_2 到 $V_4\sim V_6$ 和 I、aVL 导联 ST 段抬高，下壁导联 ST 段压低（Fiol 等，2012a，b），同时常常伴有右束支传导阻滞（RBBB）和左前分支传导阻滞（left anterior hemiblock，LAHB）。在 LMT 完全闭塞中，会累及 LCX，导致 V_1 和 aVR 导联上的 ST 段压低，从而抵消这些导联中 ST 段抬高的幅度。我们比较了 7 例急性 LMT 完全闭塞的患者与 21 例 LAD 闭塞部位位于 S_1 和 D_1 近段的患者，发现在以下方面有显著差异（$P < 0.05$）：V_1 导联上 ST 段抬高（0% vs. 100%）、住院死亡率（45% vs. 12%）、心搏骤停（33% vs. 0%）、心源性休克（78% vs. 23%）、RBBB（55% vs. 29%）和 LAHB（89% vs. 23%）（Fiol 等，2012a，b）。

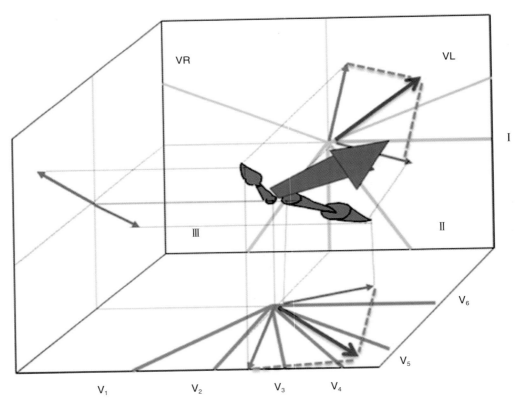

▲ 图 7-19　左主干完全闭塞导致 STE-ACS（彩图见书末）
由此产生的缺血向量是 LAD 近段闭塞（S_1 和 D_1 近段）和 LCX 近段闭塞的综合向量。第一个向量是向右前方，LCX 的缺血向量指向右下后方，最后产生的向量向前，偏左

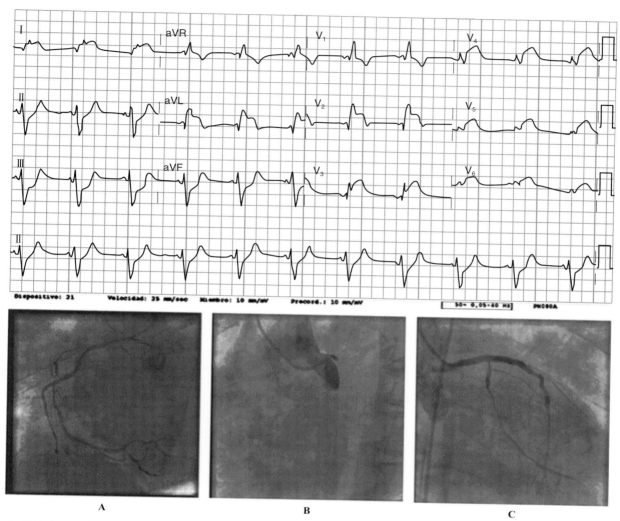

▲ 图 7-20　一名 50 岁女性患者由于心源性休克，被送至医院行急诊冠状动脉造影，抢救无效后死亡。心电图显示 **RBBB** 和 **LAHB**。Ⅰ、**aVL** 和 $V_{2\sim}V_6$ 导联中 **ST** 段抬高，Ⅱ、Ⅲ 和 **aVF** 导联中可见镜像 **ST** 段压低。在 V_1 和 **aVR** 导联可见 **ST** 段轻度压低，这是由于 **LCX** 的缺血向量部分抵消了 **LAD** 近段闭塞的缺血向量。冠状动脉造影（下图）显示右冠状动脉无明显病变（**A**），**LMT** 完全闭塞（**B**），**PCI** 术后部分再通（**C**）

也可能出现以下特例：① LCX 并非源自 LMT，而是起源于 RCA 或独自发于主动脉（因此，LMT 闭塞类似于 LAD 近段闭塞）；②如果有广泛的侧支循环，在完全 LMT 闭塞的情况下，心电图可能呈现典型的 LMT 次全闭塞的环形心内膜下缺血的心电图改变。

1. STE-ACS 小结：心前区导联的 ST 段抬高

(1) LAD 闭塞位于 D_1 近段：在 V_2 到 $V_4\sim V_6$ 导联上可见 ST 段抬高，同时常见于 aVL 或 aVR 导联。至少在 2 个下壁导联上记录到 ST 段压低（Ⅲ + aVF ≥ 2.5mm），一般情况下，它的振幅低于心前区导联的 ST 段抬高。

(2) LAD 闭塞位于 D_1 远段：V_2 到 $V_4\sim V_6$ 导联可见 ST 段抬高。无论它与 S_1 的关系如何，在Ⅱ、Ⅲ 和 aVF 中通常没有 ST 段压低。反过来，在Ⅰ和 aVL 中看到 ST 段位于等电位线上或轻度 ST 段抬高。

(3) LAD 闭塞位于 S_1 近段：因为缺血向量指向右上方，因此，无论 D_1 发出部位如何，aVR 和 V_1 到 $V_4\sim V_5$ 导联中均可见到 ST 段抬

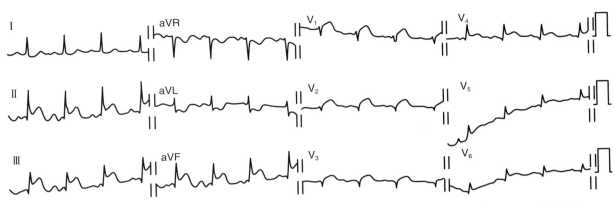

▲ 图 7-21　51 岁的男性患者，来自院外急救系统，冠状动脉造影显示 RCA 近段闭塞，TIMI 血流为 0

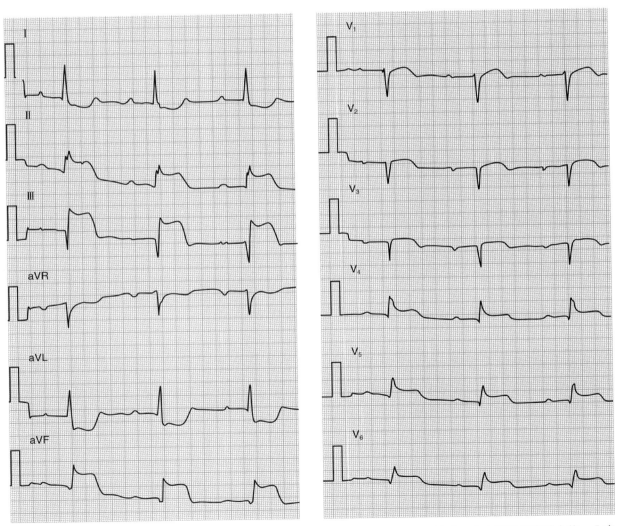

▲ 图 7-22　61 岁男性患者，溶栓治疗失败后从一家地区医院转诊后行补救 PCI 治疗。心电图显示窦性心律，Ⅰ 度房室传导阻滞，下壁导联和所有心前区导联 ST 段抬高。冠状动脉造影显示，主动脉夹层导致超优势的 RCA 开口闭塞

高，V_6 导联可见 ST 段压低。

(4) LAD 闭塞位于 S_1 和 D_1 远段：在 V_2 至 V_4～V_6 导联上可见 ST 段抬高。在 Ⅱ、Ⅲ 和 aVF 导联偶然可见轻微的 ST 段抬高（表 7-2）。

(5) LAD 次全闭塞累及对角支，但不累及间隔支或仅 D_1 闭塞：Ⅰ、aVL、V_2 及 V_5～V_6 导联可见 ST 段抬高，有时甚至累及更多的心前区导联，在 Ⅱ、Ⅲ 和 aVF 导联可见 ST 段压低（Ⅲ＞Ⅱ）。在 V_3～V_4 可观察到具有 ST 段上斜型压低伴 T 波增高。

(6) LAD 次全闭塞累及间隔支，但不累及对角支：选择性 S_1～S_2 闭塞很少。在 V_1～V_2 和 aVR 导联上 ST 段抬高，在 V_6 和 Ⅱ、Ⅲ 导联上 ST 段压低，且 ST 段压低幅度 Ⅱ＞Ⅲ。

(7) LMT 完全闭塞：Ⅰ、aVL、V_2～V_5/V_6 导联 ST 段抬高，V_1 导联 ST 段通常位于等电位线上。Ⅱ、Ⅲ、aVF 导联 ST 段压低，常伴有 RBBB 和（或）LAHB。

2. 下侧壁：RCA 或 LCX 闭塞［表 7-1B (7-12)］（Bairey 等，1987；Birnbaum 等，1994；Fiol 等，2004a,b,c；Herz 等，1997；Kosuge 等，1998；Lew 等，1987；Tamura 等，1995a, b）

RCA 供血区域包括间隔下段和下壁的一部分，通常包括称为后壁的下壁基底段，有时也包括心尖部。当闭塞部位位于近段，累及为 RV 供血的右缘支时，梗死也影响大部分 RV 游离壁。在 RCA 的远段部分，分为后降支（供应间隔的下部）和后侧支（供应下壁）2 个分支，当为 RCA 优势时，能够到达侧壁的心尖部。

LCX 从 LMT 发出后，弯向后方，发出一个或几个 OM 支，供血大部分下侧壁、有时部分下壁和下壁基底段的绝大部分（形成所谓的"后壁"）。当 LCX 占优势时，发出后降支，供血间隔的下部。

（八）位于 RV 支近段的 RCA 闭塞

当 RCA 闭塞部位于 RV 支近段时，心肌梗死危险区域包括 RV 和下侧壁的一部分。在图 7-23B 和 C 中显示了在 RCA 优势型时，牛眼图中显示的受累心肌范围。明显受累的是下间隔基底段至中间段、下壁基底段至中间段，以及间隔和下壁心尖段的一部分。

RCA 的近段闭塞位于 RV 支发出前，将导致 RV-MI，一般都伴有下壁 MI（Candell-Riera 等，1981；Lopez-Sendon 等，1985）。很少有报道孤立性 RV 梗死，RV 梗死多是由非常细小的 RCA 闭塞引起，很少仅由 RV 支单独闭塞引起（Andersen 等 1987）。在 RCA 的近段闭塞位于 RV 支近段时，当 RCA 非常短，只累及 RV（Finn 和 Antman，2003）时，ST 段抬高不仅见于下壁导联，而且见于 V_1 到 V_3～V_4 导联，甚至在 V_1～V_3 导联中见到 ST 段抬高更为显著。但是 ST 段抬高幅度在 V_1 导联中高于 V_3～V_4（$V_1 > V_3$ 或 V_4）（图 7-21），当 LAD 包绕心尖，LAD 闭塞部位于 S_1 和 D_1 远段时，出现的 ECG 变化与上述情况相反。在后一种情况下，ST 段抬高也可见于心前区导联和下壁导联，但 ST 段抬高幅度在 V_3～V_4 导联 > V_1 导联（Sadanandan 等，2003）（表 7-2）。

在下壁 STE-ACS 的急性期，如果在右心前区导联（V_3R～V_4R）发现 ST 段抬高伴有 V_4R 导联上的正向 T 波（Wellens 和 Connover，2006），应考虑 RV 受累。下壁 STE-ACS 右侧导联的心电图变化对于鉴别极近段 RCA 闭塞伴 RV 受累（ST 段抬高）、非近段 RCA 闭塞（无 ST 段抬高、正向 T 波）或 LCX 闭塞（无 ST 段抬高、负向 T 波）（Wellens，1999；Wellens、Gorgels 和 Doevendans，2003）很有价值（图 7-25）。

这些极右侧心前区导联的复极改变仅见于

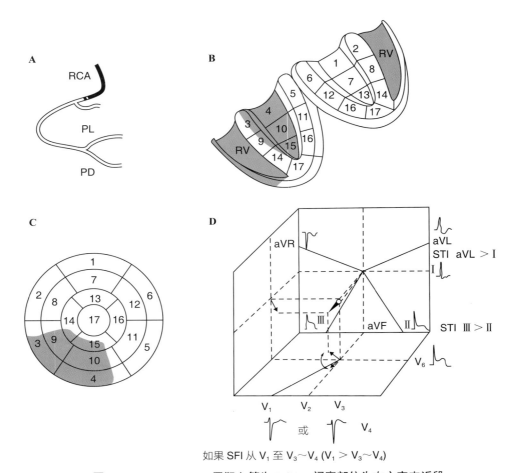

如果 SFI 从 V₁ 至 V₃~V₄ (V₁ > V₃~V₄)

▲ 图 7-23　STE-ACS：罪犯血管为 RCA，闭塞部位为右心室支近段

A.闭塞部位；B.心肌梗死危险区域；C.牛眼图中投影，其中最主要受累的部分以灰色标记。D.缺血向量在额面、水平面和矢状面上投影和相应心电图改变向量。观察到由于 RV 受累而产生的缺血向量通常落在 V₁ 的正半区，因此较 RCA 闭塞部位在 RV 支远段产生的向量指向更偏向前（图 7-25 和图 7-26）

梗死的"超急性期"。因此，即使无上述发现也并不能除外 RV 梗死诊断。根据我们的经验，V₁ 导联上 ST 段位于等电位线或升高对诊断下壁 STE-ACS 是否累及 RV 是有价值的(Fiol 等，2004a，b，c)（图 7-24 和图 12-6）。RV（前、后、心尖）缺血区域决定了 ACS 的心电图表现，可能解释在某些患者中，心前区导联极右区出现 ST 段抬高，而在标准右心前区导联（V₁~V₂/V₃）中没有 ST 段抬高（Andersen 等，1987；López-Sendon 等，1985）。

后壁 MI 是一种孤立性 RV-MI，无法由心电图鉴别。也许除了特殊情况下，右侧心

前区导联出现 Q 波。正常情况下并不常规记录这些导联。

由 RCA 的非近段（中段或远段）闭塞而导致梗死的缺血向量是指向右后下。由于在非常近段 RCA 闭塞时往往累及 RV，缺血向量更多地指向右侧，而不是后方（比较图 7-23D和 7-26D）。缺血向量在额面和水平面的不同导联的正、负半区中的投影可以解释 Ⅱ、Ⅲ 和 aVF 导联中的 ST 段抬高（Ⅲ > Ⅱ），以及 Ⅰ 和 aVL（aVL > Ⅰ）中的 ST 段压低。它还可以解释为什么在 V₁~V₂ 导联上可以记录到 ST 段抬高（Fiol 等，2004 a，b，c）〔图 7-23D 显

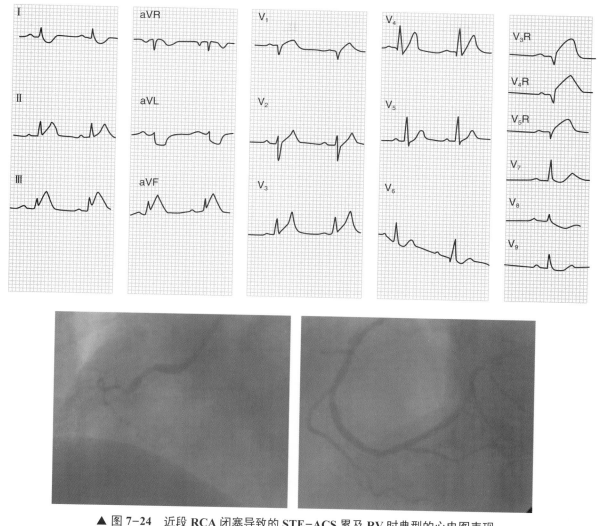

▲ 图 7-24　近段 RCA 闭塞导致的 STE-ACS 累及 RV 时典型的心电图表现

观察到 Ⅱ、Ⅲ、aVF 导联 ST 段抬高（Ⅲ＞Ⅱ），Ⅰ 和 aVL 导联 ST 段压低，V₁～V₃ 导联 ST 段抬高，V₃R～V₄R 导联正向 T 波。冠状动脉造影在术前（左）和术后再灌注后（右）显示为右优势型

示了缺血向量在水平面上的投影落在 +110°～+（200°～210°）区域]。同样的原因，V₃R 和 V₄R 导联记录到 ST 段抬高。图 7-24 显示了在 V₁ 和 V₃R 导联上记录到相似的 ST 段形态。

由非优势型 RCA 的远段闭塞所导致的 ACS 中，在 V₁～V₃ 导联上无明显的 ST 段压低。这些情况下，由于心肌梗死风险区域较小，因此在 Ⅱ、Ⅲ 和 aVF 导联中 ST 段抬高并不是很明显。最近一项应用 CMR 进行的研究表明，V₁～V₃ 导联中 ST 段压低的幅度与缺血区域在额面上的投影大小有关（Jia 等，2018）。

（九）右心室边缘支远段 RCA 闭塞

在图 7-26B 和 C 显示了所累及的心肌区域和该区域的牛眼图投影。受累节段包括下间隔基底段至中间段、下壁基底段至中间段，以及部分间隔和下壁心尖部。由于 RV 供血的分支位于 RCA 的近段，因此不会导致 RV 梗死。因为所涉及的节段是相似的，因此，RCA 远段闭塞所致的心电图变化与优势型 LCX 远段闭塞的心电图无法鉴别（Tahvanainen 等，Hira 等，2011）。

缺血向量指向右下和后方（虽然发生率小于闭塞部位位于 RV 近段），即使它通常是向下而不是向后。因此，在 $V_1 \sim V_3$ 导联中，下壁导联的 ST 段抬高通常大于 ST 段压低。虽然左心室受累的节段分布可能与闭塞部位位于 RV 分支近段时所见的受累相似，但由于 RV 受累，因此缺血向量的方向在这些方面有很大的不同

（见上文）。该向量投影在额面和水平面上不同导联的正、负半区的差异，可以解释为什么（投影向量在额面上大于水平面上的向量）Ⅱ、Ⅲ和 aVF 导联（Ⅲ＞Ⅱ）上 ST 段抬高多于在 $V_1 \sim V_3$ 导联上的 ST 段压低（上图 7-26B）。然而，一些学者认为，即使在 RCA 远段闭塞的情况下，与 LCX 闭塞相比，$V_1 \sim V_3$ 导联中 ST 段压低的程度，相对于下壁导联的 ST 段抬高而言，振幅偏低（Lew 等，1986）。缺血向量是指向右下方的，通常在 Ⅰ 导联或更多在 aVL 导联上可见 ST 段压低，这是由于缺血向量更多的落在两个导联的负半区，相比较而言，在 aVL 导联的负半区中更多见。

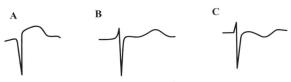

▲ 图 7-25 极右侧心前区导联（此处为 V_4R）ST-T 变化的可用于区分近段 RCA（A）、远段 RCA（B）和 LCX 受累（C）

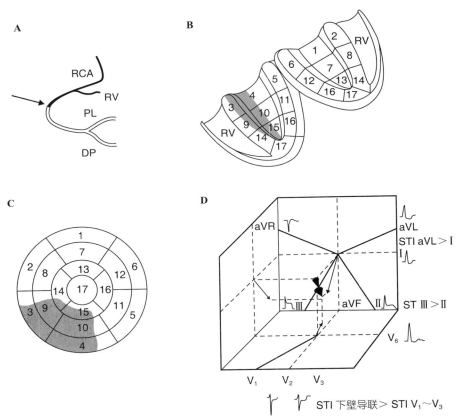

▲ 图 7-26 STE-ACS：RCA 闭塞部位位于 RV 分支远段（箭）
在优势型 RCA 或 LCX 远段闭塞的情况下，累及的心肌节段类似（由 PDA 和后侧支供血的节段）。A. 闭塞部位；B. 心肌梗死危险区域；C. 牛眼图中的受累心肌投影，其中最相关的部分以灰色标记；D. 在额面、水平面和矢状面投影的缺血向量指向后方，部分偏右，但向量出现概率小于 RV 分支近段闭塞的情况，以及对应的 ST 段压低和抬高的心电图形态

（十）超优势 RCA 闭塞（"巨型动脉"）

当 RCA 非常占优势时（图 7-27A），后降支包绕心尖部直至前壁，LAD 相对较小，有较大的后侧支。LCX 主要由粗大的 OM 支组成。在这种情况下，如果 LAD 较短，则危险区域累及下侧壁的大部分，其中包括很大一部分间隔下段下隔、下壁，甚至包括侧壁远段节段和心尖部。所涉及的节段包括下间隔基底至中间段、下壁基底至中间段、下侧壁基底至中间段、间隔心尖段、下壁心尖段和侧壁心尖段（图 7-27B 和 C）（Jia 等，2018）。

缺血向量指向后下偏右方向。在 RV 支近段闭塞时，缺血向量将更多地指向右侧，甚至可能落在 V₁ 的正半区。这也解释了 V₁ 导联上 ST 段位于等电位线上，甚至可见轻微升高。然而，局部缺血向量的存在（图 7-27D）是 V₅~V₆ 导联上 ST 段抬高的必要条件。当闭塞在 RV 分支远段时，这种局部向量的影响更明显。在后一种情况下，缺血向量较少指向右方，与局部缺血向量取得平衡。因此，在没有 RV 受累的情况下，V₅~V₆ 的 ST 段抬高更明显。

通常，在这些情况下，在 Ⅱ、Ⅲ 和 aVF 导联上，ST 段的抬高更加突出，如果闭塞位于远段，则在 V₁~V₃ 导联上可以见到ST段压低，且比值（∑↓V₁~V₃）/（∑↑Ⅱ，Ⅲ，aVF）<1。如果闭塞部位在 RV 支近段，则在 V₁ 或更多导

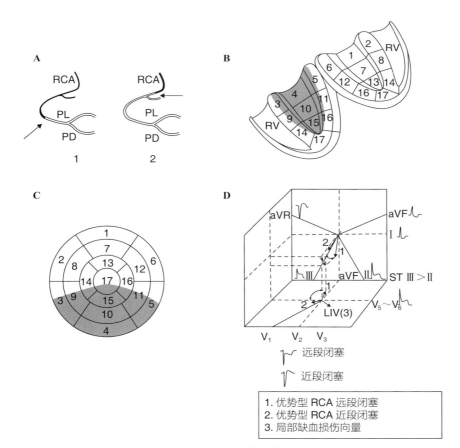

1. 优势型 RCA 远段闭塞
2. 优势型 RCA 近段闭塞
3. 局部缺血损伤向量

▲ 图 7-27　STE-ACS：由超优势型 RCA 的闭塞所致

A. 闭塞部位可能位于 RV 的近段或远段；B. 心肌梗死危险区域；C. 牛眼图缺血节段投影，累及最多部分为灰色标记；D. 在额面和水平面投影的缺血向量：（1）远段闭塞的缺血向量；（2）RV 分支近段闭塞的缺血向量［LIV. 局部缺血损伤向量，解释由于下侧壁受累（超优势型 RCA 闭塞）导致 V₅~V₆ 导联的 ST 段抬高］

联上 ST 段位于等电位线或轻度抬高（表 7-2）。

当 RCA 为超优势（"巨型动脉"）时，在 V_6 导联可以看到 ST 段抬高 ≥ 2mm，而不是 I 和 aVL 导联(向下侧壁心尖部延展)（Assali 等，1998；Nikus 等，2005），在 I 和 aVL 导联可以看到 ST 段压低。而在超优势型 LCX 中，aVL 可能出现 ST 段压低，但 I 导联上通常不可见。在特殊情况下，超优势型 RCA 由于典型 ACS 或 A 型主动脉夹层累及 RCA 时，可以在所有心前区导联观察到 ST 段抬高（V_1~V_4 导联是由于闭塞部位在近段，V_5~V_6 导联则是由于超优势型 RCA 的原因）（图 7-21）。

（十一）LCX 闭塞位于 OM 支近段

在这种情况下（图 7-29A），心肌梗死危险区域累及大部分侧壁，也可能累及下壁，特别是下壁基底段、受影响最大的节段是下壁基底段、下侧壁基底段、前侧壁基底段、下壁中间段、下侧壁中间段、前侧壁中间段，以及侧壁心尖段的一部分。

缺血向量指向左后方，多于左下方。该向量在额面和水平面上的投影（图 7-29）可以解释 I 导联中常见的 ST 段抬高、ST 段抬高在 II 导联中≥III 导联，同时也可以解释 V_1~V_3 导联的 ST 段压低幅度≥II、III 和 aVF 导联中 ST 段抬高的幅度（图 7-29D 和图 7-30）。有时电压的差异是非常显著的（图 7-43）。

（十二）OM 支闭塞

当闭塞部位为 OM 支（通常是 OM_1）（图 7-31A）而不累及 LCX 远段时，梗死危险区域累及下侧壁和前侧壁（图 7-31B 和 C）。

缺血的向量指向左侧，有时偏向后方，也可能向下或向上，这取决于分支的走行（图 7-31D）。该向量在额面和水平面不同导联的正负半区中的投影可以解释了为什么在侧壁

导联 I、aVL 和 V_5~V_6 上通常会出现轻微的 ST 段抬高，有时也见于下壁导联，尤其是 II 和 aVF 导联上（图 7-31）。如果缺血向量更多的指向下方，则 aVL 导联上可见到 ST 段位于等电位线或压低表现，而 I 导联上通常不可见（位于 +60°~+90° 范围）。由于缺血向量在一定程度上是指向后方的，因此 V_1~V_3 导联可以看到轻微的 ST 段压低（图 7-31 和图 7-32）。另外，在 STE-ACS 中，由于对角支闭塞，通常可以在 V_2~V_4 导联上见到 ST 段抬高（图 7-17）。这是由于在对角支闭塞时，缺血向量是指向左上的，有时也偏向前方。同时，在 OM 闭塞时，向量通常指向左方，优势也偏向下后方（Birnbaum 等，1996a，b）。中间支动脉梗死可能会有不同的变化，这取决于动脉的走行（向前或向后）。有时，尤其是在 LCX/OM 闭塞时，ST 段偏移无特征性改变（图 7-31），当 OM 分支较小时，变化可能更小，心电图甚至可以正常。

如前所述，由于不同的个体之间的动脉内径大小、分布及侧支数目的不同，因此侧支闭塞时心电图的表现也各不相同。

（十三）优势型 LCX 的闭塞

优势型 LCX 闭塞位于近段时（图 7-33A；译者注：原文有误，已修改），心肌梗死的危险区域累及大部分下侧壁，包括大部分侧壁和下壁，甚至部分间隔下段。受累节段包括下间隔基底至中间段、下侧壁基底至中间段、前侧壁基底至中间段、下壁基底至心尖段、侧壁基底至心尖段（图 7-33B 和 C）。

优势型 LCX 闭塞引起的缺血向量较少指向左侧，这是因为动脉不仅对侧壁供血，而且供应下壁的大部分。它在水平面和额面上的投影（图 7-33D）可以用来解释以下现象：

(1) ST 段压低有时出现在 aVL 导联，但极少

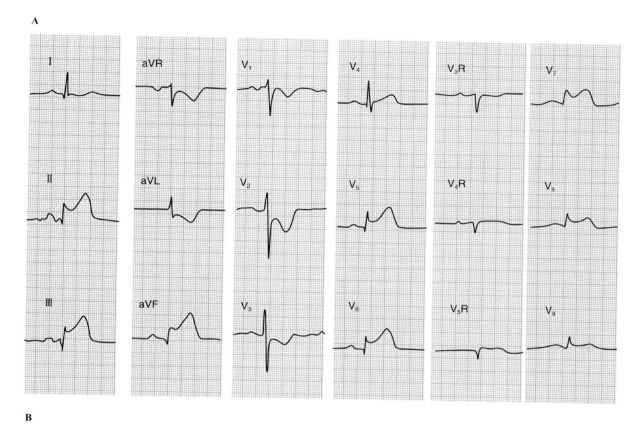

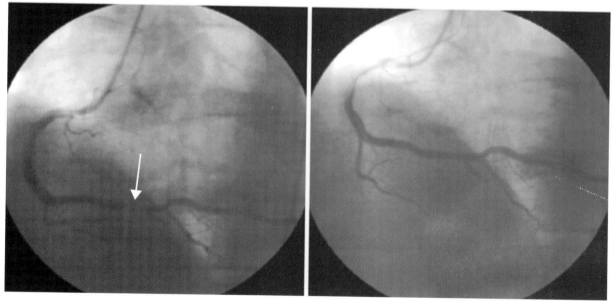

▲ 图 7-28　超优势型 RCA 闭塞

A. STE-ACS：超优势型 RCA 的 RV 支远段闭塞所致的典型心电图表现。下壁导联上 ST 段抬高（Ⅲ＞Ⅱ），aVL 和 V₁～V₃ 导联上 ST 段压低（RV 支发出部位远段的闭塞）。此外，V₆ 导联的 ST 段抬高＞2mm（超优势型 RCA 的闭塞）。在心前区导联极右部分，在 V₃R 导联上 ST 段位于等电位线上，在 V₄R 和 V₅R 导联上呈现轻微的抬高（＜1mm）。在远段 RCA 闭塞时 RV 可能受累，因为部分 RV 可能接受远段 RV 支的血液供应（Ratliff 和 Hackel，1980）。在这种情况下，判断罪犯血管时 V₁ 导联的心电图改变比 V₄R 更有价值。B. 再灌注前后的冠状动脉造影。箭所示远段次全闭塞的位置正好在 RCA 后交叉的近段，在此处 RCA 分为后降支和后侧支

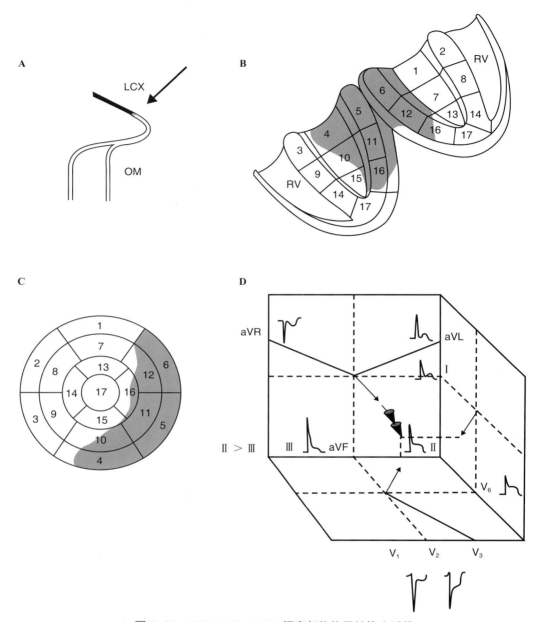

▲ 图 7-29　STE-ACS：LCX 闭塞部位位于钝缘支近段

A. 闭塞部位；B. 心肌梗死危险区域；C. 牛眼图中的受累心肌节段投影，其中最相关的部分以灰色标记；D. 缺血向量指向左后方，在额面、水平面和矢状面上的投影，以及相应的心电图形态

出现在 Ⅰ 导联。缺血向量通常位于 +60°～+90° 范围内，这意味着它通常落在 aVL 的负半区，但仍然在 Ⅰ 导联的正半区或恰巧位于正负半区的分界上。

　　(2) Ⅱ、Ⅲ 和 aVF 导联的 ST 段抬高可能与 V₁～V₃ 中的 ST 段压低相似，因为占优势的 LCX 不仅对侧壁供血，而且供应下壁的大部分。此时，Ⅱ、Ⅲ 和 aVF 导联的 ST 段抬高（Ⅱ > Ⅲ）往往大于 V₁～V₃ 导联上的 ST 段压低。在类似超优势 RCA 闭塞的情况，Ⅰ 导联往往没有 ST 段压低。此外，LCX 闭塞的情况下，V₅～V₆ 导联中的 ST 段抬高通常大于优势型 RCA 闭塞（图 7-34），除非在 RCA（超优势 RCA）中出现一个大的后侧支（Assali 等，1998）。

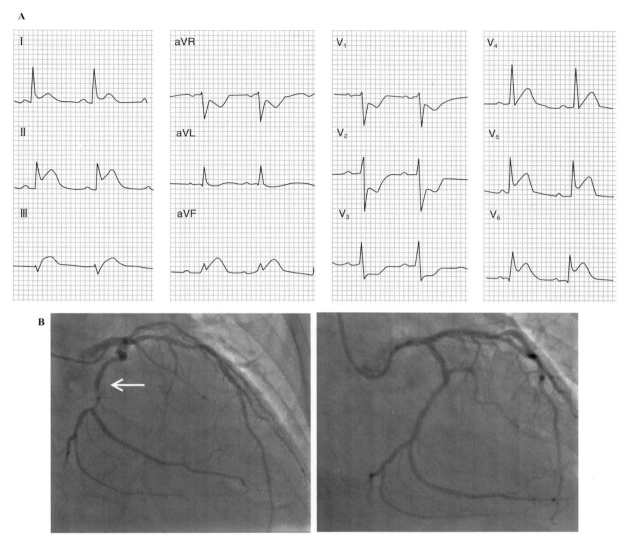

▲ 图 7-30　由于 LCX 的急性完全闭塞位于 OM 支近段导致 STE-ACS 的典型心电图（A）。Ⅱ、Ⅲ、aVF（Ⅱ＞Ⅲ）、Ⅰ、V_5～V_6 导联中 ST 段抬高，V_1～V_3 导联中 ST 段明显压低。aVL 导联存在轻度 ST 段压低。冠状动脉造影（B）：PCI 术前血管造影显示 LCX 近段次全闭塞（箭），右图为 PCI 术后血管造影

在某些情况下，优势型 LCX 闭塞中，V_1～V_3 导联的 ST 段压低比下壁导联的 ST 段抬高更为突出。这可能是因为侧壁的缺血向量指向 Ⅰ 和 aVL 导联，导致下壁导联的 ST 抬高减少。在这些情况下，V_3 导联上的 ST 段压低幅度通常大于 V_1 导联。一种可能解释这一现象的理论是：缺血区域包括侧壁和大部分下壁。在某些情况下，优势 RCA 非近段的闭塞可能出现 V_3 导联上 ST 段压低大于 V_1 导联。但是，总体而言，下壁导联的 ST 段抬高大于 V_1～V_3 导联。

三、STE-ACS：从心电图到危险区域及闭塞动脉（图 7-35 至图 7-39 和表 7-1）（Bayés de Luna、Fiol 和 Antman，2006d；Fiol 等，2004a，b，c；Sclarovsky，1999；Wellens 和 Connover，2006；Zimetbaum 和 Josephson，2003）

在大多数情况下，最明显的心电图异常是心前区导联（V_1～V_6）（前壁区域）（图 7-35）

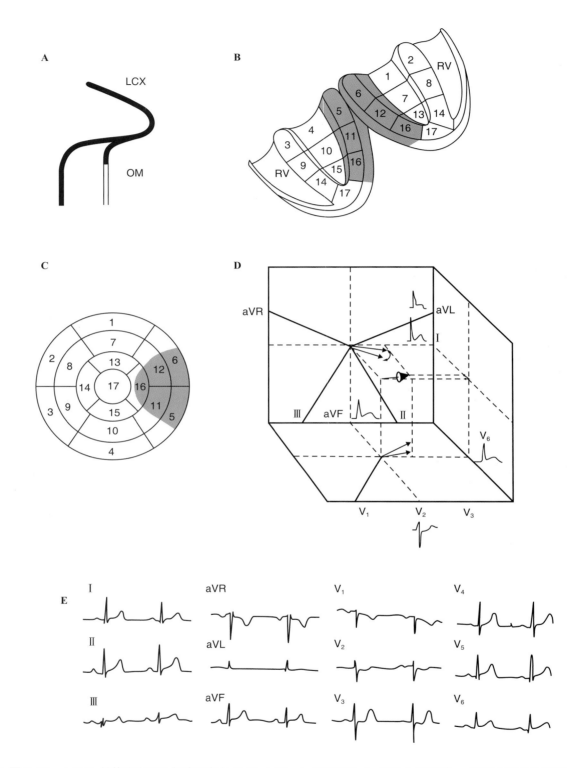

▲ 图 7-31　A 至 D. 钝缘支（OM）闭塞引起的 STE-ACS。A. 闭塞部位；B. 危险心肌区域；C. 受累心肌的牛眼图；D. 缺血向量指向左，稍向后（额面 0°～+20° 范围内）。有时，如果分支很小，可能没有任何 ST 段偏移。如果发生 OM 闭塞，在一些侧壁和下壁导联能观察到 ST 段抬高，特别是在 I、II、aVF 和 V₆ 导联，通常在 V₂～V₃ 导联有轻微的 ST 段压低。在继发于第一对角支（D₁）闭塞的 STE-ACS 中，V₂～V₃ 导联通常没有 ST 段压低，而有 ST 段抬高（图 7-17）。OM 支闭塞的 STE-ACS 的心电图（E），观察到 I、II、III、aVF 和 V₅～V₆ 导联中轻微的 ST 段抬高，V₁～V₂ 导联轻微的压低（与图 7-17 中 D₁ 闭塞引起 STE-ACS 的心电图比较）

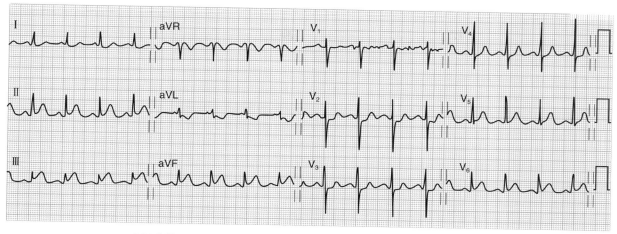

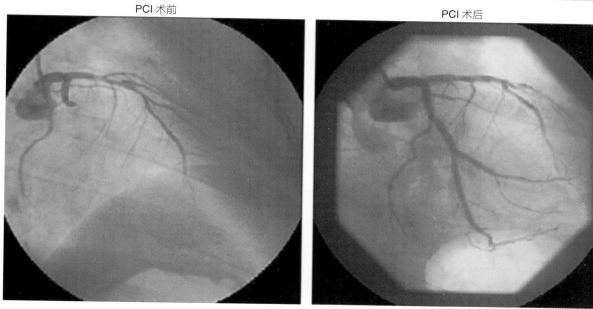

PCI 术前　　　　　　　　　　　　　　　　PCI 术后

▲ 图 7-32　一名 42 岁的 ACS 患者的心电图（上图），其表现为 Ⅱ、Ⅲ、aVF 和 V₆ 导联的 ST 段轻度升高，Ⅰ、aVL 和 V₂～V₄ 导联的 ST 段压低。在这种情况下，从心电图很难预测罪犯血管（RCA 或 LCX/OM）。冠状动脉造影显示闭塞部位是一个大的 OM 支。这个病例表明，很难从 ST 段的变化预测罪犯血管（因为罪犯血管及其分支的大小不同），此病例 OM 支大，为下壁心尖段供血

PCI. 经皮冠脉介入术

或下壁导联（下侧壁区域）（图 7-36）ST 段抬高。接下来，将在以下几个方面，讨论用心电图判断罪犯血管的方法。

（一）心前区导联[（V₁～V₂）～（V₄～V₆）]最显著的 ST 段抬高（图 7-35）

这种心电图改变对应的是 LAD 闭塞（Engelen 等，1999；Haraphongse、Tanomsup 和 Jugdutt，1984；Porter 等，1998a，b；Sapin

等，1992；Tamura、Kataoka 和 Mikuriya，1991；Tamura 等，1995 a，b）。

如何识别闭塞动脉的特征性改变和闭塞部位如图 7-35 所示。这种判断方法的阳性预测值很高。必须首先在 Ⅱ、Ⅲ 和 aVF 导联评估是否出现 ST 段压低，然后评估 aVR、V₁ 和 V₆ 导联 ST 段的移位。根据这些导联的 ST 段变化，可以预测闭塞部位是位于第一对角支（D₁）和（或）第一间隔支（S₁）的近段或远

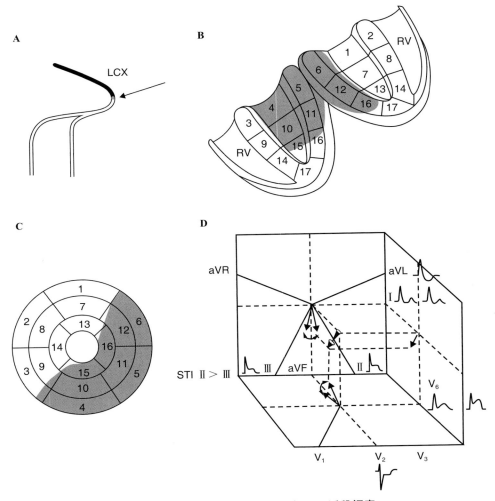

▲ 图 7-33 **STE-ACS：优势型 LCX 近段闭塞**

A. 闭塞部位；B. 心肌梗死危险区域；C. 牛眼图中受累心肌的投影，其中最相关的部分以灰色标记；D. 缺血向量在额面、水平面和矢状面投影，方向更多指向后而不是向下，很少指向左甚至稍向右。图中同样显示了相应的 ST 段压低和抬高的心电图改变

段（Birnbaum 等，1994）。

　　一些严重的 LMT 次全闭塞的病例中，既往没有心内膜下缺血发作的，通常没有形成良好的侧支循环，因此发生 STE-ACS 时，在心前区导联可以出现 ST 段抬高，同时在Ⅲ和 aVF 导联上 ST 段压低≥ 2.5mm。图 7-36 显示了一例多支血管病变导致的"活动性"缺血（临界 LMT+LCX+ 近段 LAD）。

　　① 当 ST 段在下壁导联压低（Ⅲ + aVF 导联中 ST 段压低之和≥ 2.5mm）时，闭塞部位在 D_1 近段。当 V_1 和（或）aVR 导联 ST 段抬高，或者 V_6 导联 ST 段压低时（$\sum$ST 段位移在 aVR + V_1 导联之和减去 V_6 导联 ST 位移≥ 0），闭塞可能也在第一间隔支（S_1）近段（图 7-35）。当这个"间隔"公式（下文）所得结果< 0 时，闭塞部位可能介于 S_1 和 D_1 之间（图 7-9）。

　　② 当 ST 段位于等电位线或有轻微变化时（抬高或压低< 0.5mm）或在Ⅱ、Ⅲ和 aVF 导联表现为 ST 段抬高时，闭塞位于 D_1 远段。然后，观察 aVR、V_1 和（或）V_6 导联，以确定闭塞位于 S_1 的近段还是远段。使用 aVR+V_1 导联中 $\sum$ST 位移减去 V_6 导联中的 ST 位移的公式

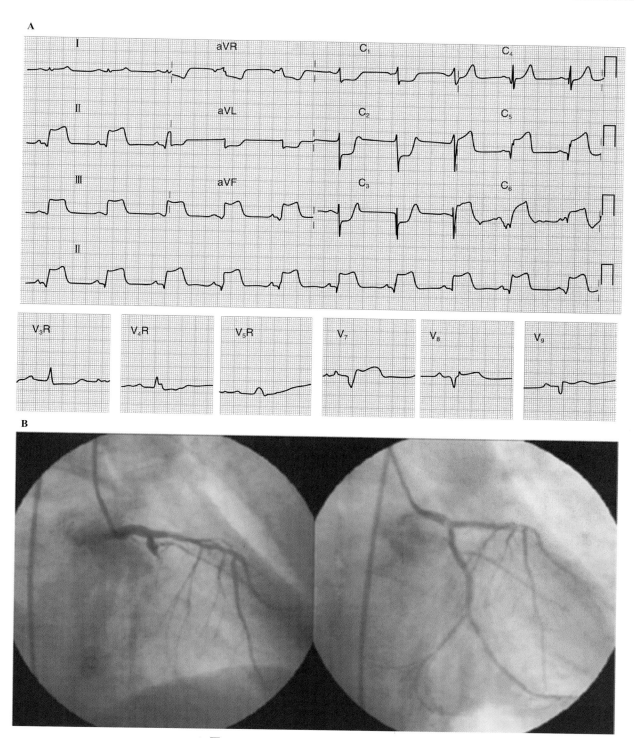

▲ 图 7-34　LCX 近段闭塞引起的 STE-ACS

A. 由优势型 LCX 近段闭塞而导致 STE-ACS 的心电图改变。LCX 闭塞的诊断标准：Ⅰ 导联 ST 段位于等电位线，Ⅱ、Ⅲ 导联 ST 段抬高，且Ⅱ＞Ⅲ。在 $V_3R\sim V_4R$ 导联 ST 段轻度压低、$V_7\sim V_9$ 导联 ST 段轻度抬高。aVL 导联会出现左优势型所引起的相反的 ST 段压低。在 LCX 近段闭塞时，非左优势的 LCX，在 aVL 导联没有对应的 ST 段压低（等电位线或升高）。在 $V_5\sim V_6$ 导联也有显著的 ST 段抬高，这种表现比超优势型的 RCA 闭塞时情况更明显。另外，优势型 LCX 闭塞导致 ST 段位移之和远高于非优势型 LCX 近段闭塞的 ST 段改变。B. 冠状动脉造影显示 PCI 前（左）和 PCI 后（右）

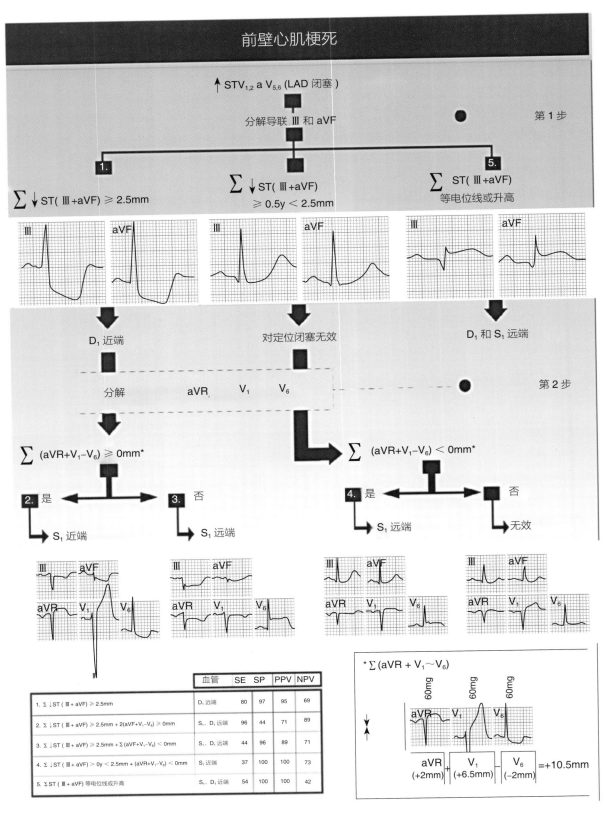

▲ 图 7-35 **ACS 时以心前区导联 ST 段抬高预测 LAD 的罪犯血管的算法**

在右下角是一个计算 aVR、V_1 和 V_6 导联中 ST 段位移之和的公式举例 {[-(-2mm)]=2mm}，在左下角列出了算法的敏感性、特异性，以及阳性和阴性预测值（Fiol 等，2009）。以上所有计算均来自于单支血管病变

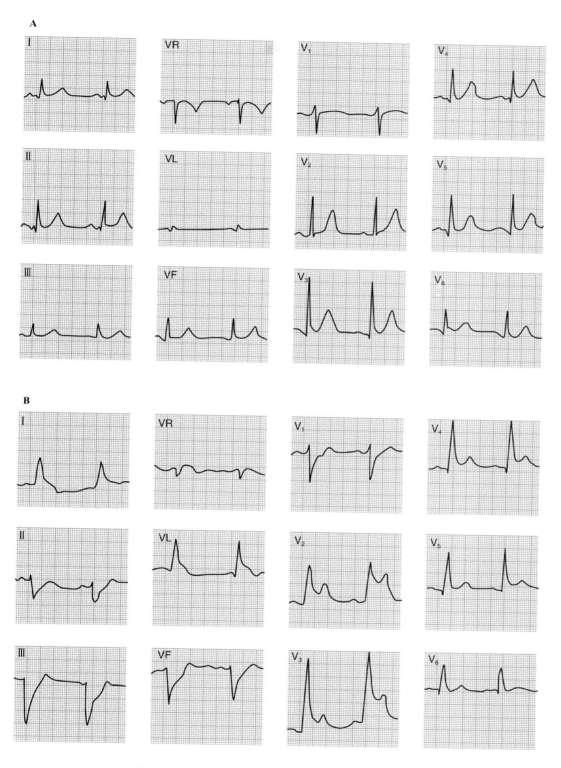

▲ 图 7-36　多支血管病变引起的"活动性"缺血的心电图

A. STE-ACS 患者的基线心电图；B. 心绞痛发作时的心电图。患者出现新发 LBBB 伴电轴左偏。Ⅰ、aVL、aVR 和 V₂~V₅导联可见 ST 段抬高，且与 QRS 主波方向一致，但 aVR 导联（Sgarbossa 阳性标准）除外。这是一例严重多支血管病变导致的"活动性"缺血。初看，类似 D₁ 而不是 S₁ 近段的 LAD 闭塞（V₁ 导联 ST 段压低和 V₆ 导联可见轻微的 ST 段抬高）。然而，在 aVR 导联出现 ST 段抬高，可能是非典型的 S₁ 和 D₁ 近段 LAD 闭塞或多支血管病变。该患者在 LMT、LAD 和 LCX 均存在明显狭窄。V₁ 导联的 ST 段压低可能是 LCX 受累所致

（图 7-35）。如果结果 < 0（经常发生的），则闭塞部位也是位于 S_1 的远段（图 7-10）。当结果 ≥ 0 时，S_1 在 D_1 支后发出，闭塞部位于 S_1 近段、D_1 远段（图 7-14）。在 Ⅱ 和 Ⅲ 导联上 ST 段抬高的幅度差异也有助于区分这两个位置。当闭塞位于 D_1 和 S_1 远段时，ST 段抬高且 Ⅱ > Ⅲ，这是由于缺血向量指向心尖部（图 7-12）。相反，如果闭塞在 D_1 远段和 S_1 近段，由于则缺血区域主要位于前壁心尖部，因此损伤向量将指向右下方，表现为 ST 段抬高 Ⅲ > Ⅱ（图 7-14）。

③ 当 ST 段轻微压低（Ⅲ + aVF 导联中 ST 段压低之和 < 2.5mm）时，相对于 D_1 更难区分，但按"间隔"公式计算 ST 段位移（aVR + V_1 导联中 ∑ST 位移减去 V_6 导联的 ST 位移）的结果 ≤ 0 时，闭塞可能在 S_1 和 D_1 远段（图 7-35）。

此外，当在 STE-ACS 过程中看到典型的新发 RBBB 时，支持 S_1 近段闭塞，因为右束支是由 S_1 供血。这个指征非常特异，但并不是太敏感（Engelen 等，1999）。

（二）Ⅱ、Ⅲ、aVF 导联 ST 段显著抬高

在 V_1~V_3 导联中，ST 段压低可以被看作是侧壁受累的镜像改变，尽管 RCA 在 RV 边缘支近段闭塞时，它通常不存在（下文）。其符合 RCA 或 LCX 闭塞（Birnbaum 等，1994；Fiol 等，2004 a, b, c；Herz 等，1997；Kosuge 等，1998；Lew 等，1986；Saw 等，2001；Tamura 等，1995 a, b）。

在这些情况下，对于评估闭塞是否位于 RCA 的近段或远段，或是否在 LCX 上，观察 V_4R 中的 ST/T 改变可能更有价值（图 7-25）（Wellens，1999）。由于 V_4R 导联不是常规导联，而且由于在这一导联发生的异常往往是非常短暂的，我们采用连续评估 12 导联体表

心电图上的 ST 段改变的方法来评估罪犯血管（RCA 或 LCX）（Fiol 等，2004a, b, c）（图 7-37）。

步骤 1：观察 Ⅰ 导联的 ST 段。ST 段压低提示闭塞位于 RCA；ST 段抬高则提示位于回旋支（LCX）。当 ST 段位于等电位线时，应该继续到步骤 2。

步骤 2：检查 Ⅱ、Ⅲ、aVF 导联的 ST 段。当 ST 段抬高 Ⅱ ≥ Ⅲ 时，是 LCX 闭塞。当 ST 段抬高 Ⅲ > Ⅱ 时，应进入步骤 3。

步骤 3：应评估以下关系：（∑ST ↓ 在 V_1~V_3）/（∑ST ↑ 在 Ⅱ、Ⅲ、aVF）比值 > 1 时，罪犯血管为 LCX；比值 ≤ 1 时，罪犯血管为 RCA。

通过这种顺序评估的方法，95% 以上的单支血管病变的患者，可以区分罪犯血管为 RCA 或 LCX。

在鉴别罪犯血管为 RCA 和 LCX 时，有许多其他标准或组合标准。在 Kabakci 等（2001）的一项研究中，认为 ST 段抬高 Ⅲ > Ⅱ 且 aVL 导联出现 ST 段压低对 RCA 闭塞的诊断具有良好的特异性和阳性预测值。但亦有作者并不认同（Hira 等，2011）。上述所有标准都是基于 LCX 和 RCA 闭塞导致的缺血节段分布并不相同的假设。大多数近段闭塞的动脉而言，这一假设是成立的。然而，在远段闭塞的情况下，受累心肌主要由后降支和后外侧支（无论是右还是左）供血，因此，不能预期 RCA 和 LCX 远段闭塞之间缺血分布的显著差异。因此，上述心电图标准不能区分 RCA 和 LCX 远段的闭塞。

一旦 RCA 被准确地确定为罪犯血管，就必须知道闭塞是近段还是远段（图 7-38）。在这方面，V_1 导联非常重要，Ⅰ、aVL 导联次之。简单地说，在近段闭塞可见 V_1 导联 ST 段位于等电位线上（图 7-38）；而在远段闭塞时，

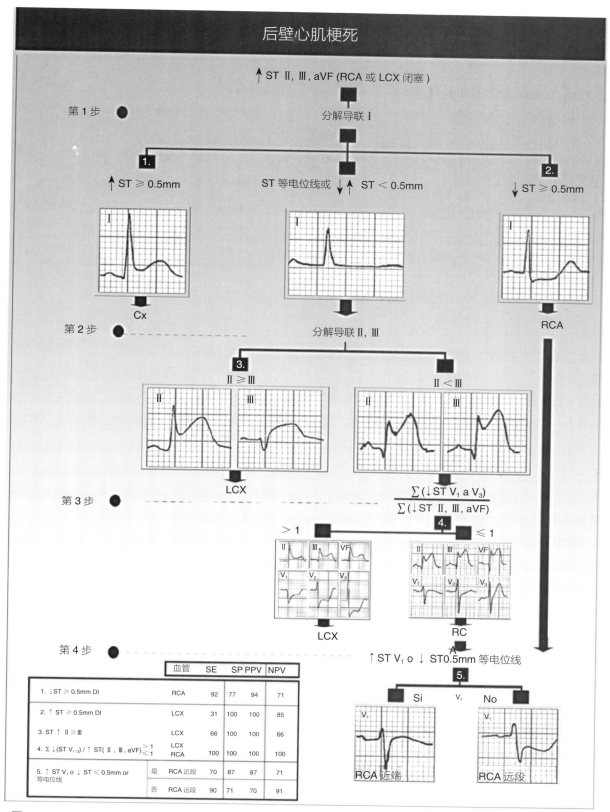

▲ 图 7-37　**ACS** 时 **ST** 段抬高主要位于下壁导联时，预测闭塞动脉为 **RCA** 或 **LCX** 的算法，在 **RCA** 作为罪犯血管时，可以预测闭塞的部位（近段或远段）。左下方为所有标准的敏感性，特异性、阳性和阴性预测值（**Fiol** 等，**2004 a，b，c**）。所有数据（敏感性、特异性和预测值）均来自单支血管病变

$V_1 \sim V_3$ 导联中可见 ST 段压低（Fiol 等，2004 a，b，c）（图 7-38）。此外，通常在近段 RCA 闭塞时，Ⅰ和 aVL 导联可见 ST 段压低；在包绕心尖部的 LAD 远段闭塞中，通常在Ⅰ和 aVL 导联只有轻微的 ST 压低（表 7-2）。

（三）侧壁导联：Ⅰ、aVL 和 $V_5 \sim V_6$ 导联 ST 段抬高

对角支闭塞（或 LAD 次全闭塞，累及对角支）或 OM_1、OM_2，或者偶尔中间支闭塞均可导致 STE-ACS。

（四）STE-ACS 的非典型心电图表现

（1）在 LCX 闭塞时，最显著的心电图变化是作为后壁导联的镜像改变出现 $V_1 \sim V_3$ 导联的 ST 段压低（相当于 ST 段抬高）。在下壁、侧壁导联，ST 段压低比 ST 段抬高更常见（图 7-39）。这可能发生在 LCX 闭塞的情况下，累及下侧壁的基底至中间段，尤其是下壁的基底至中间段。如果部分下壁向上弯曲，投影于水平面上的缺血向量较投影于额面上更明显；如果更多累及下壁基底至中间段，则 V_3 导联比 V_1 导联明显。在正常情况下，V_3 导联为 RS 波，右心前区导联无 ST 段压低（Porter 等，1998a，b）。当Ⅱ、Ⅲ、aVF 导联出现 ST 段抬高且 V_6 导联 ST 段轻微抬高时，往往误诊为 NSTE-ACS。但事实上，$V_1 \sim V_3$ 导联出现的 ST 段压低是对立导联中 ST 段抬高的镜像改变。即使在Ⅱ、Ⅲ、aVF 和 $V_5 \sim V_6$ 导联中出现轻微的 ST 段抬高也会导致疑诊为 STE-ACS。当 ST 段压低主要见于 V_1 到 $V_2 \sim V_3$ 导联时，在后壁导联（$V_7 \sim V_9$）中可以发现 ST 段抬高 $\geq$ 1mm（Matetzky 等，1999）。

（2）在一些 LAD 闭塞患者中，急性缺血再灌注后，心前区导联（$V_1 \sim V_4/V_5$）可能出现深倒的 T 波。这些情况下，再次缺血会表现为

STE-ACS（De Zwan、Bär 和 Wellens，1982）。因此，应及时给予抗栓药物治疗及冠状动脉造影。在持续 ST 段抬高的情况下，需紧急进行再灌注治疗。

同样的心电图形态也见于 LAD 近段闭塞所致 STE-ACS 治疗（溶栓或 PCI）后再灌注过程中，$V_1 \sim V_4$ 导联抬高的 ST 段变为深倒的 T 波，这是再灌注的表现。如果再发缺血，心电图检测到的第一个变化是负向 T 波变为正向（伪正常化），随后可能是 ST 段抬高。

四、STE-ACS 心电图的演变

STE-ACS 心电图的典型演变是持续 ST 段抬高 $\geq$ 30min，这是心外膜下冠状动脉闭塞的标志。CMR 可以清晰显示缺血出现在心内膜下（Mahrholdt 等，2005 a，b），并在接下来的几个小时内延伸到心外膜。在此期间，如果动脉仍然闭塞，缺血区很快就会发展成透壁（图 7-40）。持续数分钟的 ST 短暂升高对应于非典型 ACS，尤其是由于冠状动脉痉挛（变异性或原发性心绞痛）。有时由于动脉粥样硬化血栓形成导致的 ACS 可能会以起伏的形式出现短暂的 ST 移位。这些情况通常以 NSTE-ACS 告终。接下来讨论在心外膜下冠状动脉闭塞过程中可能出现的心电图演变，以及对预后的影响。

（一）心内膜下缺血（对称的高尖 T 波）

这种心电图改变可能出现在冠状动脉闭塞的超急性期。但由于时间非常短暂，因此很难记录到。在体外动物实验和超过 1/2 的冠状动脉痉挛（变异型心绞痛）病例中描述过。高尖 T 波常伴有 QTc 延长表明心内膜下缺血（图 7-41）。如果 T 波的基底增宽，则是心内膜下缺血向透壁缺血发展的中间阶段的表现

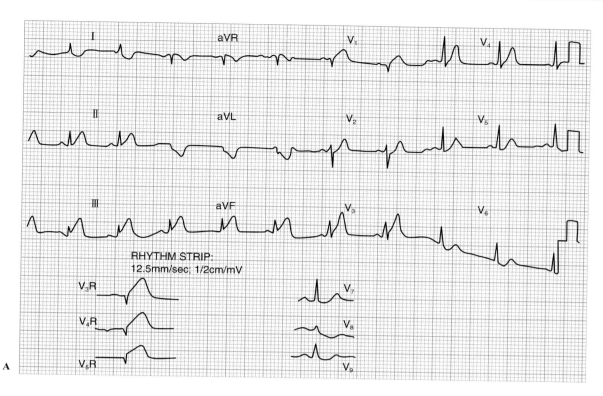

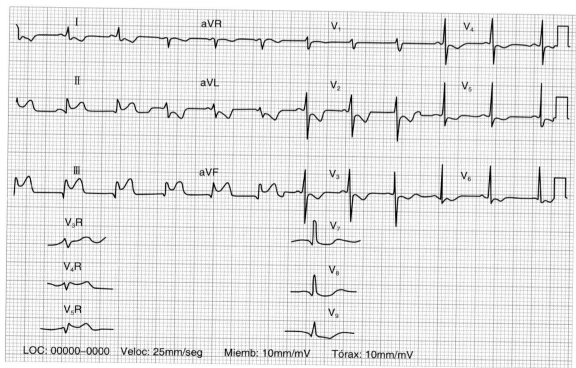

▲ 图 7-38　由于 RCA 近段闭塞导致的 STE-ACS 的心电图变化（A）。在 I 和 aVL（aVL ＞ I）导联出现 ST 段压低，ST III ＞ II 提示 RCA 闭塞。因为缺血向量指向右前方，V_1 导联中未出现 ST 段压低是 RV 受累（近段闭塞）的精确标准。RCA 远段闭塞导致 STE-ACS 的心电图变化（B）。在这种情况下，侧壁导联和下壁中的 ST 段表现出与 RCA 近段闭塞相似的表现，但 V_1～V_3 导联中的 ST 段压低则表示 RCA 远段闭塞，因为缺血向量指向后方（向下侧壁）。由于 RCA 不是超优势型的，因此在 V_6 导联中没有 ST 段抬高。在 V_4～V_6 中也存在 ST 段压低和 T 波倒置，这可能表明伴有 LAD 病变或三支血管病变

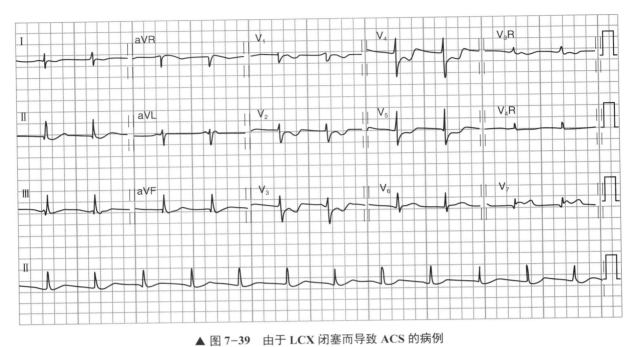

▲ 图 7–39　由于 LCX 闭塞而导致 ACS 的病例

最重要的心电图变化是 $V_2 \sim V_5$ 导联 ST 段压低和 V_6、V_7 导联的 ST 段抬高

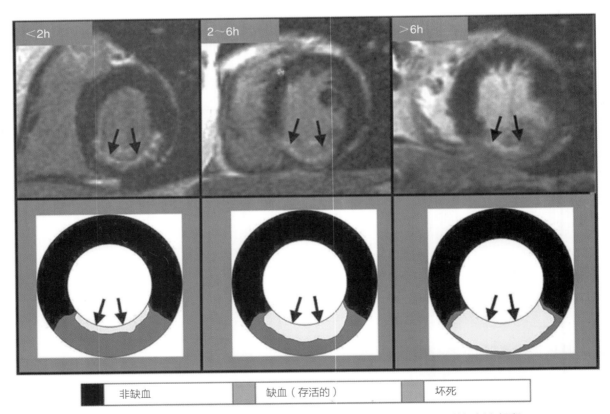

| 非缺血 | 缺血（存活的） | 坏死 |

▲ 图 7–40　缺血性心脏病的典型表现可以用 CMR 显示的病理生理学机制来解释

闭塞后约 15min 几乎没有发现细胞坏死。15min 后，一个"波前"坏死出现在心内膜下，并在未来几个小时延伸到心外膜。在此期间，梗死区扩大为透壁梗死（改编自 Mahrholdt et al, Eur Heart J, 2005a, b.）

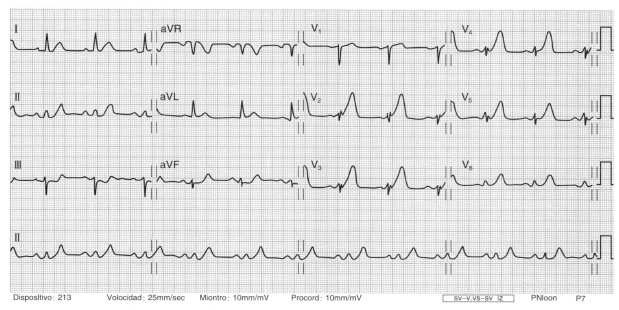

▲ 图7-41　在STE-ACS的初始阶段ECG可以观察到的心内膜下缺血改变，通常是非常短暂的

（图7-42）。

（二）透壁缺血（ST段抬高）

这种ECG改变开始于复极的第一阶段，其特征为在各个导联上幅度不一的ST段抬高和对立导联ST段压低的镜像改变。在一些不典型病例中，ST段压低的镜像改变比梗死本身所导致的ST段抬高更为明显。这尤其多见于LCX闭塞的某些情况下（图7-43）。在严重缺血的情况下（3级）［见"通过ST-T形态确定缺血的等级（强度）"］，伴随QRS复合波的变化，逐渐过渡到ST段抬高。因为在收缩期记录到缺血改变，所以ST段改变从QRS复合波的末端开始。在这种情况下，Q波出现之前，严重和超急性缺血所累及的区域内心肌传导出现延迟。因此，在严重的情况下，ST段的变化多伴有QRS复合波终末部分变化，包括QRS波呈rS形态、ST段抬高伴S波消失、qR形的导联伴R波振幅增加。根据Birnbaum等（1993和1996a，b）的报道，在qR形的导联中，如果J点/R波比值＜0.50，则为缺血2级；如果比值≥0.50，则为3级。在3级缺血病例中，rS形态的导联上S波可以消失。

新出现的ST段抬高，持续存在或反复出现时，最常见于斑块破裂或受损斑块上的血栓导致的冠状动脉闭塞，如果没有立即再灌注治疗，往往会演变为Q波MI。因此，这种ST段抬高被认为是Q波MI的典型心电图演变（Wagner等，2000）。在某些情况下，经过早期再灌注治疗和（或）患者遭受短暂的血栓闭塞后，ST段抬高可能是非常短暂的，但这是非常重要的。也可能会有其他表现形式，心电图仅显示轻微的ST段抬高或浅的负T波，或仅表现为假正常化而无ST段抬高。在这种情况下，心肌损伤可能很小，高敏肌钙蛋白几乎不升高，从而出现隐匿型MI（没有肌钙蛋白升高）。这种情况下一般不会形成Q波。

Lamfers等对隐匿型MI的定义标准如下（Dowdy等，2004；Lamfers等，2003）。

（1）STE-ACS提示透壁缺血和胸痛。

（2）肌酸激酶（CK）或CK-MB浓度增加没有超过正常浓度的2倍。目前，超过99%

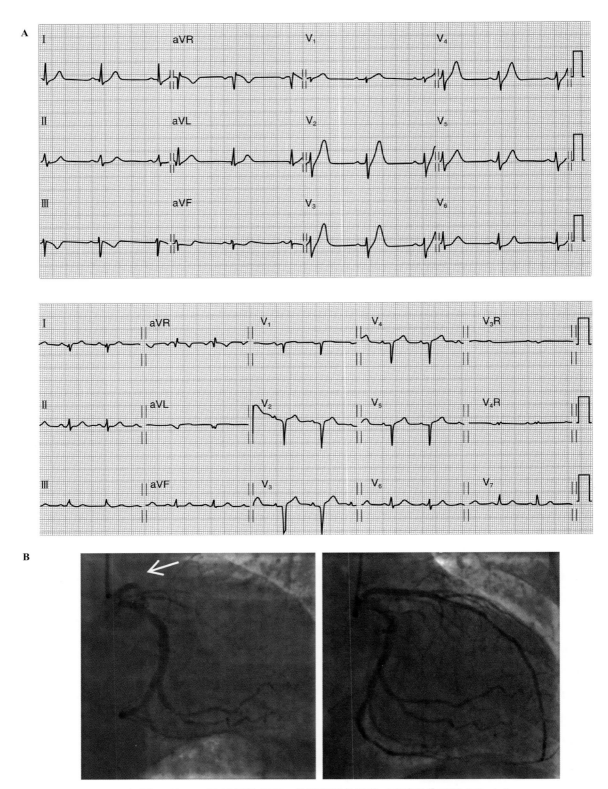

▲ 图 7-42 一名 48 岁的患者，前壁梗死急性期（疼痛发作持续 150min）

A. 在Ⅰ、Ⅱ、aVL、V₁～V₅导联观察到高而宽的正向 T 波和 ST 段上升支压低，这是心内膜下缺血的心电图表现。Ⅲ和 aVF 导联可见相反的 ST 段下斜型压低。8h 后，V₁～V₅和 aVL 导联出现典型的 QS 波伴轻度 ST 段抬高；B. 冠状动脉造影（PCI 前后）显示 LAD 近段（箭）完全闭塞

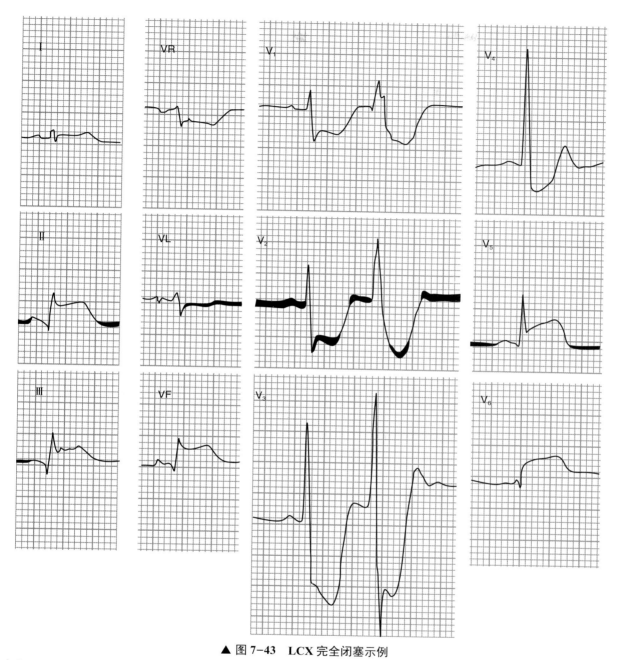

▲ 图 7-43　LCX 完全闭塞示例

在Ⅰ、Ⅱ、Ⅲ、aVF、V_5 和 V_6 导联均可见 ST 段抬高。V_1～V_4 导联的镜像改变较下壁导联的 ST 段抬高更突出。这可能是因为Ⅰ和 aVL 的缺血向量减弱了下壁导联的 ST 段抬高（VR，即 aVR；VL，即 aVL；VF，即 aVF）

的正常范围内的肌钙蛋白可以排除心肌梗死，而不是以 CK 或 CK–MB 为诊断标准。肌钙蛋白不升高的 MI 非常罕见（第 4 版 MI 的全球定义）（Thygesen 等，2018）。

　　(3) 在治疗 2h 内 ST 段抬高和压低累计值降至最大值的 50%。在"前肌钙蛋白时期"，

院前溶栓治疗梗死漏诊的数量（18%）要远高于院内溶栓治疗者（4.5%）。此外，当 ST 段抬高幅度较小时，可能会导致更多的隐匿型梗死。以前有心绞痛病史的患者也是如此，由于心绞痛患者有更多的侧支循环或缺血预适应，因此在这部分人群中出现隐匿型 MI 的比例较

高。因此，在再灌注治疗的早期，ST 段抬高持续时间较短，这种情况可能以非 Q 波梗死结束。在罕见的情况下，甚至出现梗死终止（图7-44）。一些隐匿的 STE-ACS 病例被误诊为 Takotsubo 综合征。然而，即使是 Takotsubo 综合征，也有一定程度的肌钙蛋白升高。

在冠状动脉痉挛的情况下，ST 段抬高持续几秒钟到几分钟（图 7-45）。通常 ST 段抬高非常显著，并与 ST/TR 交替有关（图 7-46）。

（三）透壁缺血的 Q 波梗死和 T 波倒置

ST 段抬高的 ACS 透壁梗死均匀累及整个心室壁。心电图表现首先出现 Q 波，然后几个小时后，T 波变为倒置。在目前的再灌注治疗中，T 波的倒置可以发生在 Q 波出现之前，作为再灌注的第一个标志。在溶栓时期，STE-ACS 开始后约 9h，QRS 复合波（Q 波）的变化完成，QRS 形态稳定（Bar 等，1996；Hindman 等，1985）。在"PCI 时期"，这一情况已经发生改变，Q 波可以是短暂出现的，早期 Q 波随着时间的推移趋于消失。可能是早期的 Q 波与心肌顿抑有关。STE-ACS 发生在下壁和前壁的表现不同。在前壁 STE-ACS 中，早期 Q（QS）波可在 ST 段抬高恢复正常后消失。在下壁的 STE-ACS 中，早期 Q 波可以在 ST 段恢复后立即出现，然后消失。

通常，在 ACS 期间出现的病理 Q 波可能是短暂的。在梗死初期记录的病理 Q 波表明存在无法传导电活动的心肌组织。可能是 MI（坏死性 Q 波）的结果，Q 波也可能在稍后消失。有时发生在冠状动脉痉挛和流产 MI 中。值得

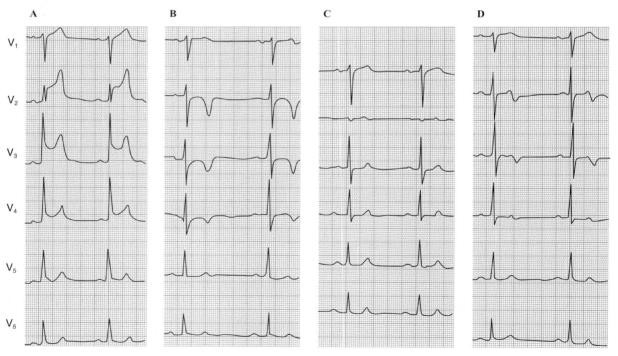

▲ 图 7-44 隐匿型 STE-ACS 示例

A. 一例 ACS 患者的心电图中 ST 段抬高，表现为严重透壁缺血（R 波增加，S 波消失），肌钙蛋白水平正常；B. LAD 近段在急诊 PCI 后的心电图表现为 $V_2 \sim V_4$ 导联的深倒 T 波，为再灌注表现；C. PCI 术后数小时，患者再次出现心前区疼痛，T 波呈假性正常化是再次闭塞的表现（V_2 导联是人为造成的）；D. 疼痛缓解后，重复的血管造影显示，支架血栓形成，再次行 PCI，术后心电图显示非特异性负 T 波。几天后心电图恢复正常。肌钙蛋白水平在整个临床期间没有升高。因此，这是一例隐匿型心肌梗死（在超敏肌钙蛋白时间之前）

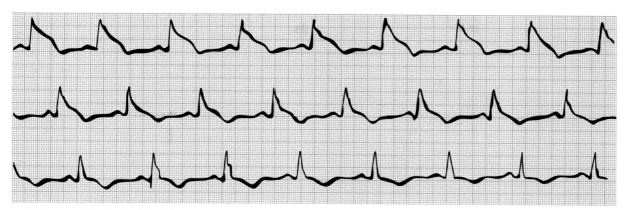

▲ 图 7-45　患有变异型心绞痛并 ST 段抬高的患者的心电图。当疼痛缓解（Holter 记录）时，缺血改变在几秒钟内消失

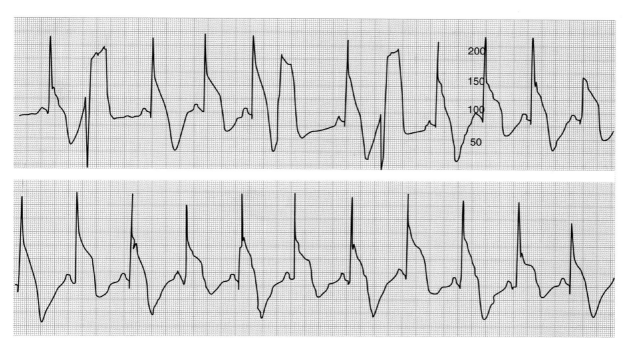

▲ 图 7-46　突发的严重变异型心绞痛患者的 Holter 记录。观察 ST 段抬高和 TQ 交替出现，伴有一些室性期前收缩的存在

注意的是心肌炎有时也会出现短暂的 "q" 波。

在 MI 的亚急性阶段，抬高 ST 段逐渐恢复到基线水平，同时 Q 波和 T 波倒置出现。深倒 T 波的出现与 Q 波 MI 复极过程中的变化有关或继发于再灌注过程，不代表 "活动性" 缺血的存在。相反，ST 段抬高消失和出现 T 波倒置是 MI 好转的标志。

Q 波的消失也可能是钝抑心肌恢复的表现，出现较晚则可能是心肌瘢痕的收缩。

在 20 世纪 90 年代中期，引入 Anderson-Wilkins 敏锐度评分（Wilkins 等，1995）。此评分是连续的，从 4.0（超急性期的高尖 T 波且无 Q 波形成）到 1.0（亚急性期 Q 波出现且无高尖 T 波）。评分根据每一个 ST 段抬高导联中超急性期 T 波和异常 Q 波形成为依据。虽然这是一种研究缺血 / 梗死（缺血准确性）的有趣方法，用以量化 MI 的时间并指导再灌注治疗，但实际应用太复杂，此外，还需要更多的研究用非心电图手段来验证这些标准（Wagner、Pahlm 和 Selvester，2006b）。

五、有多支血管病变的"活动性"缺血患者的 ST 段改变

所有已讨论的 STE-ACS 病例都是基于单支罪犯血管闭塞引起的缺血，但临床中更多的是存在多支血管狭窄。

在 ACS 患者中，多个不稳定斑块可能存在于多个罪犯血管中。结果表明，在少数情况下（3%），可能通过在另一个区域出现新的 ST 段抬高来判断，或者虽然血管存在病变，但依赖侧支供血，因此会表现远离区域的缺血。心电图的变化可以提示继发于不明确的多支血管病变的不同心脏区域缺血。以下线索允许我们假设心电图表现可以用 2 个或多个主要血管的病变来解释。

(1) STE-ACS 患者，在 Ⅱ、Ⅲ 和 aVF 导联可见 ST 段抬高，在 $V_2 \sim V_3$ 以外的心前区导联存在 ST 段压低，而最大变化在 $V_4 \sim V_5$ 导联，表明是高风险亚组（Birnbaum 和 Atar，2006）。可以用 RCA 闭塞来解释，加上早已存在的 LAD 闭塞或 3 支血管病变（图 7-47）。

(2) 右侧心前区导联（$V_1 \sim V_3$）存在 ST 段抬高，左侧导联（aVL、Ⅰ 和 $V_4 \sim V_6$）出现 ST 段压低，提示多支血管受累（Kurum 等，2002）。在 STE-ACS 中，由于 D_1 和 S_1 近段的 LAD 闭塞（单支病变），也可以在 $V_1 \sim V_4$ 导联中记录到 ST 段抬高，在 $V_5 \sim V_6$ 导联上记录到 ST 段压低。然而，在 D_1 和 S_1 近段闭塞并且没有其他冠状动脉病变、LVH 或心肌病的情况下，ST 段压低通常不见于 Ⅰ 和 aVL 导联（图 7-8）。

(3) 已经阐明，在 STE-ACS 中，由于长 LAD 的 D_1 和 S_1 远段闭塞，心前区导联和 Ⅱ、Ⅲ、aVF 存在 ST 段抬高。然而，这种表现也可能出现在 RCA 早已完全闭塞伴有 LAD 至 RCA 的侧支循环的 LAD 闭塞，即使没有长的 LAD（真正的远段缺血）。没有单一的心电图标准可以帮助我们区分这两种情况，因为在这两种情况下，心前区导联中的 ST 段抬高比下壁导联更突出。

(4) 在 D_1 闭塞（Ⅰ、aVL 和 $V_5 \sim V_6$ 导联 ST 段抬高，Ⅱ、Ⅲ 和 aVF 导联 ST 段压低）的 STE-ACS 中 $V_2 \sim V_4$ 导联存在轻微的 ST 段压低提示存在多支血管病变，特别是 D_1+LCX/RCA 或对角支的后外侧支（类似于中间支）。

(5) 在心前区导联的 STE-ACS 的患者中，有一些标准不太适用于罪犯血管的假设，应该怀疑多支血管血管引起的缺血（或导致 ST 段抬高的其他病因，如心肌炎、心包炎或 Takotsubo 综合征）（图 7-36）。一种可能的情况是，心电图提示 LAD 闭塞位于 D_1 近段，但不清楚闭塞是否也在 S_1 近段（aVR 导联 ST 段抬高和 V_1 导联 ST 段压低）。这种情况对应的是 LAD 的闭塞位于 S_1+D_1 近段和 LCX 加上明显的 LMT 病变。LAD 近段 + LCX 的病变解释了 V_1 导联的 ST 段压低，尽管 aVR 导联存在 ST 段抬高。在我们看来，当心电图出现一些差异时，必须怀疑多支病变引起的缺血。

总结：STE-ACS：下侧壁导联的 ST 段抬高

心电图标准（ST 段抬高和压低）：支持 RCA、LCX、D_1 和 OM 闭塞。

(1) RCA 闭塞

① 在 Ⅰ 和 aVL 导联通常有 ST 段压低；一般是 aVL ＞ Ⅰ。

② Ⅲ 导联 ST 段抬高通常高于 Ⅱ 导联。

③ 右侧心前区导联 ST 段压低通常小于下壁导联 ST 段抬高。尤其是当闭塞在右心室分支近段时，V_1 导联的 ST 段通常是等电位线或抬高的。

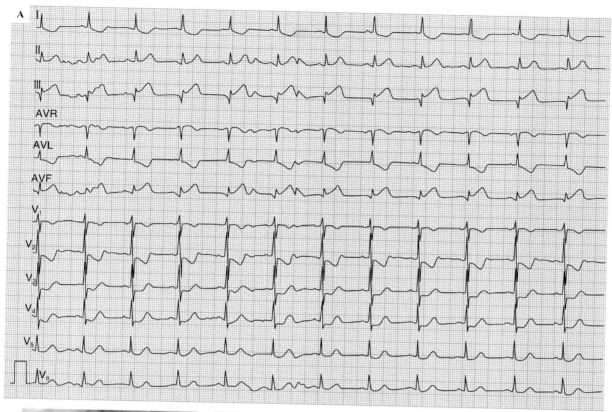

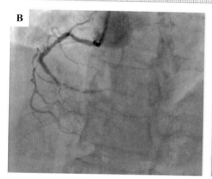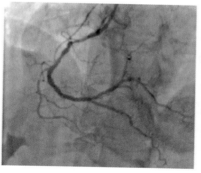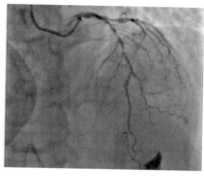

▲ 图 7-47　68 岁女性患者，因走行过程中出现严重胸痛入院。心电图（A）显示下壁导联 ST 段抬高，Ⅰ、aVL、V₂~V₅ 导联显示 ST 段压低，提示病变为 RCA 闭塞，同时左冠状动脉受累。冠状动脉造影（B）显示：LMT 弥漫性疾病，60% 狭窄。LMT 自开口部位弥漫性病变，中段 90% 狭窄。LCX 近段 90% 病变，累及钝缘支开口（右）。优势型 RCA 远段闭塞（左），RCA 再灌注后（中）。只有从 LAD 的间隔支到 RCA 有细小的侧支循环

④ 当 RCA 占优势时，V₅、V₆ 导联可见 ST 段抬高，Ⅰ、aVL 导联未见 ST 段抬高。V₅~V₆ 导联 ST 段抬高≥ 2mm，提示右冠状动脉处于超优势状态（大的后降支包裹心尖部和大的后外侧支）。

(2) LCX 闭塞位于 OM₁ 近段

① 在 Ⅰ 和 aVL 导联 ST 通常位于等电位线上。

② Ⅱ 导联的 ST 段抬高≥ Ⅲ导联。

③ Ⅱ、Ⅲ和 aVF 导联的 ST 段抬高通常小于 V₁~V₃ 导联的 ST 段压低。

④ 当 LCX 占优势时，表现可能符合上述标准，但在某些情况下，aVL 和 Ⅰ 导联出现 ST 段压低。

(3) OM₁ 闭塞

① 侧壁导联（Ⅰ 和 aVL 及 V₅~V₆ 导联）通常有 ST 段抬高，下壁导联也有 ST 段抬高，

通常是 Ⅱ＞Ⅲ。

② 有时，只有下壁导联才有 ST 段抬高，特别是 Ⅱ 和 aVF。

③ V_1～V_3 导联常有轻微的 ST 段压低。

(4) D_1 闭塞

① 在侧壁导联可以看到 ST 段抬高，特别是在 Ⅰ 和 aVL 导联。事实上，这些导联对应前壁和侧壁的中低段，而不是高侧壁。由于缺血向量更多指向上方，通常在 OM 闭塞发生的情况下，ST 段压低通常在下壁导联中记录到，ST 段抬高在前壁导联可以记录到，特别是 V_2 导联。

② 在心前区导联可以看到 ST 段抬高，有时在 D_1 闭塞的情况下 V_2～V_3 导联可见 ST 段抬高，心前区导联 V_4～V_6 导联可以看到轻微的上斜型 ST 段压低和高 T 波。

(5) 溶栓治疗后在不同部位重新出现 ST 段抬高提示可能是多发不稳定冠状动脉斑块或心包炎的表现（Edmond 等，2006）。但有时血栓远段闭塞或侧支闭塞，或者再灌注治疗均可改变心电图上 ST 段位移。

在 ACS 患者中，多支病变患者接受 PCI 前，明确罪犯血管是重点，本书将在其他部分强调。

六、多支血管闭塞的 STE-ACS：谁是罪犯血管

如何识别 ACS 和多支病变患者的罪犯病变？心电图能识别哪些病变导致了症状发作吗？

很遗憾，这一信息在临床决策中的使用很少（Nikus 等，2004 a，b 和 2005）。因此，临床医生、心电图专家和介入专家之间有必要进行更密切的合作。应该强调的是，在许多已发表的研究中，多排除了复杂多支病变的患者。

七、入院时 ST 段抬高：预后和危险分层（图 7-48）

上述心电图异常在不同的导联中可以观察到，与闭塞的冠状动脉和受累的心肌范围一致。第一部分讨论了心肌梗死急性期（ST 段抬高）的异常心电图、受累心肌范围和闭塞动脉之间的相关性（表 7-1），并讨论了慢性期梗死区和不同导联梗死 Q 波的对应关系（图 12-6）。下面将讨论这些变化的重要性，以及 ST 段抬高对预后和危险分层的影响（图 7-49 和 7-50）。

目前已经在 STE-ACS 的诊断和治疗方面取得了实质性进展，证实 PCI 是优选的再灌注治疗方法，但是这些知识在临床实践中的落实情况并不确定（Henry 等，2006）。为了改善这一状况，应当开发一套系统，使得急性胸痛患者心电图能够被急诊的心血管方面的专家方便获取，以增加诊断的准确性。

为了正确地对 STE-ACS 患者进行危险分层，入院时心电图应当按照以下程序进行分析，以明确缺血负荷。

(1) 评估 ST 段在不同导联的抬高和压低，定位冠状动脉闭塞的部位及危险区域。

(2) ST 段抬高和压低的幅度总和，有助于估计危险区域。

(3) 评估 ST 段抬高的形态，可以了解缺血的严重程度。

(4) 检查心电图从院前阶段到导管室的动态变化，可以了解心肌梗死的时相。

所有这 4 个方面都有自己的预后价值，并在相互之间、临床症状和生物标志物数据是互补的（年龄、梗死病史和危险因素）（Morrow 等，2000a，b）。下面将详细讨论这些问题。

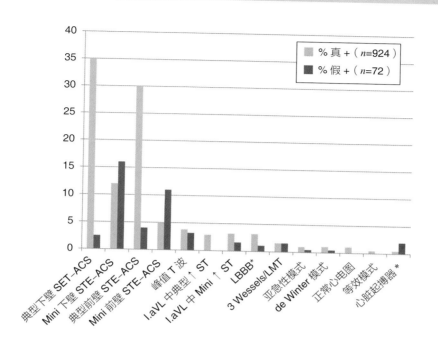

▲ 图 7-48　院前紧急医疗服务或急诊室（Illes Balears 梗死代码）的患者心电图的特征

真：心电图符合 STE-ACS 标准，激活梗死代码；假：当梗死代码被激活时，心电图无缺血性 ST 段抬高；Mini：下壁导联和 Ⅰ、aVL 导联轻度 ST 段抬高＜ 1mm，以及心前区导联＜ 2mm（J 点处测量 ST 段）；LBBB：左束分支传导阻滞（＊真 + 和假 + 取决于 Sgarbossa 标准的存在）；以上数据未发表

（一）ST 段变化、闭塞部位与梗死危险区域的对应关系

一般来说，累及前壁（LAD 闭塞）的 STE-ACS 的预后比下侧壁的 STE-ACS 差。在心前区导联存在 ST 段抬高时，以下心电图标准与 LAD 的近段闭塞有关。

在 Ⅱ、Ⅲ、aVF 和 V_6 导联有明显的 ST 段压低，在 aVL、aVR 和 V_1 导联有 ST 段抬高：LAD 闭塞位于 D_1 和 S_1 的近段。根据我们的经验，这个诊断标准的特异性很低。在 Ⅲ + aVF 导联中 ST 段压低之和＞ 0.5mm，并且 ΣST 位移在 aVR 导联 + V_1 导联 –V_6 导联 ST 位移 ≥ 0，提示 LAD 近段闭塞的发生率较高，与其他患者相比，这部分患者的血流动力学状态差、缺血程度较高、主要心血管不良事件较多。然而，在住院期间，这两组患者的死亡率相似。

新出现的束支传导阻滞：在极近段的 LAD 闭塞患者组中间歇性 RBBB 的发生较高。如果 ST 段抬高回落缓慢，QRS 非常宽，则预后更差（Wong 等，2006 a，b）。在新发的左束支传导阻滞（LBBB）中，ST 段位移显著的患者预后较差（Sgarbossa 等，1996 a，b）。

（二）用总结 ST 段位移的方法量化分析缺血负荷

为了量化分析缺血的危险区域和缺血负荷，应全面评估 ST 段抬高和压低（表 7-2）。ST 段压低不仅是心内膜下缺血的表现，在少数病例，它们可能代表远处区域的透壁缺血。

在 STE-ACS 患者中，TIMI 研究组引入了一个风险评分，其中评估参数之一是 ST 段位移（Morrow 等，2000 a，b）。

根据 GUSTO 试验研究数据，Hathaway 等（1998）报道了一种基于入院时 ST 段位移（抬高

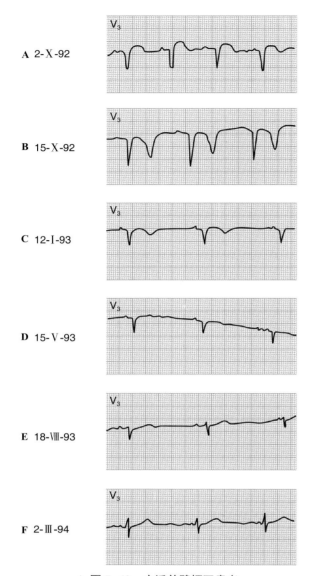

A 2-X-92

B 15-X-92

C 12-I-93

D 15-V-93

E 18-Ⅷ-93

F 2-Ⅲ-94

▲ 图 7-49　广泛前壁梗死患者

在 18 个月随访中，心电图恢复正常，Q 波消失伴正向 T 波

或压低）（从疼痛开始 1～4h）的列线图来量化受累节段和对 30d 内死亡风险进行分层。同时包括心电图（QRS 复合波宽度）和临床（年龄、危险因素、Killip 分级等）数据。从实际的角度来看，ST 段位移（向上或向下偏移）超过 15mm，表明大面积心肌处于危险状态。

但实际上，以上观点的应用会存在一些局限性。例如在优势型 RCA 闭塞位于 RV 近段时，尽管所累及的心肌范围很大，但 ST 段在右心前区导联常是位于等电位线上，因为 RV 受累抵消了由于 RCA 闭塞在心前区导联出现的 ST 段压低。因此，缺血向量指向更加偏右（图 7-23），并掩盖了 V1 导联中的 ST 段压低。所以 RV 支近段的 RCA 闭塞（图 7-24）较分支远段闭塞（图 7-28）导致的 ST 段变化较少。在 LAD 包绕心尖的近段病变中，同样可以看到类似的相对抵消病变：即 ST 位移在下壁导联和 I + aVL 导联可以相互抵消，心电图表现类似 LAD 远段闭塞或短 LAD 所致的心肌梗死。

当 3 个受累明显的导联上 ST 段抬高总和 > 8mm 时，预后更差（增加了原发性 VF 的风险）（Fiol 等，1993）。这一发现，特别是在下壁梗死的情况下，连同低血压的存在，是预后不良的标志。

最后，两个大小相似的动脉在相同位置的闭塞，当缺血更严重时（较少的心肌保护，较少的残余侧支循环血流）ST 段升高的总和将更高。

在 20 世纪 80 年代末，引入 Aldrich 评分（Aldrich 等，1988），用于评估心肌梗死（STEMI）再灌注治疗失败的危险心肌范围。

Aldrich 评分通过定量分析 ECG 上 ST 段抬高至少 1mm 的导联的变化，来评估急性缺血的范围。后来应用于没有接受过再灌注治疗的患者中，估测梗死的危险区域占 LV 的百分比。Selvester QRS 评分估测最终的梗死面积。该评分最初是用于未接受再灌注治疗的慢性期心肌梗死患者，评估梗死的 LV 心肌质量占总质量的百分比，应用解剖学方法研究前壁和下壁梗死。

虽然这是一个了解缺血／梗死程度的有趣方法，但它需要使用非 ECG 方法进行验证，对于临床应用来说过于复杂（Wagner，2006b）。事实上，当将 Aldrich 评分与再灌注治疗患者的 CMR 进行比较时，没有发现相关

表 7-2　累及下壁和侧壁及 RV 的 STE-ACS：高风险诊断标准

(1) RCA 闭塞位于 RV 支近段：$V_1 \sim V_2$ 导联 ST 段位于等电位线或者 ST 段抬高（图 7-22）

(2) 超优势型 RCA：$V_5 \sim V_6$ 导联 ST 段抬高 ≥ 2mm（Assali 等，1998）（图 7-51）

(3) 优势型 LCX 的证据：$V_1 \sim V_3$ 导联 ST 段显著压低和（或）ST 段抬高 Ⅲ > Ⅱ，和（或）aVL 导联的 ST 段压低，和 $V_5 \sim V_6$ 导联的 ST 段显著抬高（图 7-34）

(4) 莫氏型房室阻滞进展

(5) 下壁导联 ST 段抬高和 $V_4 \sim V_6$ 导联 ST 段压低（双支或三支血管病变）

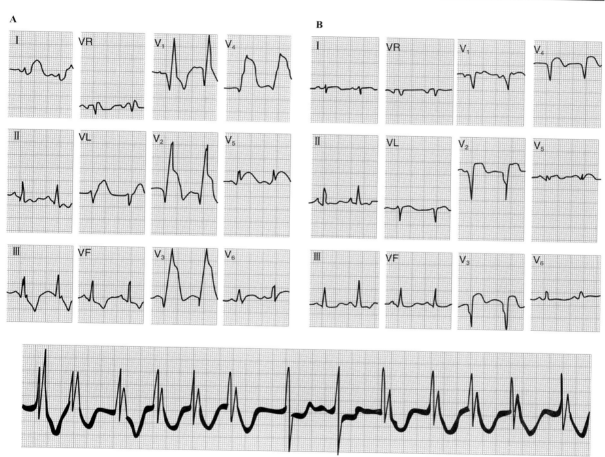

▲ 图 7-50　前壁 STE-ACS 心电图进展。上图：A. 前壁 STE-ACS 急性期演变。Ⅰ、aVL 和 $V_2 \sim V_5$ 导联 ST 段明显抬高，新出现的 QRS 增宽 > 120ms 和完全 RBBB 的表现。B. 24h 后，RBBB 消失，亚急性前壁大面积梗死变得更加明显。$V_1 \sim V_4$ 导联可见 ST 段抬高。短暂出现的新发完全 RBBB（RBB 由 S_1 供血）提示 LAD 的闭塞部位在 S_1 和 D_1 近段。下图：心电图提示快速心房颤动和 RBBB。在第 7 个和第八个复合波中，心动过速依赖的 RBBB 消失，然后出现心内膜下缺血的表现

性（Körver 等，2013）。

（三）通过 ST/T 形态定义缺血的等级（严重程度）

很明显，"缺血的严重程度"，或在"活动性"缺血期间坏死的进展速度，差异很大（见

图 7-52）。缺血的严重程度取决于多种因素，包括代谢需求（后负荷、心率）、残余血流（心外膜动脉不完全或间歇性闭塞、侧支循环）和保护（通过缺血或药物预处理）。心电图使我们能够评估持续闭塞患者缺血的严重程度（在 ST 段抬高的导联中 ST 段抬高和正向 T 波的情况）。

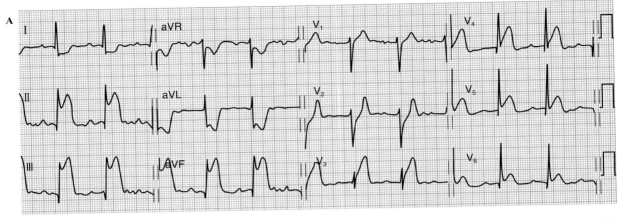

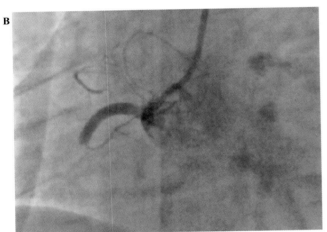
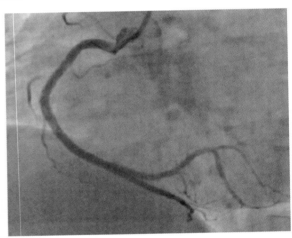

▲ 图 7-51　超优势 RCA 位于 RV 支近段的闭塞

心电图（A）表现为 V₁ 导联存在等电位线的 ST 段，下壁导联及 V₃~V₆ 导联 ST 段抬高；B. 再灌注前后血管造影

在心外膜冠状动脉闭塞后不久，T 波在缺血区对应的导联上变为对称的高尖 T 波。几秒钟后，出现 ST 段抬高。如果冠状动脉闭塞继续存在，在一些患者中可能出现 QRS 末端的变化。QRS 增宽，S 波振幅减小（在具有初始形态为 Rs 的导联中），R 波振幅增加（在具有初始形态为 qR 的导联中）（Birnbaum 等，2014a，b，c）。QRS 末端部分的变化被认为是由浦肯野纤维或缺血区心肌传导延迟引起的，同时反映了严重的缺血。这些变化是连续的，并在冠状动脉闭塞后几分钟内演变。Sclarovsky 等（1988）描述了 3 个简单模式，称为缺血等级：1 级：高对称 T 波，没有显著的 ST 段抬高；2 级：ST 段抬高，正向 T 波，

没有 QRS 末端扭转；3 级：ST 段抬高，正向 T 波，≥ 2 个相邻导联有终端 QRS 扭转。QRS 扭转的定义是具有 Rs 形态的导联中低于等电位线的 S 波消失（通常为 V₁~V₃ 导联）或在具有 qR 形态的导联中出现 J 点 > 50% 的 R 波。只有一小部分患者因心外膜冠状动脉闭塞导致持续性胸痛，就诊时评估为 1 级缺血，而没有进展到 ST 段抬高。由于正常人 T 波的振幅有很大的变化，因此很难立即诊断无 ST 段抬高的缺血性高尖 T 波。这些患者往往有先前存在的心外膜下冠状动脉次全闭塞，形成供血梗死区侧支循环，提示通过侧支循环供血而产生预保护。在 ST 段抬高和正向 T 波的持续缺血患者中，并不是所有的患者都表现出终末 QRS

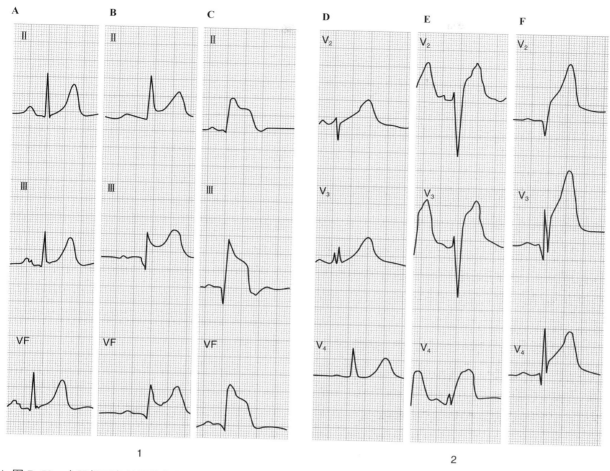

▲ 图7-52　心肌梗死急性期的复极异常心电图。（1）在累及下侧壁的心肌梗死急性阶段可能出现的 3 种复极异常：**A.** 下壁导联 ST 段抬高最小（**0.5mm**）伴 T 波正常（这可能是一个正常的变异，临床情况和随访心电图对决策至关重要）；**B.** ST 段异常抬高，**QRS** 末端无变化；**C.** **QRS** 最后部分明显的 ST 段抬高和扭曲。（2）在心肌梗死急性阶段可能出现的 3 种复极异常包括：**D.** 高和（或）宽的 T 波，特别是在右心前区导联；**E.** ST 段异常抬高，**QRS** 末端没有变化；**F.** ST 段显著抬高，**QRS** 末端扭转

改变（缺血 3 级），可能是因为某种形式的预保护作用（缺血预处理或残余血流），防止了 QRS 扭转的出现。

亚组分析证明，3 级缺血与死亡率增加、最终梗死面积增大有关，对 STEMI 患者无论用溶栓治疗或急诊 PCI 治疗，能挽救的缺血心肌较少（Birnbaum，2014）。在 DANAMI-2 研究中，3 级缺血患者的 30d 死亡率较高。急诊 PCI 对症状发作后 3h 内缺血 3 级患者治疗尤其有利，而在症状发作后 3h 以上治疗的缺血 3 级患者中，效果要差得多。3 级缺血患者

再梗死率较高，急诊 PCI 可显著降低再梗死率。Logistic 回归分析表明，3 级缺血与死亡率独立相关，而与入院时 ST 段升高之和不相关（Sejersten 等，2006 a，b）。3 级缺血与 PCI 后 ST 段回落不良、射血分数较低有关。用 CMR 成像显示，3 级缺血与较少的心肌获救、更多的心肌内出血和微血管阻塞有关（Rommel 等，2016）。3 级缺血的预后可以通过就诊时心电图，以及院前急救时的心电图来判断（Schoos 等，2013，Ringborn 等，2014）。虽然大多数研究都是针对参与临床试验的患者进行的，但最近

的一项研究表明，缺血的等级可以预测所有 STEMI 患者的预后（Koivula 等，2018）。此外，最近开发了一种算法，计算机可以自动评估缺血的等级，这个算法可能使得缺血等级的评估在临床实践中得到更广泛地的使用。

缺血等级仅适用于 ST 段抬高且 T 波直立的患者。

（四）从院前到导管室 ST 段抬高的动态演变（图 7-53）

在 STE-ACS 的院前阶段进行的连续 ST 段监测表明，约 29% 的 ST 段抬高患者到达医院前有 ST 段回落。这是再灌注和预后良好的标志（Bjorklund 等，2005）。

虽然再灌注、溶栓和 PCI 治疗都能改善 STE-ACS 的预后，但有证据表明（Sejersten 等，2004 和 2006a、b），PCI 与溶栓相比，30d 内死亡、再梗死和脑卒中的复合终点相对下降 40%，入院心电图上 ST 段抬高之和有助于预测 PCI 或溶栓治疗后的结果。较大的 ST 段抬高的总和与 30d 死亡率增加有关。

八、STE-ACS 演变过程中短期和长期不良预后的心电图资料（表 7-3）

心电图记录确实为评估 STE-ACS 患者的预后和整体风险提供了许多有用的信息（Patel 等，2001；Piccolo 等，2001）。入院病情进展过程中，提示短期和长期预后不良的心电图的变化如下：

1. 持续性窦性心动过速或快速室上性或室性心律失常的发作。

2. 持续性 ST 段抬高或其振幅大小短暂变化的证据。在接受溶栓治疗的患者中，这表明梗死正在进展，并意味着再灌注治疗没有得到

预期效果。持续的 ST 段抬高，一周后没有出现 T 波倒置是预后不良和潜在心脏破裂的标志（见"心电图在心肌梗死型 ACS 的机械并发症中的意义"）。

3. 在 ST 段抬高的前 24h 出现 VF 一直被认为不影响预后。但它是前壁梗死预后不良的一个标志，特别是发生在 24h 以后的 VF（Schwartz 等，1985）。

4. 宽 QRS 的存在是 AMI 预后不良的标志。特别是完全束支传导阻滞的出现，尤其是前壁梗死时出现 RBBB（Li 等，1975）。在溶栓治疗的患者中，LBBB 发生的较少，因为左束支接受双重血供。Sgarbossa 等认为 LBBB 不出现 ST-T 变化或 LBBB 仅暂时出现时与不良预后无关。

5. 研究表明，在 PCI 术后冠状动脉血流正常（TIMI Ⅲ级）的患者中出现 QT 离散降低。但在梗死的演变过程中出现 VF 的患者尚未被证明在到达医院时表现出明显的 QT 间期离散（Fiol 等，1995）。目前，不认为 QT 离散度在 MI 后的预后中起重要作用。

6. 一般来说，前壁 STE-ACS 多出现 EF 减低，且比下侧壁 STE-ACS 的预后差，即使心肌酶检测心肌坏死的水平类似（Elsman 等，2006）。

7. 广泛 Q 波梗死也提示预后不良。这些数据来源于心电图，当大量的导联表现为缺血 / 损伤（ST 段异常：Q 波 MI 时抬高和压低）。此外，在入院后的第一次心电图评估中，Selvester QRS 评分高是接受直接 PCI 治疗的 STE-ACS 患者 3 天不良预后的独立预测因素（Uyarel 等，2006）。

8. 如前所述，Q 波并不总是意味着不可逆转的心肌损伤。再灌注治疗不能因为 Q 波存在而放弃（Wellens 和 Connover，2006）。

9. 在最近的一项"真实世界"研究中，心

A 动脉闭塞

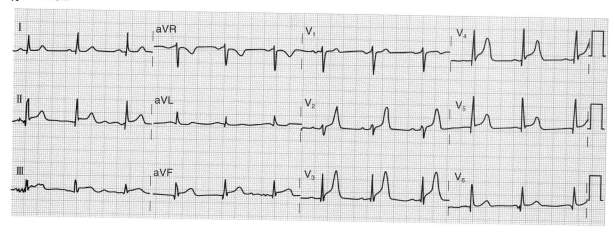

B 动脉下闭塞（溶栓后）

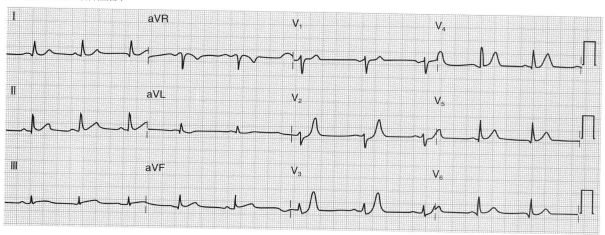

C 动脉闭塞（反复疼痛）

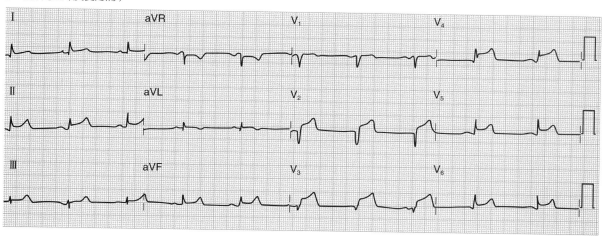

▲ 图 7-53　一名 56 岁的 STE-ACS 患者，经院前急救系统行溶栓治疗

A. 下壁导联、$V_2 \sim V_5$ 导联 ST 段抬高。B. 在溶栓治疗后，观察到 "de Winter 综合征" 的特异性心电图变化（$V_2 \sim V_3$ 导联有高尖 T 波伴上斜型 ST 段压低），下壁和 $V_4 \sim V_5$ 导联抬高的 ST 段回落，提示梗死是由 LAD 次全闭塞所致。C. 患者再发胸痛，心电图显示是典型的 STE-ACS，在 Ⅰ、Ⅱ、aVF、aVL、$V_1 \sim V_6$ 导联 ST 段抬高。冠状动脉造影显示 LAD 在第一间隔支远段和第一对角支近段次全闭塞。因此，尽管在第一对角支近段闭塞，但下壁导联可有 ST 段抬高；尽管间隔支远段的闭塞，但在 V_1 导联可有 ST 段抬高

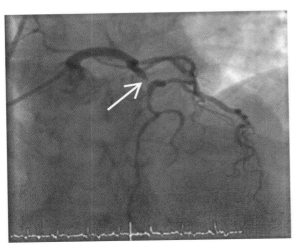

▲ 图 7-53（续） 一名 56 岁的 STE-ACS 患者，经院前急救系统行溶栓治疗

10. 在心室内传导正常的患者，初始有 Q 波伴 ST 段抬高的患者 30d 死亡率高于仅有初始 Q 波的患者（Wong 等，2006a，b；Birnbaum 等，1997）。与入院时无 Q 波的患者相比，入院时出现 Q 波的患者心外膜血管再通、组织再灌注更差，挽救的心肌面积更少（Wong 等，1999 和 2002a，b）。

11. 有数据表明，再灌注治疗后早期 T 波倒置是一个预后较好的标志。如果 T 波保持负向，预后比 T 波在 3 个月后逐渐恢复正向更差。

12. Petrina、Goodman 和 Eagle（2006）回顾了急性 MI 患者入院心电图的文献，描述了有预后意义的心电图变化，发现 ST 段位移、心律失常、QRS 宽度和其他变化可用于危险分层。

电图中同时出现 Q 波和倒置 T 波的患者较只出现一种或是都不出现的患者预后更差（Koivula 等，2019）。Q 波和 T 波倒置对 1 年死亡率具有相似的预测价值。

表 7-3 由于 LAD 闭塞引起的 STE-ACS：两种风险水平（连续 100 例前壁 STE-ACS 和单支血管病变）（Fiol 等，2009）

	A 组（$n=61$）	B 组（$n=39$）	
	ST ↓ Ⅲ + ↓ aVF > 0.5 以及 ∑ST 位移 aVR+V_1-V_6 ≥ 0（$n=65$）	其余患者（$n=35$）	P
年龄	56.4±14.3	57±15.6	ns
EF	47±12	56.3±11	0.001
Killip 指数	1.76±1	1.37±0.6	0.040
Killip 分级≥Ⅲ	24.2%	5.7%	0.026
缺血 3 级	54.7%	21.4%	0.005
S_1 近段	48%	3%	0.000
D_1 近段	83%	8.6%	0.000
D_1 远段	17%	91.4%	0.000
MACE（主要心血管不良事件）	57.1%	17.1%	0.000

九、自我评估：病例报道

病例 1

72 岁男性患者心绞痛患者。ACS 确诊后口服阿司匹林 100mg ＋ 替格瑞洛。患者出现了以下心电图演变：解释是什么？

早上 8:52 胸痛发作

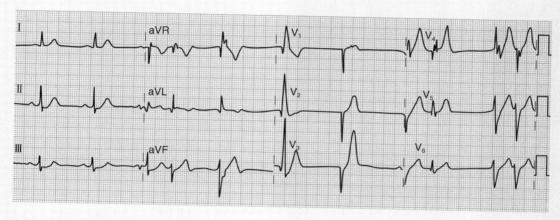

上午 9:03 无胸痛

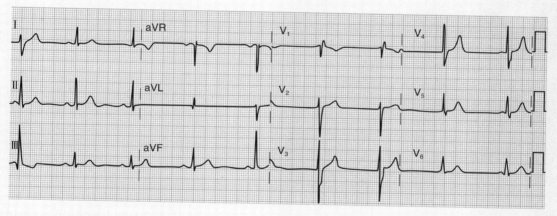

上午 9:17 再次胸痛

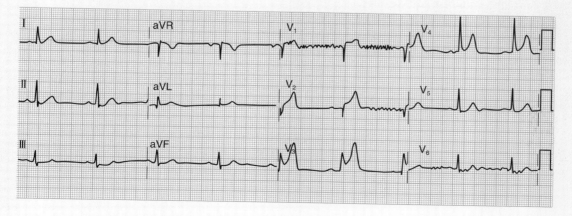

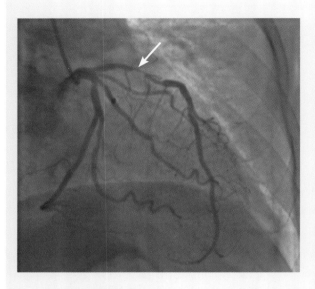

可能的诊断是什么？

（1）是抗栓治疗后 ACS 的动态演变。

（2）第二份心电图系操作错误。

（3）第一份心电图提示动脉次全闭塞，第二份是再灌注治疗的心电图，第三份心电图是梗死后心包炎。

（4）不是 ACS。

正确答案：（1）

第一份心电图显示心内膜下缺血改变，表现为下壁和 $V_2 \sim V_3$ 导联 ST 段压低，$V_2 \sim V_5$ 导联的高尖 T 波。$V_1 \sim V_3$ 导联为 QS 形。还观察到 RBBB，窦性节律和交界区心律交替。

无胸痛发作的第二份心电图显示 QS 波消失，R 波在 $V_1 \sim V_3$ 导联恢复，V_1 呈 rSR' 形。未见 ST 段上斜型压低，这是由于抗血小板治疗后缺血减少，T 波的峰值较小。

疼痛再次发作，心电图显示出典型的前壁 STE-ACS 表现。

这个例子说明 ACS 是动态演变的。常见的情况是冠状动脉没有完全闭塞，而是严重狭窄（见图）。

冠状动脉造影显示 LAD 位于 D_1 近段（箭），以及第一和第二间隔支之间的次全闭塞。

病例 2

一名心脏骤停复苏后的患者，经院前急救复苏，接受电除颤和反复注射肾上腺素。在进入导管室时记录到的心电图。

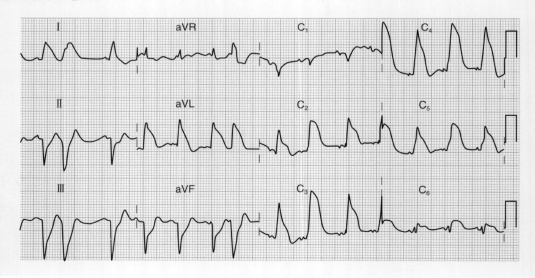

该患者的诊断建议是什么？

（1）是典型的心脏骤停复苏后的心电图形态，将随着血流动力学的稳定而改变。

（2）是典型的冠状动脉痉挛心电图形态，位于 LAD，应立即冠状动脉内注射硝酸甘油。

（3）应考虑其他原因，如主动脉夹层。

（4）是技术错误。

正确答案：（2）

在心脏骤停后观察到这种心电图形态确实是很常见的，但在这种情况下，反复应用肾上腺素应该考虑到冠状动脉痉挛的可能性，并继续于冠状动脉内注射硝酸甘油（这也是能够立即改善患者症状的措施）。ST 段抬高对应于 LAD 供血区域，冠状动脉造影显示痉挛。A 和 B 为冠状动脉痉挛发作期间，C 为注射硝酸甘油后。

A
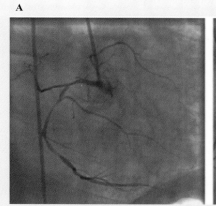

B
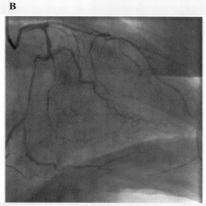

C
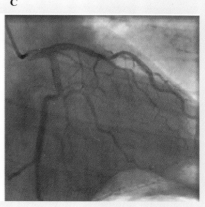

病例 3

64 岁男性患者，因上腹部疼痛、呼吸困难入院，端坐呼吸，血流动力学不稳定。入院后应用氯吡格雷、肝素、无创通气和多巴酚丁胺治疗。发现重度二尖瓣反流，肌钙蛋白升高。心电图在 I 导联 ST 段位于等电位线，下壁导联轻度 ST 段抬高伴 T 波末端倒置，$V_2 \sim V_5$ 导联 ST 段明显压低。诊断为 NSTE-ACS，并行冠状动脉造影（非急诊）。

该患者可能的诊断是什么？

（1）是 STE-ACS，可能为 LCX 闭塞。

（2）是多支血管病变导致的 NSTE-ACS。

（3）是腱索断裂引起的急性二尖瓣反流。

（4）经食管超声心动图可比冠状动脉造影获得更多信息。

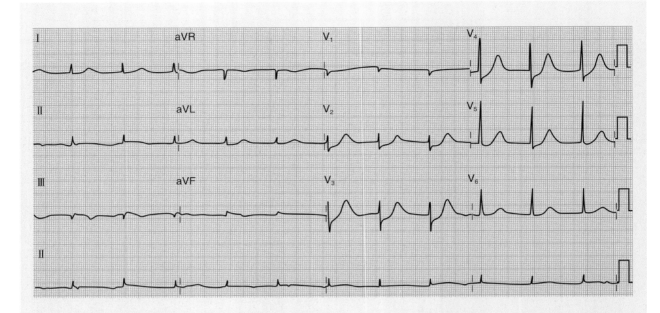

正确答案：（1）

这是 LCX 闭塞，ST 段抬高在 III 导联高于 II 导联。ST 段抬高与终端 T 波倒置是轻度的。V₁ 导联 ST 段压低，心前区导联轻微的 ST 段压低是镜像改变，ST 段抬高 III＞II 不是 LCX 闭塞的典型表现，但罪犯血管预测算法并不是具有 100% 的敏感性和特异性。ST 段抬高总量的意义也可能因为 T 波终端倒置而改变（即此时的心电图不一定是最大的 ST 段抬高）。

由于后外侧乳头肌功能障碍导致急性二尖瓣反流。

冠状动脉造影显示小的 LCX（A）的完全闭塞（箭），LAD 也有病变。RCA 未见异常（B）。心室造影（C），表现为收缩期大量的二尖瓣反流和下壁运动消失。

A   B   C

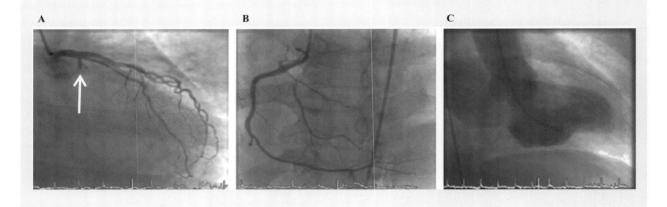

病例4

46岁男性患者，因胸痛1h（上午9时开始）就诊，再灌注治疗前心电图如图所示。

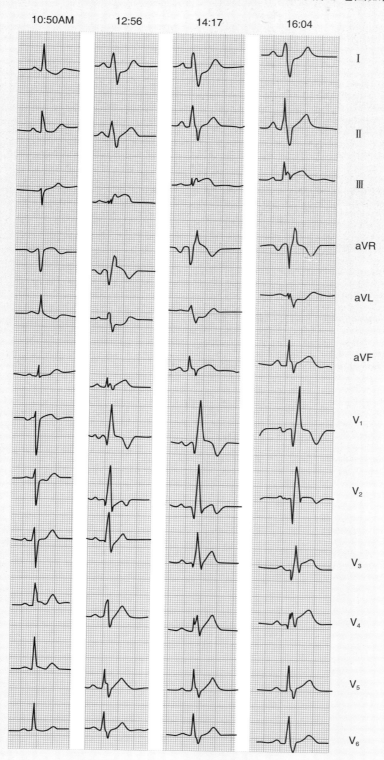

该患者可能的诊断建议是什么？

(1) 是多支病变的心电图表现，罪犯血管为 RCA 或 LCX。

(2) 第二份心电图提示应该进行再灌注治疗。

(3) 第三份心电图提示应该进行再灌注治疗。

(4) 第四份心电图提示应该进行再灌注治疗。

正确答案：（2）

第二份心电图显示下壁导联 ST 段抬高（主要在 Ⅲ 导联），对应的 Ⅰ 和 aVL 导联 ST 段压低；心前区导联出现 RBBB 与宽的对称 T 波。除非是心率依赖性的，否则新发的 RBBB 不常见于 RCA 梗死。在某些情况下，心电图变化可能随着 Q 波的出现而结束，没有明显的 ST 段抬高。

冠状动脉造影显示 LAD（箭）近段完全闭塞和 LCX 弥漫性病变。在 LCX 中，OM（星）的开口处次全闭塞，接受 LAD 来源的侧支循环。LAD 闭塞时，LCX 供血区域也出现缺血表现（ST 段升高）。

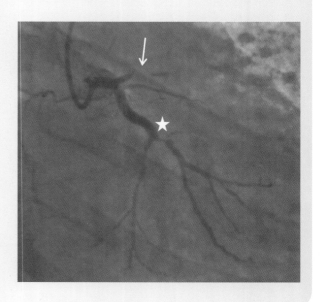

第 8 章
ST 段抬高：心肌梗死的 ST 段抬高与非缺血性 ST 段抬高的鉴别

ST–Segment Elevation: Differentiating ST–Elevation Myocardial Infarction from Non–Ischemic ST–Elevation

医生对疑似 STE-ACS 患者需要快速决定是否转诊患者进行紧急再灌注治疗，这是有一定压力的。对于症状典型和心电图（ECG）典型的多数患者来说，做出决定很容易。但是对于没有典型表现的患者，由于不想错过诊断和延迟再灌注治疗，因此经常会有过度诊断。据研究，高达 30% 的 STE-ACS 患者的症状是非典型的，尤其是在老年人、妇女和糖尿病患者（Canto 等，2000；Deedwania 和 Carbajal，1991；Kyker 和 Limacher，2002）。这些患者通常表现为不典型的疼痛，有时甚至没有胸痛，并有可能由缺血以外的原因引起的症状（呼吸短促、肺水肿、恶心、低血压等）。在对这些患者进行初步分类时，心电图、病史和体格检查起着重要作用。根据全球第 4 次心肌梗死（MI）定义的建议，应在就诊后 10min 内获得心电图并进行判读（Thygesen 等，2018）。此外，对有症状但初始心电图无法诊断的患者，应每 15~30min 进行连续心电图监测。ST 段抬高被认为是由心外膜冠状动脉血栓阻塞引起的急性透壁性缺血的反映。因此，建议对疑似STEMI 的患者应该立即给予再灌注治疗，包括直接的经皮冠状动脉介入（pPCI）或溶栓治疗，

而对于没有 ST 段抬高的也没有持续缺血症状的患者可以先给予保守治疗，因为早期的研究认为对于无 ST 段抬高的患者再灌注治疗没有益处（Fibrinolytic Therapy Trialists，1994）。

尽管心肌特异性的肌钙蛋白（cTn）检测的出现改变了心肌梗死的总体诊断，但是否进行血管造影或给予溶栓药物的决定还是基于心电图 ST 段是否抬高，通常在血液中检测到肌钙蛋白之前就已做出决定。心外膜动脉闭塞时，肌钙蛋白短期内还没有到血液中，即使有持续缺血和坏死，肌钙蛋白水平也可能正常。因此，大多数血清标志物的升高只发生在再灌注后。

对于大多数健康个体来说，ST 段是等电位线的（即 ST 段或多或少与邻近的 TP 和（或）PR 段处于水平状态）。ST 段偏移（抬高或压低）通常被认为是心肌缺血的表现。然而，有报道表明，非缺血性 ST 段抬高（NISTE）也非常常见（在一般人群中高达 15%）。Hiss、Lamb 和 Allen（1960）等发现，在美国空军的 6014 名健康男性患者中，16—58 岁，91% 受试者在超过 1 个心前区导联 ST 段抬高 1~3mm（主要是 V_2 导联）。Surawicz 和 Parikh（2002）等

报道，在 17—24 岁的男性患者中，从 $V_1 \sim V_4$ 至少有 1 个导联中 ST 段抬高超过 1mm 的发生率为 93%。随着年龄的增长，发生率逐渐下降（76 岁以上男性患者为 30%）。考虑到大多数男性患者前壁导联的 ST 段抬高超过 1mm，因此认为基线 ST 段抬高是正常的，而不是变异，通常称之为"男性患者模式"。相比之下，只有 20% 的女性患者前壁导联的 ST 段抬高 > 1mm，且不受年龄的影响（Mcfarlane 2001）。这些内容在全球第 4 次心肌梗死定义（the Fourth Universal Definition of Myocardial Infarction）的文献中有陈述（Thygesen 等 2018）。

不同的 ST 段抬高标准造成了混乱和不一致。在第 4 次全球心肌梗死定义中认可的异常的 ST 段抬高临界值，是在排除左心室肥大（LVH）或左束支传导阻滞（LBBB）后，年龄 ≥ 40 岁的男性患者中 J 点处 ST 段抬高 > 2mm，< 40 岁的男性患者抬高 > 2.5mm，女性患者在 $V_2 \sim V_3$ 导联 ST 段抬高 ≥ 1.5mm 和（或）所有其他导联抬高 ≥ 1mm（Thygesen 等，2018）。这些标准是基于对苏格兰 Glasgow 市和 Strathclyde 地区 1321 名白种人计算出的平均值偏差 2%（McFarlane，2001）。这些标准得到了 2017 年欧洲心脏学会 STEMI 管理指南的认可（Ibañez 等，2018），但是，我们简化了这些建议。在这些指南中认为男性患者至少 2 个相邻导联 J 点处新出现 ST 段抬高 ≥ 2mm，女性患者在 $V_2 \sim V_3$ 导联新出现 ST 段抬高 ≥ 1.5 mm 和（或）其他相邻胸或肢体导联 J 点处新出现 ST 段抬高 ≥ 1mm（O'Gara 等，2013），即视为异常。考虑到种族的同质性，以及随着年龄的增长 ST 段抬高的递减，这些临界值也可能变化（Mcfarlane，2001）。目前尚不清楚是否可以对不同种族的人群使用相同的 ST 段抬高阈值，据报道尼日利亚健康男性患者的 ST 段抬高程度更高（Katibi

等 2013）。目前也没有指南指出这个"正常"ST 段抬高的标准是否适用于 LVH、LBBB 或其他形式室内传导延迟（intraventricular conduction delay，IVCD）的患者。

大量出现胸痛或其他相关症状的患者在心电图上有非缺血性病因的 ST 段抬高（O'Gara 等，2013；Canto 等，2000；Deedwania 和 Carbajal，1991；Kyker 和 Limacher，2002）。NISTE 有几种常见表现，可以很容易地与 STEMI 识别和区分。然而，一些有 NISTE 基础的患者（如 LVH 或早期复极）也可能并发 STE-ACS 或非 ST 段抬高的急性冠状动脉综合征（NSTE-ACS），因此，即使有一些良性 NISTE 的特征，也不能排除是继发于急性冠状动脉综合征（ACS）甚至 STEMI 的急性缺血的存在。

显然，ST 段抬高的鉴别诊断范围很广，包括合并缺血（如主动脉夹层）、基线 ST 段抬高但无缺血的情况，以及有新的 ST 段抬高和胸痛但无缺血的情况（例如心包炎或心肌炎、肺栓塞、电解质失衡、心率相关的复极改变等）。鉴于目前强调要及时诊断 STE-ACS，过度考虑"STEMI"而进行不必要的导管检查或给予溶栓治疗的情况也比以前更多。

没有识别出 NISTE 付出的代价是可能会延误最初的治疗（如消化性溃疡出血、主动脉夹层、肺动脉栓塞等）。并且可能使患者接受不必要的辐射和对比剂，增加医疗保健费用和使导管室人员精疲力竭。

据报道，有 9%～14% 的患者导致导管室假阳性激活（没有发现罪犯血管）（Larson 等，2007；Rokos 等，2010）。不适当的激活导管室，即心脏病专家在被院前或急诊科团队通知后没有进行紧急冠状动脉造影，据报道有 5%～23%（Rokos 等，2010）。

表 8–1 列出了 NISTE 的常见原因。正确认识 STE 的这些表现可以更快地给予更适当的

表 8-1　缺血性心脏病以外的其他 ST 段抬高的常见原因

1. 正常变异：胸部异常、早期复极（图 8-6 至图 8-8）和迷走神经过度兴奋。迷走神经过度兴奋时，ST 段抬高较轻，一般呈早期复极模式。T 波高且不对称。男性患者 ECG 模式属于正常变异，可能导致诊断错误（图 8-10 和图 8-11）
2. 运动员：有时 ST 段抬高，可能与 ACS 相似，伴或不伴负向 T 波（图 8-25）。没有发现冠状动脉受累，但在猝死的运动员中观察到这种表现。因此，它的存在意味着需要排除肥厚型心肌病
3. 继发性复极改变（LBBB、LVH、WPW 和起搏器）（图 8-3 至图 8-5）
4. 早期的急性心包炎和心肌炎（图 8-12 至图 8-14）
5. 肺栓塞（第 6 章的病例 3）：经常伴有 RBBB
6. 高钾血症：T 波高尖伴随轻微 ST 段抬高。有时 ST 段抬高可能更明显，特别是在右心前区导联（图 3-11）
7. 高钙血症。有类似急性心肌梗死的 ST 段抬高的病例报道（Durant 和 Singh，2017）
8. 体温过低（图 8-9）
9. Brugada 综合征：可能呈现典型的 ST 段抬高，或者不典型的 ST 段抬高（图 8-18 和图 8-20，Wilde 等，2002）
10. 致心律失常性右心室心肌病（图 8-24）
11. 嗜铬细胞瘤
12. 主动脉夹层（左心室肥大的镜像表现）
13. 神经肌肉和脑血管疾病
14. 气胸：尤其是左侧。可以观察到明显的 ST 段抬高，可能与气胸引起的冠状动脉痉挛有关
15. 因滥用可卡因、药物等引起的中毒

治疗，减少导管室的假阳性和不适当的激活，确保患者的最佳治疗结果。

一、ST 段"凹面向上"与"弓背向上"型抬高

ST 段通常与 PR 段和 TP 段位于等电位线。一般认为，ST 段凸面向上抬高或直的抬高与 STE-ACS 的 ST 段抬高是一致的，而凹形的 ST 段抬高与 NISTE 有关。全球第 4 次心肌梗死定义中指出，"新出现的 ST 段弓背向上型抬高，特别是与 ST 段反向压低相关时，通常反映急性冠状动脉闭塞，提示心肌损伤伴坏死"（Thygesen 等，2018）。2004 年 ACC/AHA 指南建议，如果向上的 ST 段改变是凹的而不是凸的，STE-ACS 出现的可能性较小（Antman 等，2004）；但 2013 年 ACCF/AHA 和 2017 年 ESC 指南中没有提到这些内容（Thygesen 等，2018）。

Wang、Asinger 和 Marriott（2003）强调凹面抬高提示 NISTE（男性患者、LBBB 和 LVH），而不是 STEMI。但是，必须仔细分析凹面与凸面，不应将其作为区分 NISTE 和 STE-ACS 的唯一标准。Brady、Perron 和 Chan（2001a）等

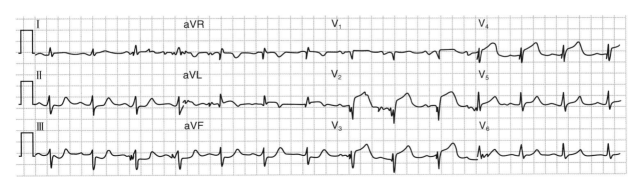

▲ 图 8-1　1 例急性前壁 STE-ACS 患者，心前区导联 ST 段抬高呈凹面向上型（V₂～V₅ 导联）。仅 aVL 导联有弓背向上型 ST 段抬高。注意下壁导联 ST 段反向压低。急诊冠状动脉造影显示 LAD 近段闭塞，行 pPCI 治疗

报道急性心肌梗死诊断中 ST 段非凹面抬高形态的敏感性为 77%，特异性为 97%，阳性预测值为 94%，阴性预测值为 88%。图 8-1 是 1 例急性前壁 STE-ACS 患者，心前区导联 ST 段抬高呈凹面向上型。我们的经验是，在 STE-ACS 的初期，当 T 波为正时，ST 段抬高往往是凹面向上的。然而，当 T 波末段稍后变为倒置时，ST 段抬高变为弓背向上。

二、相关性变化

全球第 4 次心肌梗死定义中坚持认为"新出现弓背向上的 ST 段抬高时间延长，特别是同时存在对应导联 ST 段压低，通常反映急性冠状动脉闭塞，有心肌损伤伴坏死"（Thygesen 等，2018）。但这一说法并不准确。下壁 STE-ACS 时相对应的 I、aVL 导联 ST 段压低。同样的，D_1、OM 或中间支闭塞引起的 STEMI，I、aVL 导联 ST 段抬高，对应的下壁导联 ST 段压低。但很大比例的前壁 STE-ACS 患者，

没有相关性变化。只有短 LAD 近段闭塞（I、aVL 导联 STE，伴下壁导联 ST 段压低）或包裹性 LAD 的远段闭塞（下壁导联 ST 段抬高，对应的 I、aVL 导联 ST 段压低），才可见相应改变。在包裹性 LAD 的近段闭塞，或短小或中等大小的 LAD 的非近段闭塞中，没有发现有反向的变化。另一方面，侧壁导联"相关性"ST 段压低常见于 NISTE 伴有 LVH 的患者，aVR 导联相关性改变见于早期复极患者，aVR 和 V_1 导联相关性改变见于急性心包炎患者（见下文）。

三、继发于左心室肥大的 ST 段抬高

就像左心室肥大时 QRS 复合波振幅增加一样，ST 段的改变也会被放大（Estes 和 Jackson，2009）。继发于 LVH 的 NISTE 常见于导联 $V_1 \sim V_3$。通常，LVH 的诊断标准除了 QRS 标准，也包括侧壁导联 I、aVL 和

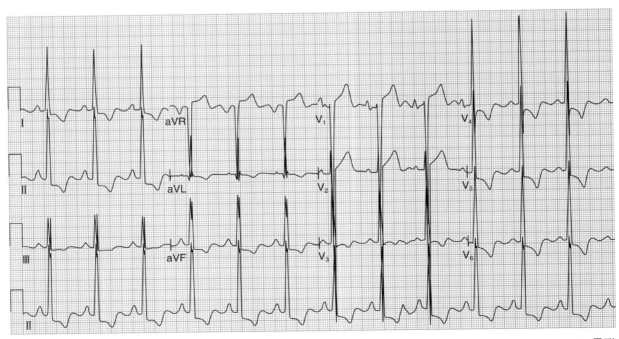

▲ 图 8-2　继发于 LVH 的 ST 段抬高示例。aVR、$V_1 \sim V_2$ 导联 ST 段抬高，I、II、III、aVL、aVF、$V_4 \sim V_6$ 导联 ST 段压低

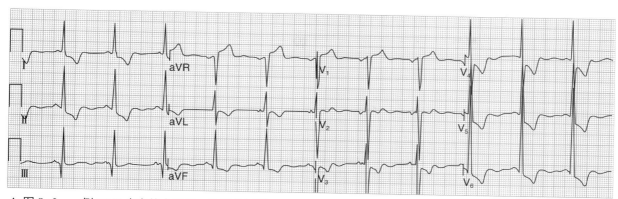

▲ 图 8-3　一例 LVH 患者的心电图。弥漫性导联 ST 段压低（Ⅰ、Ⅱ、aVL、aVF、V₃～V₆），aVR、V₁ 导联 ST 段抬高。容易与继发于 LMT 次全闭塞缺血时所见的环周性心内膜下缺血表现相混淆

V₅～V₆ 的 ST 段压低（图 8-2）。很多情况下，aVR 导联也有 ST 段抬高（图 8-3）。但千万不要将这种表现与 LMT 次全闭塞引起的环周性心内膜下缺血（aVR 导联 ST 段抬高，下壁和前侧壁导联 ST 段压低）相混淆。根据全球第 4 次心肌梗死定义共识文件（Thygesen 等，2018），STEMI 的临界值不适用于 LVH 患者。然而，高血压也是冠心病和心肌梗死的危险因素。

LVH 可能导致不典型的 ST 段偏移（图8-4）。此外，患者偶尔可能有不止一种类型的 NISTE（LVH+ 早期复极）（图 8-5）或 LVH+ 非特异性 IVCD，甚至是 STEMI 也可能在 LVH 的基础上出现变化。

四、早期复极

1%～5% 的患者有"早期复极"现象，

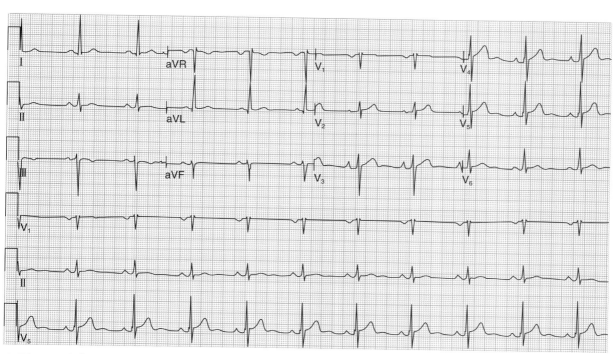

▲ 图 8-4　心电图显示继发于 LVH 的不典型 ST 段抬高。V₃～V₆ 导联 ST 段抬高，Ⅰ、aVL 导联无典型 ST 段压低，V₁～V₂ 导联 ST 段抬高最小

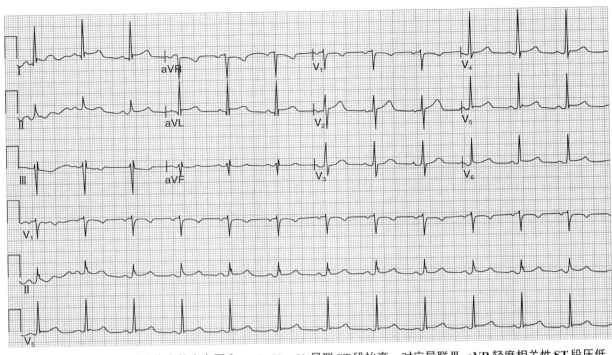

▲ 图 8-5　一例左心室肥大患者的心电图 I、aVL、V₂~V₆ 导联 ST 段抬高，对应导联 Ⅲ、aVR 轻度相关性 ST 段压低。注意侧壁导联 QRS 末端呈凹面向上型，这是早期复极的典型特征

最常见于年轻人、运动员、非裔男性患者（Klatsky 等，2003；Tikkanen 等，2009）。多年来，认为早期复极的 NISTE 是一种良性现象，为正常变异（Tikkanen 等，2009）。然而，最近发现它与心律失常性心源性死亡有关，特别是当 ST 段抬高＞2mm 时。但这种表现不是因为急性缺血进行急诊再灌注治疗引起的。过去曾使用过不同的定义。2015 年的共识文件指出 QRS 终末切迹可能（不一定）与 ST 段抬高相关（Mcfarlane 等，2015）。最近的共识文件扩大了定义，将所有类型的 NISTE 都包括在内，并省略了对 QRS 终末切迹的要求（Patton 等，2016）。图 8-6 是早期复极模式的一个例子。

在许多"早期复极"病例中，ST 段抬高是一过性的，随着心动过速和过度换气而改善甚至消失（图 8-7）。因此，ST 段抬高程度的动态变化并不总是预示缺血。

由于"早期复极"通常在下侧壁导联显示 ST 段抬高，预计 aVR 导联会伴随 ST 段压低（aVR 导联是使用 I 和 II 导联的平均值计算的导联），有可能被误诊为急性心包炎（见下文）。此外，在复极时，常可见到 AVR 导联 PR 段抬高和下壁导联 PR 段压低（图 8-8）。

体温过低可能导致一过性明显的 J 点切迹（Osborne 波）（图 8-9）（Spodick，2006），不应将其误认为良性早期复极。体温过低通常也与心动过缓和震颤有关。伴有 ST 段抬高的 Osborne 波也可见于严重的高钙血症和神经系统疾病。低温可导致 QT 间期时间延长。另一方面，高钙血症常与短的 QT 间期有关（Nishi 等，2006）。高钾血症是众所周知的 ST 段抬高的原因，通常也会出现 QRS 增宽，以及 P 波和 PR 段的改变。另一个可能与 J 点切迹相混淆的现象是心律失常性右心室心肌病（ARVC）中出现的 ε 波。然而，在 ARVC 中 ε 波出现在 V₁~V₃ 导联，而不是在下侧壁导联（Nasir 等，2004）。

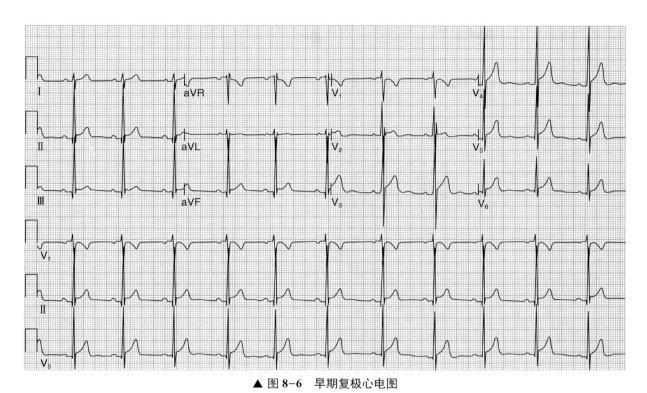

▲ 图 8-6　早期复极心电图

ST 段抬高，下壁导联有明显的 **J** 点，提示早期复极。$V_2 \sim V_6$ 导联也有 **ST** 段抬高，但无明显切迹

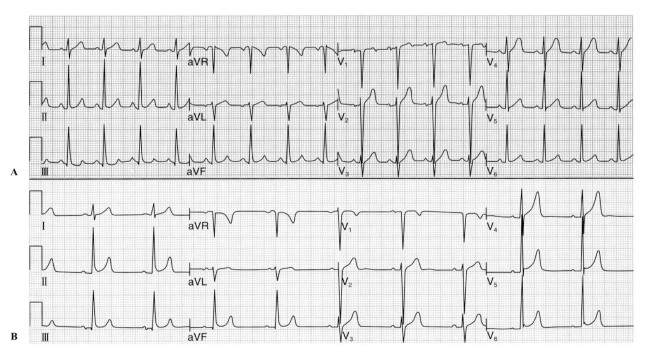

▲ 图 8-7　继发于早期复极的 **ST** 段抬高

$V_5 \sim V_6$ 导联有明显的 J 点和 ST 段抬高（B）。但当心率较快时（A），突出的 J 点和 ST 段抬高消失，为典型早期复极表现

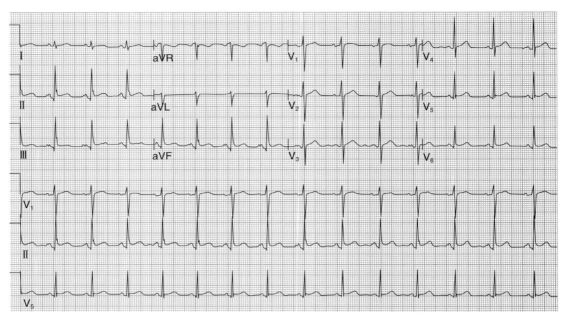

▲ 图 8-8　一例继发于早期复极的 ST 段抬高患者的心电图。下壁导联和 V₄～V₆ 导联有 ST 段抬高。注意 aVR 导联中 PR 抬高和轻度的"相关性" ST 段压低，Ⅱ 导联的 PR 轻度压低。患者在心电图记录时没有症状，也没有心包炎的症状

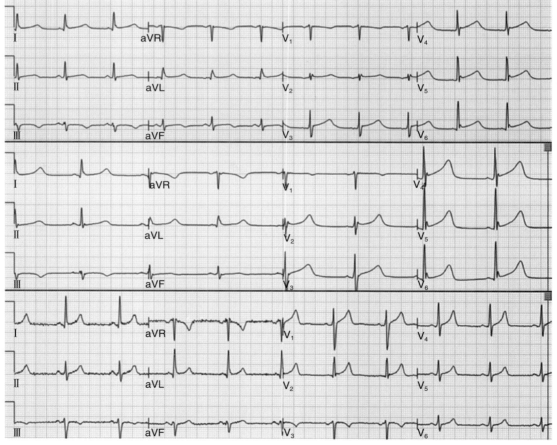

▲ 图 8-9　一例体温过低的患者（中图），显示窦性心动过缓，Ⅱ、V₂～V₆ 导联有 Osborne 波，前侧壁导联有轻度 ST 段抬高。在体温过低之前的基线心电图（下图）没有这些变化，并且随着体温的升高，Osborne 波的振幅降低

五、"正常变异"的 NISTE

ST 段抬高"正常变异"是指主要位于 $V_1 \sim V_3$ 导联的 ST 段抬高（Wang、Asinger 和 Marriott，2003）。在年轻男性患者中很常见，主要是非裔美国人和西班牙裔。与 LVH 患者所见的 NISTE 不同，不包括 LVH 的 QRS 电压标准，也没有伴随的侧壁导联 ST 段压低和 T 波改变。过去，一些研究者不区分"正常变异"和"早期复极"，统称为"早期复极"。美国心脏协会的最新科学声明再次提到这些表现，称之为"早期复极"（Patton 等，2016）。事实上，许多患者同时具有"正常变异"和"早期复极"表现（图 8-10）。

ST 在 $V_2 \sim V_3$ 导联中可能轻度抬高也属于正常变异，通常呈凹面向上型（图 8-11）。在年轻男性患者中尤其常见。因此，目前的指南为年轻男性患者 $V_2 \sim V_3$ 导联的 ST 段抬高设定了更高的阈值。

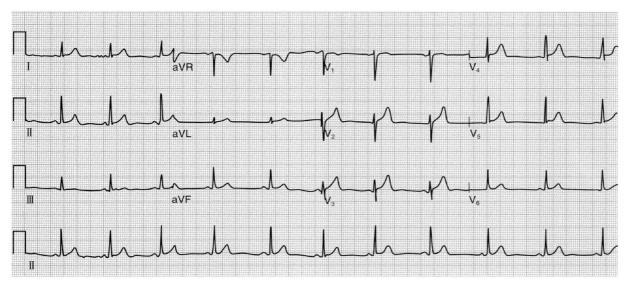

▲ 图 8-10　一例年轻男性患者，$V_2 \sim V_5$ 导联 ST 段抬高，典型的"正常变异"型（凹陷 ST 段抬高伴高正 T 波），下侧导联 J 点切迹

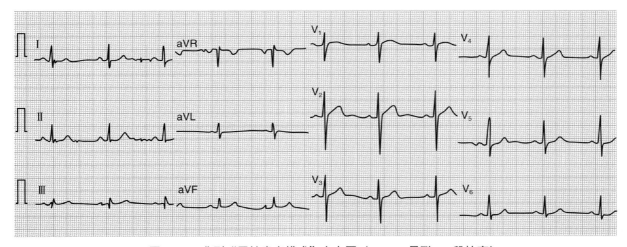

▲ 图 8-11　典型"男性患者模式"心电图（$V_1 \sim V_2$ 导联 ST 段抬高）

六、急性心包炎

ST 段抬高可能出现在急性期或第一阶段，发生在最初的几天，可能持续数周。典型心包炎表现是除 aVR 和 V_1 导联外的所有导联可见弥漫性 ST 段抬高，aVR 和 V_1 导联为 ST 段反向压低（图 8-12 至图 8-14）。这种表现通常伴随除 V_1 和 AVR 以外的所有导联的弥漫性 PR 段压低，而这 2 个导联显示 PR 双向抬高（Punja，2010）。STE-ACS 或心脏手术后的局灶性心包炎可能会引起局域性和非典型的 ST 段抬高，可能与 aVR 和 V_1 以外的导联 ST 段压低有关，类似于 STEMI。

七、继发于 LBBB 的 ST 段抬高

LBBB 通常伴有明显的 ST 段改变（图 8-15），在 LBBB 时，很难识别 STE-ACS。

新出现的或假定新出现的 LBBB 被认为等同于 STE-ACS（Antman 等，2004）。但是大多数 LBBB 的病例 "不知道以前是否有 LBBB"，因为没有先前的 ECG 可供比较。新出现的或推测新出现的 LBBB 很少发生，可能会干扰 ST 段抬高的分析，根据当前的指南，其单独出现不应认为是等同于急性 STEMI（O'Gara 等，2013）。

在怀疑急性心肌梗死的患者中，只有 1%～9% 的人在 ECG 上有 LBBB，无论是新发还是既往的（Cai 等，2013）。在 STE-ACS 出现 LBBB 的患者中，只有 39% 的患者最终诊断为 ACS，36% 的患者有 ACS 以外的心脏病诊断（急性心力衰竭、完全性心脏传导阻滞、心房颤动、钙化导致的严重主动脉狭窄、高血压急症），25% 的患者为非心源性胸痛（Jain 等，2011；Mehta，2012）。

LBBB 表现会掩盖 STE-ACS 的表现。LBBB 时 ST 段偏离通常与 QRS 波群的主波方向相反。而急性 STE-ACS 更有可能出现与 QRS 波群向量一致的原发性 ST-T 波异常。由于 LBBB 患者通常在 V_1～V_3 导联为负向 QRS，常表现为 ST 段显著抬高，与真正的前壁 STE-ACS 容易混淆。在 LBBB（新发或既往的）患者发生真正 STE-ACS 时如何诊断，详见第 11 章。

LBBB 患者 ST 段偏移的振幅依赖于异常的程度，当 QRS 持续时间或心率变化时，ST 段偏移的振幅可能会改变（图 8-15）。此外，由于电极位置的不同，不同的心电图 ST 段偏移的程度可能不同，这在有电轴左偏患者的侧

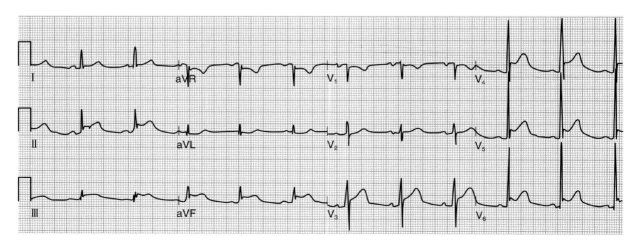

▲ 图 8-12　一例急性心包炎患者的心电图。aVR 导联轻度 PR 抬高，Ⅱ导联 PR 压低，Ⅰ、Ⅱ、Ⅲ、aVF 和 V_3～V_6 导联 ST 段抬高，aVR 和 V_1 导联 ST 段反向压

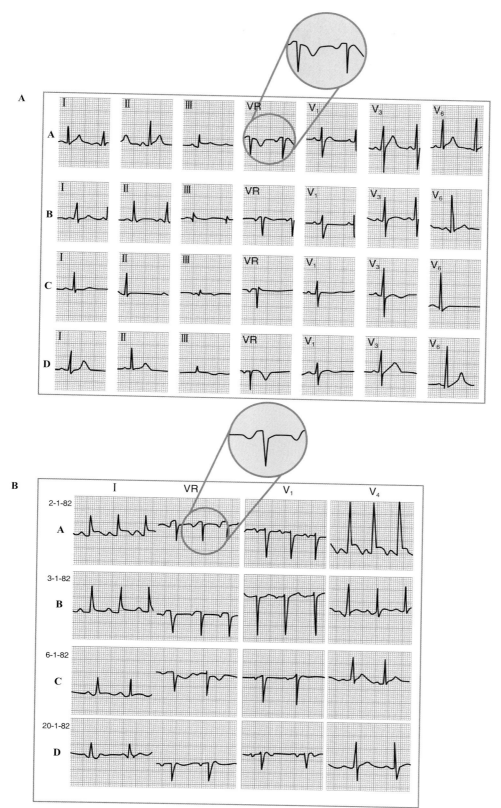

▲ 图 8-13 急性特发性心包炎（A），可能存在 4 种暂时的心电图类型：A. ST 段抬高伴部分导联 PR 偏移（抬高和压低），特别是 aVR 中的 PR 段抬高和 Ⅱ 导联的"镜像"图像；B 和 C. T 波平坦；D. 心电图正常化。另一例心包炎合并心肌炎（B）。在第一阶段，部分导联出现 ST 段抬高，且相对于等电位线呈凹面向上。aVR 导联 PR 段明显抬高

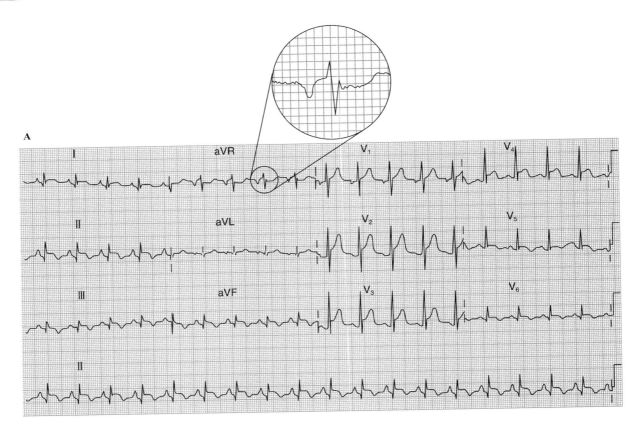

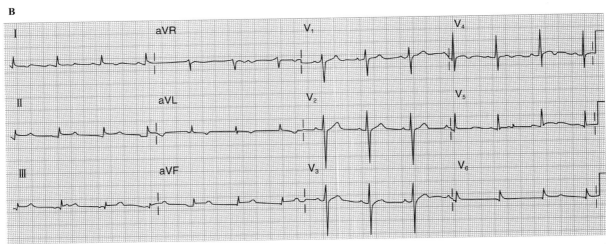

▲ 图 8-14 一例 39 岁患者，长期有非缺血特征的心前区疼痛病史。多导联 ST 段抬高（A），部分导联有终末 T 波倒置，但无 Q 波，aVR 导联 PR 抬高，Ⅱ 导联 PR 压低。临床病史、心电图及随访心电图（B）显示典型的心包炎演变，证实了这一诊断。肌钙蛋白 I 水平略有升高

壁导联中尤为明显。

对于不完全性 LBBB（QRS 波持续时间 < 120ms）的患者如何解释 ST 段偏移，目前尚无相关数据。特别是这些患者 $V_1 \sim V_3$ 导联的"正常 ST 段抬高"的临界值是多少尚不明确。

八、继发于其他 IVCD 的 ST 段抬高

与完全性 LBBB 相似，非特异性 IVCD 患者也可能表现为继发于复极改变的 NISTE（图

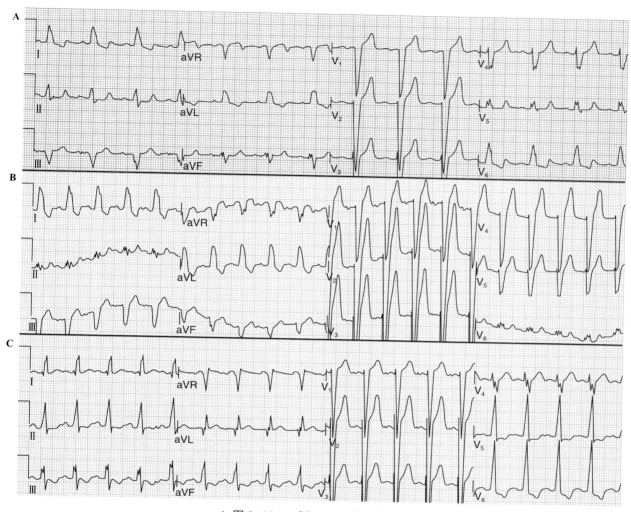

▲ 图 8-15　一例 LBBB 患者的心电图

表现为典型的 $V_1 \sim V_3$ 导联 ST 段抬高，侧壁导联 ST 段压低。请注意，ST 段偏移的幅度随着心率的加快而增加（B）。下壁导联（早期心电图）QRS 宽度较窄，Ⅰ、aVL 导联未见 ST 段压低或 T 波倒置，而下壁导联有 ST 段压低和 T 波倒置。因此，随着 QRS 宽度、电轴和心率的变化，ST 段偏移的分布和幅度将发生动态变化

8-16）。这些患者的 ST 段偏移模式各不相同，只有将现在的 ECG 与以前的进行比较，或者在随后的心电图中跟踪动态变化，才能做出准确的诊断。需要再次强调的是，ST 段偏移的振幅可以随着传导延迟程度的不同（QRS 宽度和电轴）而改变，也可能取决于心率。

右束支传导阻滞（RBBB）通常不影响 ST 段偏移。但在心动过速期间，RBBB 患者可能会出现心前区导联 $V_1 \sim V_3$ 的 ST 段压低，容易与下侧壁 STE-ACS 混淆（图 8-17）。此外，RBBB 患者前壁导联 ST 段抬高的阈值是否不同尚不清楚。

预激综合征（Wolf-Parkinson-White）时也可能由于复极异常而引起 NISTE（图 8-18）。ST 段偏移的程度高度依赖于旁路的激活程度。

九、Brugada 综合征

NISTE 中 Brugada 综合征表现为在 $V_1 \sim V_2$ 导联呈 RBBB 模式的 STE（图 8-19）（Antzelevitch 和 Nof, 2008；Brugada P.、Brugada R. 和 Brugada J., 2000）。Brugada 综合征与室性快速性心律失

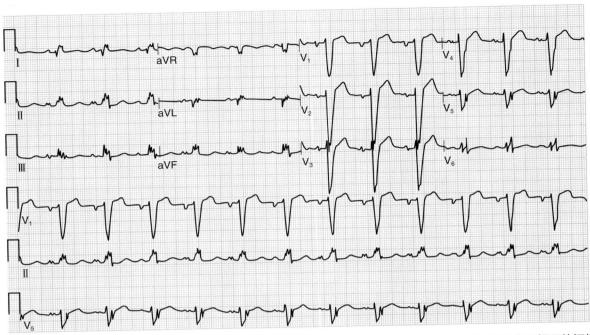

▲ 图 8-16　一例 IVCD 患者出现肺水肿。V_1～V_5 导联呈凹面型 ST 段抬高。患者有心肌病。没有心肌梗死的证据

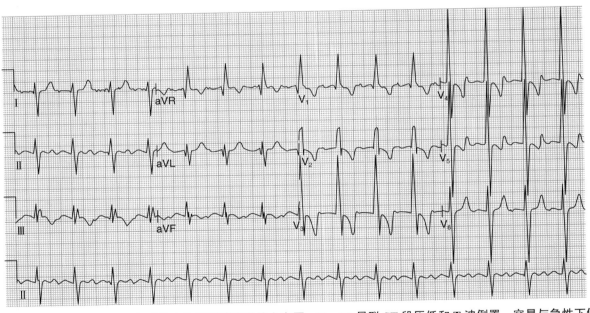

▲ 图 8-17　一例 RBBB+ 左后分支传导阻滞患者的心电图。V_1～V_5 导联 ST 段压低和 T 波倒置，容易与急性下侧壁 STE-ACS 相混淆。目前，我们尚无确定 RBBB 患者是否出现下侧壁 STE-ACS 的诊断标准

常和心源性猝死的高风险相关。Ⅰ型 Brugada 的特征是 ST 段凹面向上抬高> 2mm，在有或没有钠通道阻滞药的情况下，超过 1 个右心前区导联（V_1～V_3）出现负向 T 波，伴有心室颤动、多形性室性心动过速、45 岁以下心源性猝死的家族史、亲属中类似的心电图形态、程序性电刺激诱发室性心动过速、晕厥或夜间濒死呼吸（Antzelevitch 等，2005）。Ⅱ型 Brugada 表现为鞍背型，起始 ST 段抬高> 2mm，中下段压低，远段 T 波呈正向或双向。Ⅲ型 Brugada 表现为

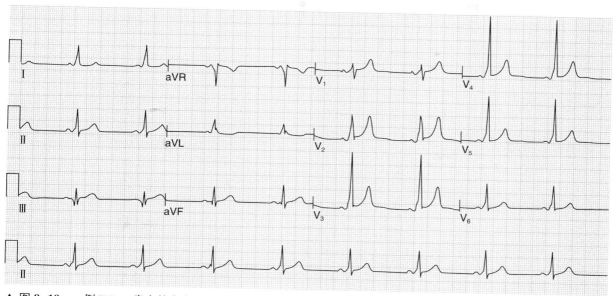

▲ 图 8-18 一例 **WPW** 患者的心电图。Ⅱ、**V₁～V₆** 导联有正向 δ 波，Ⅲ、**aVF** 导联有类似 **Q** 波的负向 δ 波。下壁导联 ST 段轻度抬高，**aVL** 导联 ST 段轻度压低。该模式容易误诊为下壁 STE-ACS

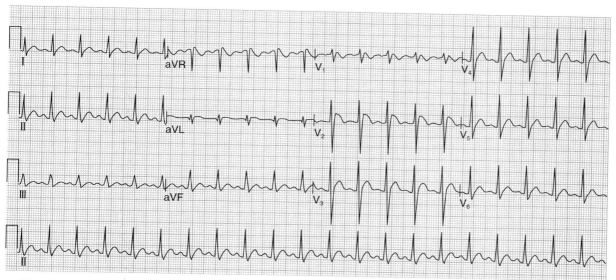

▲ 图 8-19 一例 **Brugada** 模式患者的心电图。**V₁～V₂** 导联 RSrs'，**ST** 段抬高伴负向 **T** 波。**V₃** 导联也有轻度 **ST** 段抬高

鞍背型或凹陷型 ST 段抬高＜ 1mm。Ⅱ 型和 Ⅲ 型不能诊断 Brugada 综合征。Brugada 综合征的 ECG 变化是动态的，可能会随着时间的推移而改变，不同类型的 ST 段抬高出现在不同的时间（Antzelevitch 等，2005）。

Brugada 综合征（图 8-20）有发生严重心律失常的风险。右心前区导联的 ST 段抬高是关键标志，它是恶性心律失常的危险标志（Wilde 等，2002）。最典型的 ECG 表现如图 8-20A。此外，非典型 Brugada 综合征（图 8-20B）应与运动员和胸廓异常的 ST 段抬高相鉴别。Brugada 综合征的 ST 段抬高不超过 V₃ 导联，而运动员的 ST 段抬高可见于 V₄～V₅ 导联。另外，通常运动员和漏斗胸的 V₁ 导联为 r' 波（图 8-20C 和 D），与 Brugada 综合征（图 8-20B）相比是小而窄的。

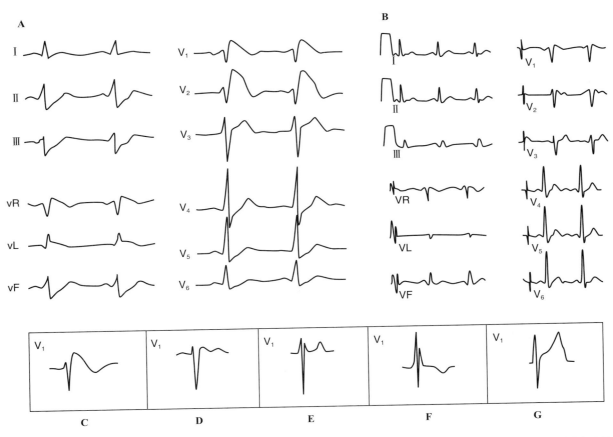

▲ 图 8-20　A 和 B. Brugada 综合征 ST 段抬高的示例，包括典型 (A) 和非典型 (B) 两种表现。C 至 G. 不同疾病的 V₁ 导联心电图比较，Brugada 综合征的典型（C）和非典型模式（D）、漏斗胸（E）、轻度右心室扩大的运动员心电图（F）及正常变异（G）漏斗胸的 r' 波比非典型 Brugada 综合征的 r' 波狭窄，与运动员的 r' 波相似

十、Takotsubo 综合征（心尖球形综合征）

心尖球形综合征在绝经后妇女中更为常见，通常发生在急性情绪或心理压力之后。有胸痛和（或）呼吸急促，心电图可见 ST 段抬高（81.6%，主要位于心前区导联）、T 波异常（64.3%）或 Q 波（31.8%）。据报道，86.2% 的患者心脏生物标志物轻度升高（Gianni 等，2006）。

Takotsubo 综合征的典型表现包括 aVR 导联 ST 段明显压低，V₁ 导联 ST 段无抬高，其余导联急性期弥漫性 ST 段抬高（图 8-21）（Zhong-qun 等，2013）。这种表现与包裹型

LAD 远段闭塞引起的 STE-ACS 无法区别。许多患者出现 ST 段偏移的不典型表现，甚至出现孤立的 T 波倒置而没有 ST 段偏移。由于 Takotsubo 综合征可发生在既往有冠心病的患者中，只有结合临床表现、心脏标志物的升降，以及暂时性左心室局部功能不全，才能做出真正的 STE-ACS 与 Takotsubo 的判定鉴别。然而，有时无法区分流产的 STE-ACS 或冠状动脉痉挛和 Takotsubo。

由于表现各不相同，Takotsubo 也可能与其他 ST 段抬高原因混淆。因许多患者存在 PR 压低，Takotsubo 心肌病在心电图上通常类似于急性心包炎（Zhong-qun 等，2013）。

急性脑梗死（特别是蛛网膜下腔出血）

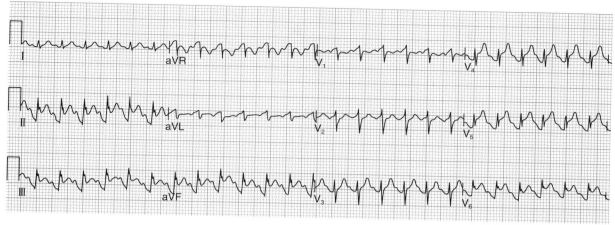

▲ 图 8-21　一例患有 **Takotsubo** 综合征的患者心电图。下壁导联和 **V₄~V₆** 导联有窦性心动过速伴 **ST** 段抬高。另外，**aVR** 和 **V₁** 导联存在相关性的 **ST** 段压低

（Rahimi、Katayama 和 Mills，2008；Santana-Cabrera，2012）和嗜铬细胞瘤（Lassnig 等，2009；Takizawa 等，2007）的心电图和超声心动图表现与 Takotsubo 心肌病相似。

十一、STEMI 自发性再灌注

STE-ACS 的当前指南建议，≥ 2 个相邻心电图导联出现 ST 段抬高并且有心肌缺血症状的患者在 12h 内（不强制要求持续症状），应立即接受再灌注治疗（O'Gara 等，2013）。然而，很多患者在入院时症状可能已经（部分）缓解，特别是在途中服用咀嚼型阿司匹林的情况下。其中许多患者的心电图可能显示 ST 段抬高消失（部分），通常伴有终末 T 波倒置（图 8-22）。目前的指南没有提到这些，也没有建议如果临床证据为"自发再灌注"的患者在症状出现后 12h 内仍有一定程度的 ST 段抬高，是否可以推迟冠状动脉造影和血运重塑。对于有 ST 段抬高，但血流动力学稳定的无症状患者，如果在症状出现超过 12h，不建议进行紧急 pPCI（O'Gara 等，2013）。

十二、左心室室壁瘤

左心室室壁瘤的 ECG 表现为心肌梗死后持续性 ST 段抬高，与急性 STE-ACS 相同。据报道，室壁瘤 ST 段抬高是到急诊科就诊的胸痛患者中最常被误诊的模式（Engel 等，2002）。Brady、Perron 和 Chan（2001a）报道，向 458 名急诊医生提交了 11 名假想的患者和相应心电图，左心室室壁瘤被误诊的概率为 72%，使其成为最常被误诊的 ST 段抬高模式。如没有既往 ECG 做参照，诊断尤其困难。当出现左心室室壁瘤时，病理性 Q 波通常出现在与 ST 段抬高的导联相同的导联上。而急性 STE-ACS 患者通常也会有 Q 波。图 8-23 的患者是梗死后 3 个月，因室壁瘤而表现为下壁 ST 段抬高。

十三、致心律失常性右心室心肌病

在致心律失常性右心室心肌病中（Arrhythmogenic Right Ventricular Cardiomyopathy，ARVC）（图 8-24），可以看到 V₁ 导联呈 RBBB

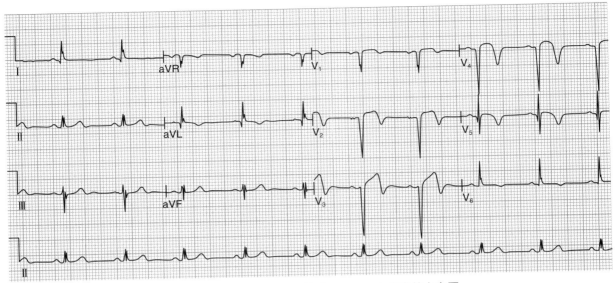

▲ 图 8-22　一例近期发生前壁 STE-ACS 患者的心电图

aVL 和 $V_1 \sim V_5$ 导联均有 Q 波出现，$V_2 \sim V_5$ 导联中轻度 ST 段抬高，aVL 和 $V_1 \sim V_6$ 导联有 T 波倒置

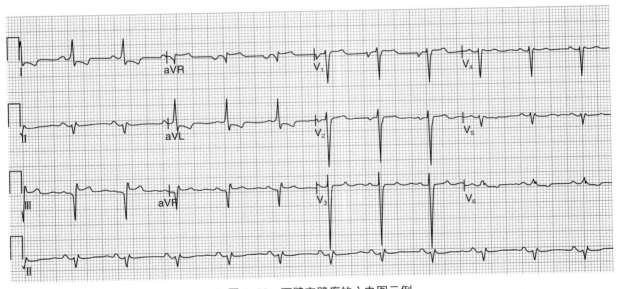

▲ 图 8-23　下壁室壁瘤的心电图示例

注意电轴左偏，Q 波出现，ST 段抬高，Ⅲ、aVF 导联 T 波直立，Ⅰ、aVL、V_6 导联中 ST 段压低和 T 波倒置

的不典型表现，通常伴有 ST 段抬高和 T 波倒置，特别是在右心前区导联。

十四、运动员

特征性表现是在运动试验中，早期复极的 ST 段抬高会正常化。也存在其他不同的复极异常，包括运动员身上可见显著 ST 段抬高。在这些情况下，必须排除肥厚型心肌病和缺血性心脏病（IHD）（图 8-25）。

十五、混合模式

许多患者表现出 ST 段抬高的混合模式，

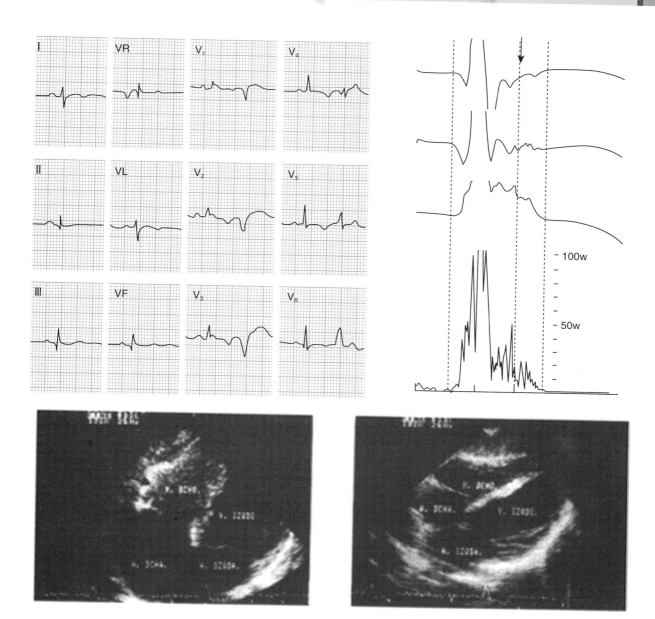

▲ 图 8-24 致心律失常性右心室心肌病（ARVC）

注意不典型的 RBBB 伴 ε 波，$V_1 \sim V_4$ 导联为负 T 波，室性期前收缩起源于右心室。$V_1 \sim V_2$ 导联的 QRS 持续时间比 V_6 长得多。右侧为平均信号 ECG，可以看到非常正的晚电位（箭）。下图为 ARVD 患者右心室运动障碍的典型超声心动图

这使得快速准确地区分 STE-ACS 和 NISTE 变得困难。良性的 NISTE 患者也可能会出现胸痛，并可能出现 NSTEMI（假性 STE-ACS）。不要把这种假性 STE-ACS 与真正的 STE-ACS 混淆。NISTE 患者可以出现真正的 STE-ACS（例如，继发于 LVH 或 IVCD 的 NISTE 患者发生前壁 STEMI）。某些类型的 NISTE 可能是一过性的，幅度波动的（如早期复极、Brugada 综合征）。这些动态变化应与典型的 STE-ACS 心电图演变相鉴别。

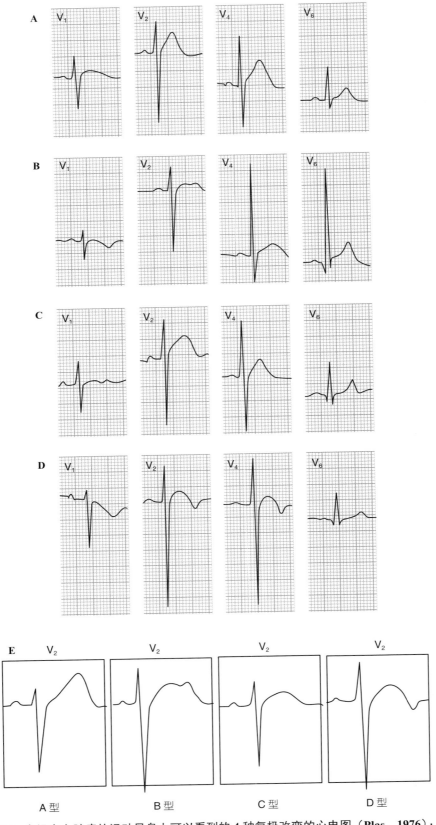

▲ 图 8-25　A 至 D. 在没有心脏病的运动员身上可以看到的 4 种复极改变的心电图（Plas，1976）；E. V₂ 导联中更典型的变化

十六、自我评估：病例报道

病例1

50 岁男性患者，肥胖，高血压控制不佳，久坐不动的生活方式，主诉中度呼吸困难。患者无症状时，在门诊进行心电图检查。

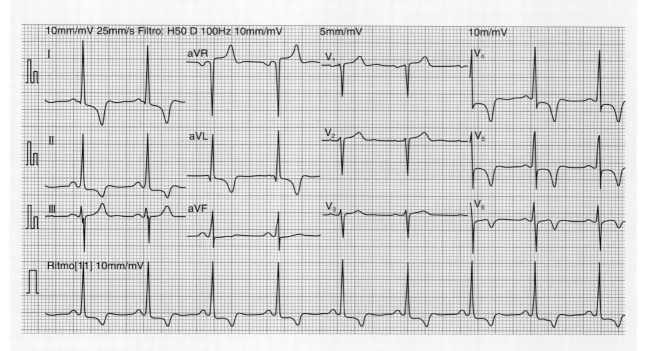

该患者的诊断是什么？

(1) 心电图是典型的高血压性心脏病。

(2) aVR 导联 ST 段抬高提示三支血管病变。

(3) 肥厚型心肌病典型的心电图表现。

(4) 所有说法都是错误的。

正确答案：（3）

高血压性心脏病可以在面对左心室的导联上出现高 R 波和 ST 段压低（"劳损"），此病例不能绝对排除。而伴有 ST 段压低和巨大倒置 T 波的 LVH 是心尖肥厚型心肌病的典型心电图表现。3 支血管病变发生时 ST 段压低在 7 个或更多导联中出现，但当患者没有症状时，不应出现环周性心内膜下缺血的 ECG 表现。此外，在 ECG–LVH 存在的情况下，环周性心内膜下缺血的诊断也不能确定。如果有的话，与以前的心电图进行比较会很有帮助。在这种情况下，建议进行超声心动图（优先考虑使用对比剂）仔细评估左心室心尖部。

病例 2

一名 37 岁的男性患者，因非典型的心前区疼痛去急诊科就诊。

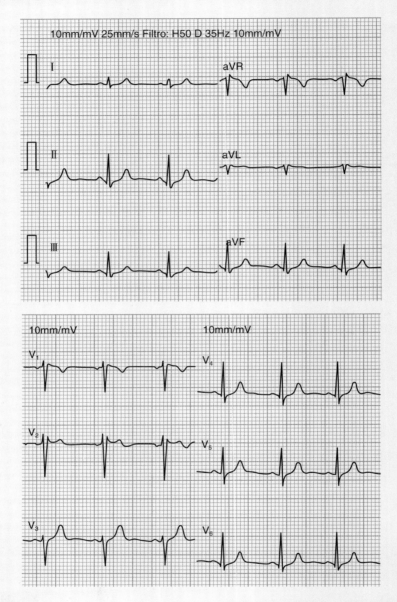

该患者的诊断是什么？

(1) 可能是心包炎。

(2) 为 Brugada Ⅱ型。

(3) 为漏斗胸表现。

(4) 导联 V_1 和 V_2 在胸部位置过低。

正确答案：（3）

不是心包炎，因为 ST 段只在 V_2 导联中抬高。

也不是 Brugada 波，因为在狭窄的 r' 之后，V_1 和 V_2 导联的 ST 段有一个快速的下坡。V_2 为典型的漏斗胸（鞍形 ST）表现。rSr' 是因为胸腔前后径减小引起的心脏位置的改变。如果 V_1 和 V_2 导联放置位置太高，则这些导联的 P 波为负向，但这份 ECG 不是这样。电极放置过高会导致心电图出现不完全右束支传导阻滞或其他 rSr' 型。

病例 3

一名 36 岁女性患者，要求明确诊断，因为她被诊断出患有 Brugada 综合征。

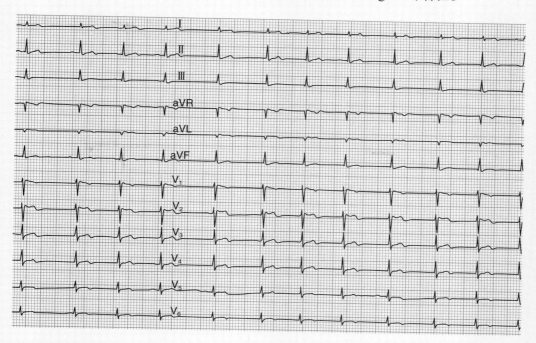

该患者的诊断是什么？

(1) 这是一个正常变异。

(2) 可能是人工伪差。

(3) 为病理性 ST 段抬高。

(4) 符合 Brugada 综合征标准。

正确答案：（2）

在 12 导联同步心电图记录中，应始终牢

记心电记录仪自动更换滤波器的可能性，这会使 QRS 波群的形态发生显著变化，特别是 ST 段的形态。建议使用正确的滤波器在 3×4 显示中重复 ECG。本例 3×4 显示无病理性 ST 段改变，仅有异位房性心律（下壁导联 P 波负向），前面的心电图未见。

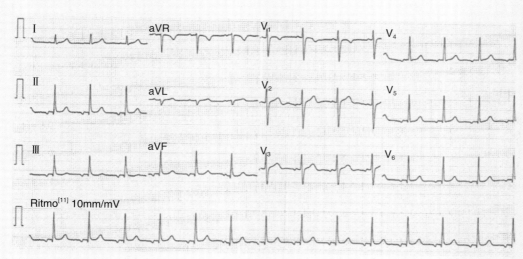

病例4

一名52岁的男性患者高血压和糖尿病患者，看电视时失去意识。他的妻子做了基本的复苏。在紧急医疗队到达后，进行了高级复苏。除颤时为心室颤动，第一次除颤后恢复自主搏动。记录12导联心电图。

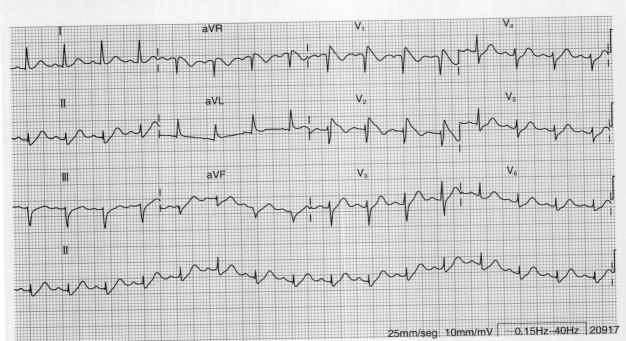

25mm/seg 10mm/mV ~0.15Hz–40Hz 20917

诊断是什么？

(1) 左前降支近段闭塞所致急性冠状动脉综合征。

(2) 为 Brugada 综合征。

(3) 为肺血栓栓塞症。

(4) 为 Takotsubo 综合征。

正确答案：（2）

与 I 型 Brugada 一致，$V_1 \sim V_2$ 导联为 rSR' 型，ST 段下移，T 波倒置。急性肺动脉栓塞和急性 LAD 闭塞可引起 V_1、V_2 导联 ST 段抬高，但呈典型的 RBBB 表现。

第9章
非 ST 段抬高型急性冠状动脉综合征
Acute Coronary Syndrome Without ST-Segment Elevation

非 ST 段抬高型急性冠状动脉综合征（NSTE-ACS）包括非 ST 段抬高型心肌梗死和不稳定性心绞痛。下面将讨论 NSTE-ACS 的诊断、预后和 ECG 的鉴别诊断等。需要强调的是，与 STE-ACS 相比，大多数 NSTE-ACS 不存在持续的"活动性"缺血，其中许多患者是在活动性缺血症状后或在两次活动性缺血之间去诊断评估的。

由于 NSTE-ACS 患者的心电图变化与运动过程中出现的心电图变化有相似之处，下面首先讨论在运动试验中冠状动脉疾病的心电图诊断。

一、运动心电图标准：形态及电压

冠心病运动试验心电图诊断标准见表 9-1 和图 9-1；假阳性和假阴性结果的相关因素见表 9-2。一般来说，典型的缺血性 ST 段压低常见于以 R 波为主的导联中，特别是在 $V_4 \sim V_6$、I 和 aVL 导联，甚至在下壁导联中，但一般不会在 $V_1 \sim V_3$ 导联单独出现。运动诱发心肌缺血的诊断标准是在 J 点后 80ms 时 ST 段水平或下斜型压低 ≥ 1mm（Froelicher 和 Myers，2000）。一般认为在心内膜下缺血，ST 段压低不能定位缺血区域。与快速上斜的

ST 段压低相反，缓慢上斜的交界性 ST 段压低 ≥ 1.5mm（在 J 点后 60～80ms）也被认为是异常。最近研究表明（Polizos 和 Ellestad，2006），以 SPECT 显像作为对照，J 点后 70ms 处 ST 段上斜型压低 1mm 加上水平和下斜型 ST 段压低，诊断心肌灌注损伤的敏感性是 82%，特异性为 90%，与冠状动脉造影对比，诊断的敏感性和特异性分别为 77% 和 92%。以 J 点处 ST 段水平或下斜型压低 ≥ 1mm 作为诊断标准时，敏感性和特异性均较低：与 SPECT 灌注损伤相比分别为 65% 和 88%，与冠状动脉造影相比分别为 67% 和 94%。大家普遍认为在运动试验中 ST 段上斜型压低不是缺血的征象，但上述研究挑战了这一观点。当然这种观点并未被广泛接受，甚至在第 4 版心肌梗死的全球定义中也没有把上斜型 ST 段压低作为缺血的标志。在缺乏临床症状的情况下，即使是有明显的 ST 段压低，也经常是假阳性结果（图 9-2 和图 9-3）。此外，过度通气可导致复极异常，表现为 T 波低平或倒置，或 ST 段轻度压低。运动试验前激发过度通气引起复极异常，有助于确定诊断。

心电图中单独出现轻度 ST 段压低时评估需谨慎。在近期出现胸痛或处于 ACS 的病程中，当连续 2 个或 2 个以上导联出现 ST 段压低 0.5～1.0mm 提示缺血（Holper 等，2001）。

表 9–1　运动试验阳性的心电图检查标准

- 通常在 RS 或 R 形态的导联出现 ST 段水平或下斜压低 ≥1mm（Froelicher 和 Myers，2000）。如果 ST 段压低 ≥1.5mm，则诊断特异性更高
- ST 段抬高 ≥1mm

以下也考虑阳性：

- J 点后 70ms 处 ST 段上斜型压低 ≥1mm
- U 波倒置
- 在低运动水平时出现严重室性心律失常（<预测最大心率的 70%）

表 9–2　运动试验最常见的假阳性和假阴性结果

诊断为冠状动脉疾病的假阳性结果

- 药物：洋地黄、利尿药、抗抑郁药、抗焦虑药、雌激素等
- 心脏病：心肌病、瓣膜性心脏病、心包炎、高血压、心电图改变（左束支传导阻滞、预激综合征、复极改变等）
- 其他：胸部畸形（漏斗胸）、女性患者、过度通气、离子紊乱等

诊断冠状动脉疾病的假阴性结果

- 药物：β 受体拮抗药、抗心绞痛药
- 运动量不足无法达到目标心率：运动试验提前终止或运动量不足

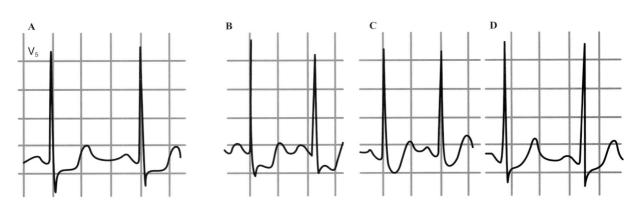

▲ 图 9–1　在运动试验过程中出现的不同类型的 ST 段压低

ST 段压低的类型包括水平型（A），下斜型（B），J 点压低和 ST 段短暂下斜（C）和上斜型（D）。前 3 种类型冠状动脉造影异常，上斜型 ST 段压低的冠状动脉造影正常。这些变化在 R 波占主导的导联中尤其明显，特别是在 $V_3 \sim V_6$、I 和 aVL 导联，以及在以 R 波为主导的下壁导联

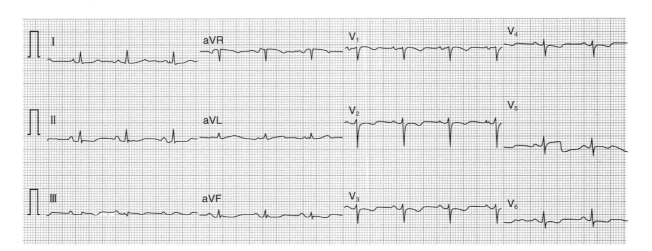

▲ 图 9–2　一位 62 岁的无症状女性患者进行常规检查，无心血管疾病危险因素，在基线心电图中观察到广泛的复极改变：在前壁导联中出现负向 T 波，在 I 和 $V_2 \sim V_4$ 导联中出现轻度 ST 段压低。所有检查结果均为阴性。归类为一种罕见的、不寻常的变异

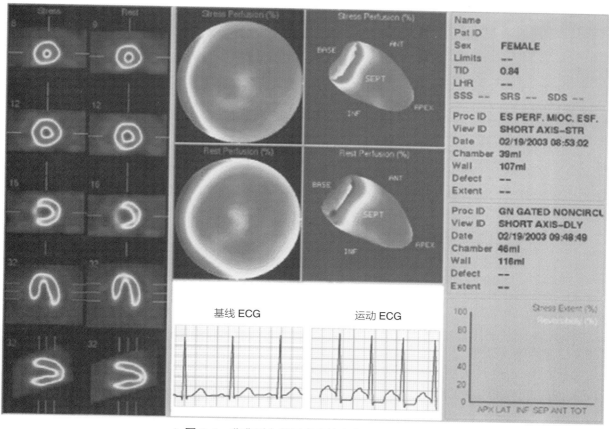

▲ 图 9-3　非典型心前区疼痛的患者（彩图见书末）

这是一例运动试验假阳性而疑诊冠心病的病例，该患者运动试验阳性（显著的 ST 段压低）但在运动试验中无胸痛发作。SPECT 实验正常（红色均一摄取），冠状动脉造影也正常

诊断切点 > 1mm 可以提高诊断的特异性（McConahay、McCallister 和 Smith，1971）。判断 ST 段改变是否新发很重要，因为轻度 ST 段压低在慢性冠状动脉疾病中相当常见。

当存在宽 QRS 波群或 LV 扩大的情况下，评估不同形态 ST 段压低的意义会比较困难。有时 LVH 或 LBBB 的继发性改变和缺血的原发改变引起复极的改变混合存在。

二、NSTE-ACS：不稳定性心绞痛和非 ST 段抬高型心肌梗死

（一）入院时 ST-T 的形态

NSTE-ACS 很少进展为 Q 波性心肌梗死，否则预后更差。许多因素，如年龄、顽固性心绞痛和既往梗死、射血分数、生物标志物水平等影响预后（Antman 等，2000；Holmvang 等，1999；Holper 等，2001；Hyde 等，1999；Lee 等，1993）。从预后角度来看，识别提示存在严重冠状动脉疾病的心电图改变很重要。也要考虑到混杂因素的存在，如左束支传导阻滞（Holmvang，1999）。

（二）ST 段压低

1. 环周性心内膜下受累

ST 段明显压低，出现在多个导联中（7 个或以上）（图 9-4 和图 9-5），提示存在广泛的心内膜下缺血（环周性心内膜下缺血）。通

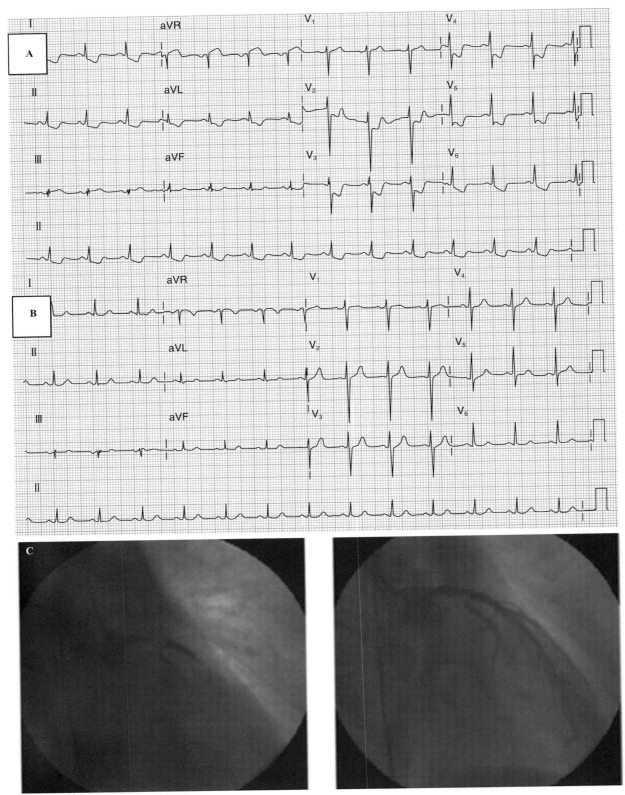

▲ 图 9-4 环周性心内膜下缺血患者的 ECG 和冠状动脉造影

A. 在疼痛期间，9 个导联存在 ST 段压低和 T 波倒置，最明显是在 V₄~V₅ 导联，T 波完全为负向，伴有 aVR 导联 ST 段升高（环周性心内膜下受累）；B. 无疼痛时心电图几乎为正常；C. 冠状动脉造影显示左主干远段次全闭塞（左：直接 PCI 术前；右：直接 PCI 术后）

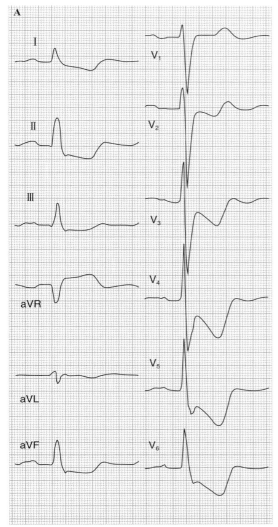

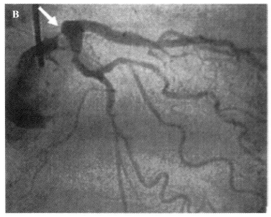

▲ 图 9-5 环周性心内膜下缺血患者的心电图表现

A. ACS 患者的心电图（50mm/s），心电图为左主干次全闭塞的典型表现；B. 冠状动脉造影，箭指处为左主干次全闭塞。ECG 的 9 个导联有 ST 段下降，aVR 有明显的 ST 段抬高，提示环周性心内膜下缺血。注意，$V_4 \sim V_5$ 导联 ST 段压低最明显，在 $V_4 \sim V_5$ 导联 T 波末段仅出现轻微的正向 T 波

常心前 $V_4 \sim V_5$ 导联 ST 段压低最明显（一般 ≥ 5mm），这些导联中 T 波多为负向（图 9-4 和图 9-5）。在 aVR 导联中，有时在 V_1 和 Ⅲ 导联中可见 ST 段抬高，但 aVR 导联 ST 段抬高总是大于 V_1 导联（ramaji 等，2001）。$V_2 \sim V_3$ 导联 ST 段压低不伴有下壁导联的 ST 段升高（有时 Ⅲ 导联除外），需要注意与 LCX 闭塞引起的透壁性下侧壁"镜像"缺血改变鉴别（通常 $V_1 \sim V_4$ 导联 ST 段压低最明显）（图 9-6 和图 9-7）。

这些典型的心电图表现提示左主干不完全闭塞，可能发生在原有心内膜下缺血和侧支循环的患者中。在多支血管病变的患者中可看见类似的心电图，$V_4 \sim V_5$ 导联 T 波末段直立，通常是 LAD 近段 + LCX 狭窄（图 9-7 和图 9-8），也可见于左主干不完全闭塞的情况。

通常情况下，左主干或三支血管病变严重狭窄患者的基线心电图正常，因为记录时可能不存在活动性缺血。自发性心绞痛或运动试验中可出现 ST 段偏离。只有少数患者在静息状态下可出现 aVR 导联 ST 段抬高和（或）其他导联 ST 段明显压低。NSTE-ACS 患者可能出现新发的 RBBB 或 LBBB。这些都是预后不良的信号，并且由于可能存在严重的冠状动脉疾病，应该考虑有创检查。

2. 局部心内膜下受累：少于 7 个导联中 ST 段压低

从病理生理学的角度来看，在患者疼痛时少于 7 个导联的 ST 段压低表明患者没有严重的近段冠状动脉狭窄。在记录心电图时如果患者没有持续的症状，也可表现为较少导联的 ST 段压低（图 9-6），但实际可能是显著的心内膜下缺血。一般 ST 段压低要比环周性心内膜下缺血的程度要轻。ST 段压低导联的数量和振幅与诊断冠状动脉疾病的特异性有关。在危险分层时应该把以上 ST 段的变化加上

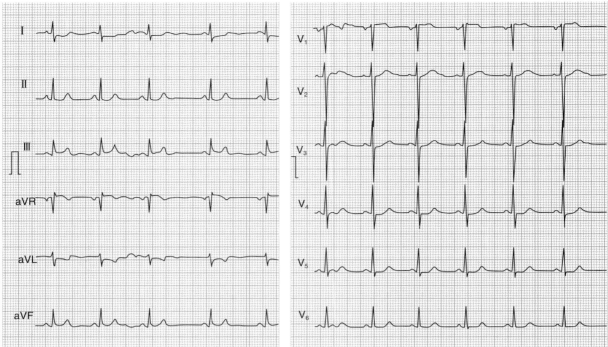

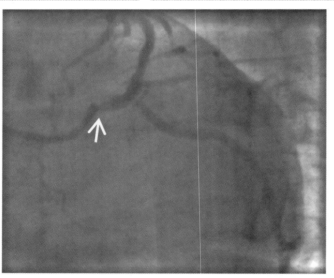

▲ 图 9-6　一名患有心绞痛的 55 岁男性患者的心电图和血管造影

心电图表现为 STE～ACS。由于Ⅲ和 aVF 导联 ST 段抬高幅度较小（＜ 1mm），因此进行了溶栓治疗。在 V₄～V₅ 导联有 ST 段轻度压低。溶栓后心电图未见变化。患者的临床症状有所改善，但冠状动脉造影显示左主干开口处明显狭窄（箭所指）。轻微 ST 段压低可能是因为 LMT 开口没有严重闭塞，或者因为心电图不是在最严重的缺血发作时记录的。血管造影没有下壁 STE-ACS 的证据。因此，回顾来看，在Ⅰ和 aVL 导联 ST 段压低应该是缺血的表现，而轻度 ST 段抬高可能是镜像改变。但是这份心电图并无环周性心内膜下缺血的表现

其动态变化考虑进去（Akkerhuis 等，2001）。在 GUSTO ⅡB 研究人群中，预后最差的人群是以 R 波为主的前壁导联 ST 段压低的患者（V₄～V₆ 导联）和一些额面导联 ST 段压低伴有 T 波倒置的患者（V₄～V₆ 导联）（Birnbaum 和 Atar，2006）。其他研究者也发现了类似的结果（Barrabes 等，2000）。相反，ST 段压低的心前区导联上 T 波直立一般提示为单支血管

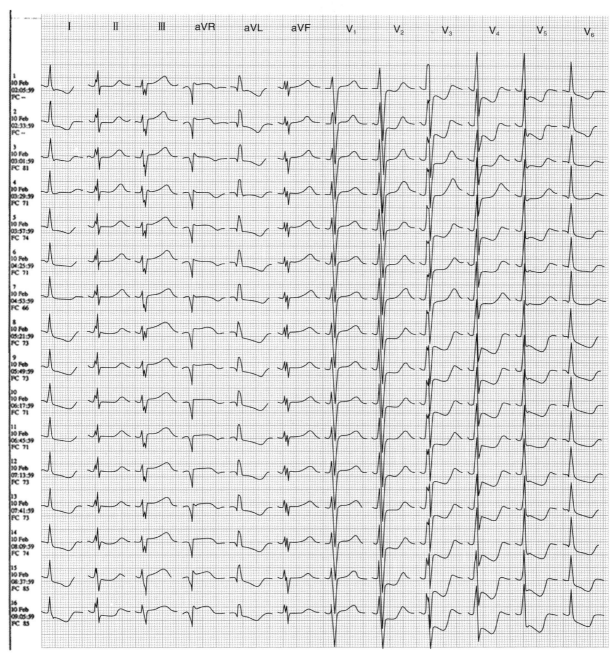

▲ 图 9-7　LMT 次全闭塞的患者的心电图

图中显示的是在冠状动脉造影前，通过 MIDA 系统（瑞典 Ortivus Medical AB）监测到的一系列 ST 段和 T 波的动态变化。当患者发生心绞痛时，Ⅰ、aVL 和 V₂~V₆ 导联表现为 ST 段压低增加，V₅~V₆ 导联 T 波末段直立（译者注：原著有误，已修改）。几乎整个过程中Ⅲ导联都有轻微的 ST 段抬高（第 4 行患者无胸痛时 ST 段抬高稍轻）。在疼痛最剧烈时，aVR 导联的 ST 段抬高幅度高于 V₁ 导联。第 1 行和第 2 行为环周性心内膜下缺血的表现。第 3~7 行显示 ST 段压低和 T 波末端直立的情况有所好转，但之后情况恶化

病变（Sclarovsky 等，1988）（图 9-9）。

局部受累的 ACS 通常继发于冠状动脉不完全闭塞，患者常表现为先有明显的局部心内膜下缺血和单发或多支病变，但只有一支罪犯血管。任何冠状动脉都可能是罪魁祸首，闭塞通常不是近段。

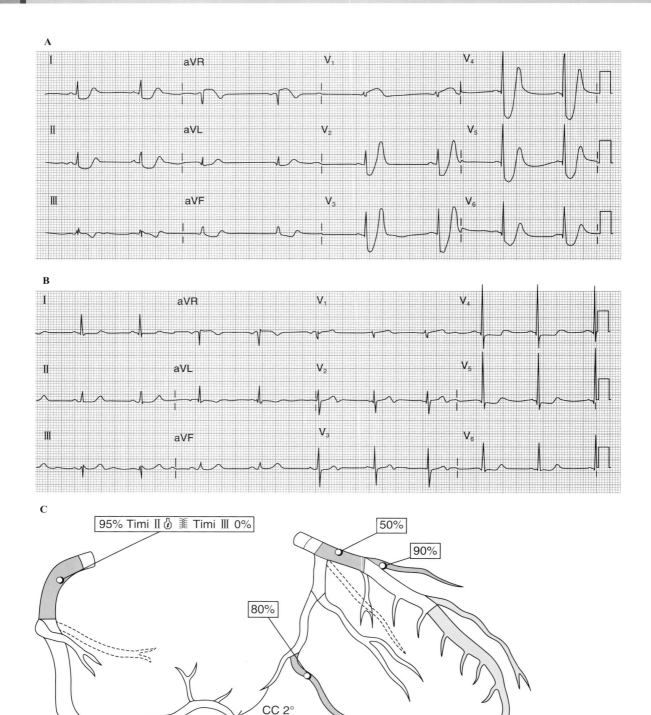

▲ 图 9-8　NSTE-ACS 患者的心电图

A. 在心绞痛期间，多个导联可见明显的 ST 段压低，最显著的是在心前区的 $V_4 \sim V_5$ 导联，在 aVR 和 V_1 导联 T 波末段直立和 ST 段抬高。B. 静息时心电图显示 I 、 II 、aVL、$V_4 \sim V_6$ 导联 ST 段轻度压低，aVR 导联 ST 段轻度抬高。C. 冠状动脉造影显示为 3 支血管病变（图中显示狭窄分级，左图为右冠状动脉，右图为左冠状动脉）（CC 2°. 冠状动脉循环为 Rentrop 分级 2 级）

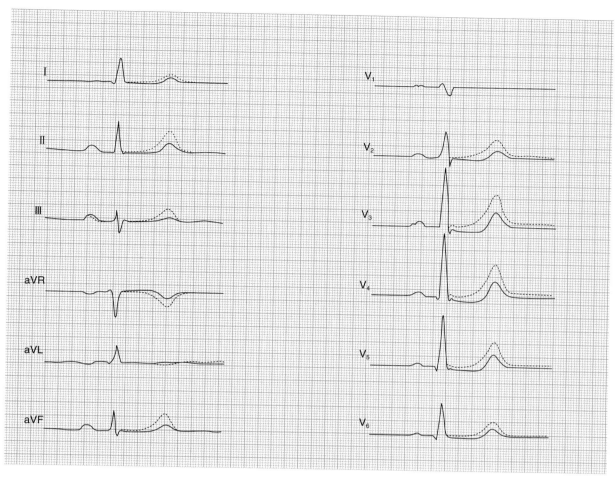

▲ 图 9-9　MIDA 系统监测到的 ST-T 变化

心电图显示胸痛时 ST 段压低，心前区 $V_3 \sim V_6$ 导联明显，$V_3 \sim V_5$ 导联 T 波直立（提示此区域心内膜下缺血）。有趣的是，在缺血时 T 波振幅下降。aVR 导联没有 ST 段抬高，Ⅰ 和 Ⅱ 导联 ST 段无显著变化。冠状动脉造影显示 LAD 有 70% 的狭窄

在 ST-T 轻度改变的患者，ST 段压低的导联与罪犯血管的关联性不如环周性缺血的 NSTE-ACS（LMT）或 STE-ACS 那么显著。但是在 NSTE-ACS 患者，仔细分析 ST 段或 T 波微细变化，可能会发现罪犯血管的重要信息（图 9-10 和图 9-11）。许多患者在症状缓解后的 ECG 细微变化（缺血后变化）甚至比在"活动性"缺血时的变化更为明显。

在 NSTE-ACS 患者中，前壁导联 ST 段压低，尤其是 $V_1 \sim V_5$ 导联，伴随 $V_3 \sim V_5$ 导联 T 波正向，往往提示 LAD 近段显著狭窄（Nikus、Eskola 和 Virtanen，2004b）。$V_4 \sim V_6$ 导联 ST

段压低提示 LAD 中 / 远段次全闭塞。当然也可能是多支血管病变，但通常 LAD 是罪犯血管。对于 LAD 近段为罪犯血管的病例，如果疾病进展血管会完全闭塞，出现大面积心肌梗死的风险大。如果 ECG 有 LAD 近段病变的表现，虽然不像左主干受累那样紧急，但也应该尽快行冠状动脉造影检查。对于 NSTE-ACS 患者进行有创性检查的时机和必要性一直存在争议（Diderholm 等，2002；Gomez-Hospital 和 Cequier，2004；De Winter 等，2005）。我们认为最终的决定应该因人而异，心电图是决策的重要参考。

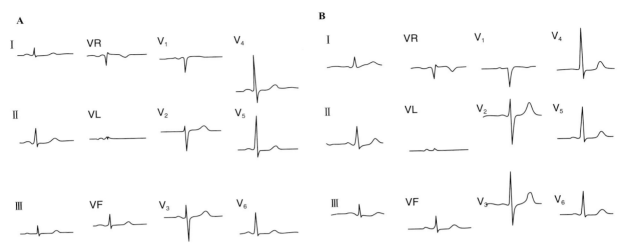

▲ 图 9–10　ACS 期间记录的 ECG

与之前的心电图（A）相比，后来的心电图（B）仅有轻度复极改变（V_2~V_4 导联 T 波直立，下壁导联和 V_6 导联 ST 段压低）。这些特点提示下侧壁受累，随后的冠状动脉造影证实

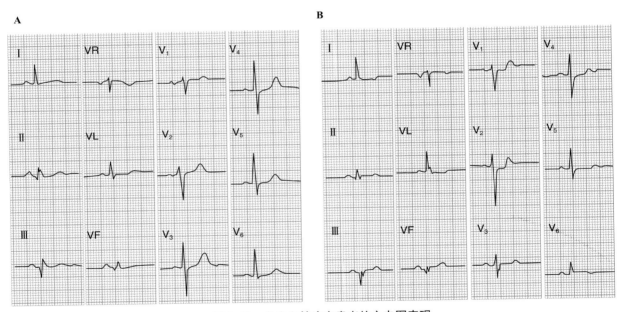

▲ 图 9–11　多支血管病变患者的心电图表现

A. 62 岁慢性冠状动脉疾病多支血管病变患者的心电图；B. 在 NSTE–ACS 期间，ECG 可见 V_1~V_2 导联 ST 段压低，T 波直立。下壁导联 ST 段轻度抬高而对应的 I 和 aVL 导联 ST 段压低和 T 波倒置。与之前的心电图（A）相比，V_6 导联可见 ST 段抬高 1mm、R 波低电压和 T 波低平或轻度倒置。这是 1 例等同于 STE–ACS 的心电图改变，根据指南应该行紧急血管造影（主要是因为 V_1~V_2 导联的 ST 段压低）。冠状动脉造影显示 OM 支闭塞

（三）T 波低平或负向

有时在 NSTE–ACS 患者中，唯一的异常是新出现的低平或倒置的 T 波，而没有明显的 ST 段压低（图 9–12）。

T 波低平或倒置可能是复极化延迟所致，更可能是缺血后的变化而不是活动性缺血的表现。但有时 T 波倒置看似良性，但冠状动脉狭窄可能很严重。一种可能的解释是在缺血症状期间没有记录心电图。另一种可能的解释是，

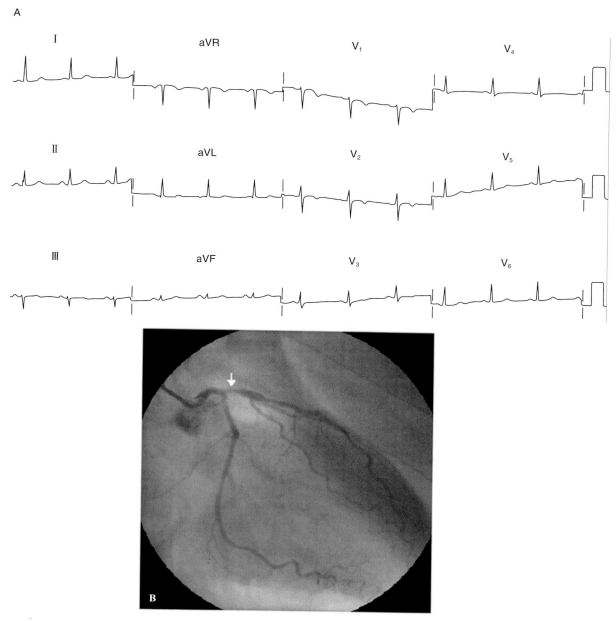

▲ 图 9-12　55 岁男性患者 NSTE-ACS 心电图（A），$V_1 \sim V_3$ 导联 T 波对称并轻度倒置。冠状动脉造影显示 LAD 近段明显狭窄（B）

基线心电图的变化而呈伪正常化。这些 T 波的微小变化通常发生在以 R 波为主的导联中（图 3-21），偶尔发生在 rS 形态的导联（$V_1 \sim V_2$）中（图 9-12）。

此外，正向 T 波振幅的增加有可能是异常的（Jacobsen 等，2001）。U 波倒置，或者在 R 波为主的导联中 T 波为负向时 U 波为正，视为异常（图 3-21）。

在 LAD 近段闭塞再灌注时，T 波可能为深倒（Wellens 征）。这些病例出现胸痛时，心电图通常呈假正常化或者可能进展至 ST 段抬高。这种表现为非典型的 STE-ACS。NSTE-ACS 患者心电图正常，与既往心电图相比无明显有意义的变化（图 9-13）。

这些 ACS 患者表现出较小的 ST-T 变化（≤ 0.5mm）。T 波低平，与既往心电图比较并

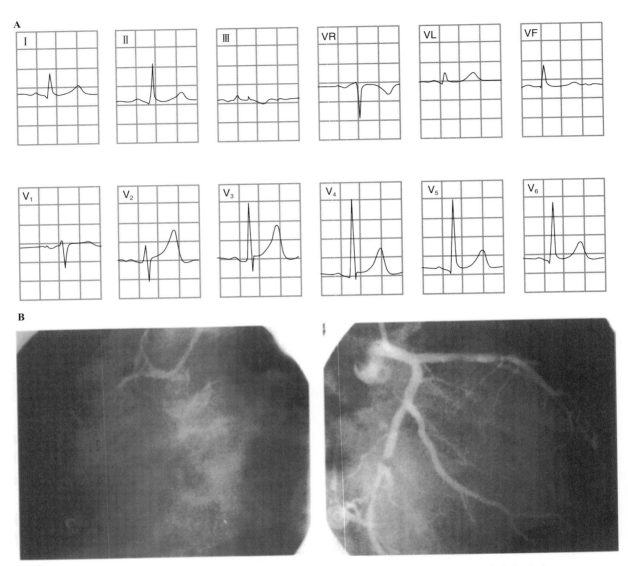

▲ 图 9–13　NSTE–ACS 患者，心电图正常（A），但检查发现有三支冠状动脉病变（B）

无太大差别。对于心电图正常或接近正常且临床症状不典型的患者，或者偶然发现的无症状的患者，运动试验可能有助于诊断。

对于无症状的患者，即使存在双支或三支血管病变或 LMT 次全闭塞，心电图也可能正常。在急诊室，约 10% 的 ACS（MI 或 UA）患者的心电图正常或与既往相比无明显变化。即使在疼痛时记录心电图，如果 QRS 波群是窄的，ECG 完全正常有可能会漏诊 ACS。大多数会在症状缓解后有一些变化（尤其是 T 波倒置）。因此，要在症状缓解后重复记录心电图，并将其与疼痛时记录的心电图进行比较。无论如何，如果最终证实存在 ACS，心电图无明显变化通常提示预后良好。当 QRS 波群宽时，结果就不一样了，即使心电图没有发现明显的变化，往往也预示着预后较差。

由于高敏性梗死生物标志物（肌钙蛋白）的检查，使得没有心电图改变的 ACS 患者诊断数量逐渐增加（ESC/ACC；Alpert 等，2000）。

（四）与患者管理相关的 ECG 注意事项

如果患者怀疑有缺血性胸痛，心电图正常或接近正常，应注意以下几点。

(1) 通常情况下，心电图显示 ST 段抬高或压低有动态变化。因此，需要在第一个小时复查 ECG 或动态监测 ST 段变化，以评估是否存在短暂的 ST 段抬高或压低。

(2) 尽可能与以前的心电图进行比较（图3-23）。

(3) 如指南所建议，重复进行生物标志物检查。

(4) 对于冠状动脉疾病患者，当疼痛提示缺血并且肌钙蛋白轻度升高时，如果心电图正常，提示罪犯血管在冠状动脉树或回旋支远段的可能性较大。

(5) 正如前面所述，如果可疑患者仍在急诊室，血流动力学稳定，没有 ACS 的表现，基线 ECG 正常或接近正常，可进行运动试验，也要对其他引起胸痛的原因进行评估 (图9-1)。

（五）定位标准：从心电图到闭塞动脉

ACS 患者的心电图不同导联记录到的心内膜下缺血表现与受累冠状动脉和缺血部位相关。当缺血是由于左主干次全闭塞或等同病变，或者三支冠状动脉病变引起时，表现为左心室环周性缺血。而单支血管病变引起的缺血为局部性 (Sclarovsky 等，1988)。这两种情况与心电图的相关性不像在 STE-ACS 中那么明显。一些心电图表现能提供有用的信息。

1. 环周性缺血

在多个导联（≥ 7 个）新出现 ST 段压低。在 aVR 导联，有时在 V_1 导联可见到镜像改变（图9-5和图9-8）。$V_4 \sim V_6$ 导联中出现负向 T 波提示左主干次全闭塞或三支血管病变

（Yamaji 等，2001；Kosuge 等，2005；Nikus、Eskola 和 Sclarovsky，2006）（图9-5和图9-7）。三支冠状动脉血管病变的患者常在 $V_3 \sim V_5$ 导联表现为 T 波末段直立，而 ST 段压低的幅度小。Kosuge 等（2005）对 NSTE-ACS 患者的研究发现，aVR 导联 ST 段抬高 ≥ 1mm 是左主干或三支冠状动脉血管病变的最佳预测因子。图 4-7 显示左主干不完全闭塞的情况下，心内膜下缺血如何引起 ST 段的变化。

2. 局部缺血

局部缺血时，通过心电图表现判断闭塞动脉的难度最大。虽然有局限性，但我们可以区分 2 种类型。

(1) 新出现的 ST 段压低不是很明显 [（$V_1 \sim V_2$）＜ 2～3mm]，一般少于 6 个导联，侧壁导联比下壁导联更常见（表 8-1B 和图 9-14 至图 9-16）：这种 ST 段压低可能在运动试验中出现或在 ACS 期间动态变化（图9-15）。预后最差的病例心电图表现为 $V_4 \sim V_6$ 导联 ST 段压低，$V_4 \sim V_6$ 导联中出现 FP 和负向 T 波（Birnbaum 和 Atar，2006）（图9-15）。虽然有时这些改变很小，但患者可能是严重的冠状动脉粥样硬化。

(2) 新出现的 ST 段压低通常不是很明显，最常见于心前区导联，不论是否有 R 波（从 $V_2 \sim V_3$ 导联到 $V_4 \sim V_5$ 导联）：在 $V_3 \sim V_5$ 导联 T 波正向。这种表现的罪犯血管通常为 LAD 近段闭塞（Nikus、Eskola 和 Virtanen，2004b）。这种类型 ECG 的特点正如在运动试验中发生的那样，ST 段压低通常不出现在 rS 形态（$V_1 \sim V_2$）的导联中。

经常在有或无 IHD 的患者中发现轻度 ST 段压低，一般与左心室肥大（高血压或其他疾病）或未知原因相关。这种心电图表现是未来事件的危险因素，但只有当 ST 段压低是随着运动或疼痛时加重，才认为是"活动性"缺血

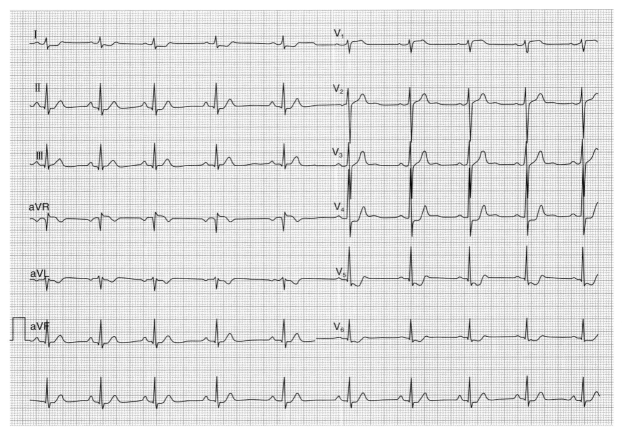

▲ 图 9-14　局部缺血患者胸痛时的 ECG

冠状动脉病变为 RCA 近段次全闭塞（95%）。Ⅰ、Ⅱ、aVL 及 $V_4 \sim V_6$ 导联 ST 段压低，T 波直立（除 aVL 导联外），aVR 及 V_1 导联 ST 段抬高。罪犯血管从 ECG 中无法判断

的提示。

三、其他临床情况的 ST 段压低

　　图 9-17 显示 NSTE-ACS 心电图表现的鉴别诊断。最突出的变化是地高辛、离子紊乱或各种心脏疾病如二尖瓣脱垂有关。在阵发性心动过速发作期间和发作后，可观察到 ST 段或 T 波异常，但无临床缺血表现。T 波倒置有时比 ST 段压低更明显（图 3-31）。

　　通常，阵发性心动过速过程中 ST 段压低和（或）T 波倒置是轻微的，但呈弥漫性。当快速心律失常停止时，ST 段压低和（或）T 波倒置往往迅速恢复。阵发性心动过速有时伴有胸痛，提示可疑存在冠状动脉疾病，可能需要

血管造影。

　　之前已经讨论过在运动试验中出现 ST 段压低的假阳性病例（表 9-2 和图 9-3）。轻度 ST 段压低可在没有明显心脏病的情况下观察到，特别是在妇女和老年人。有时与高血压有关，尤其当伴有左心室扩张时。在左心室肥大伴有劳损改变时（图 9-18），常可见其他多种表现。

　　突然的容量超负荷也会引起心电图 NSTE-ACS 样改变（图 9-19）。

四、心电图对 NSTE-ACS 预后的影响

　　一般来说，即使是轻微的 ST 段压低，也

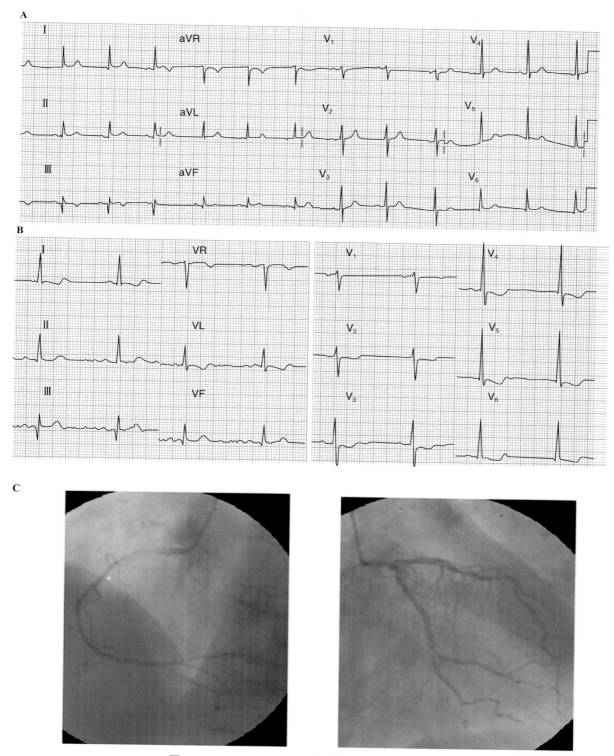

▲ 图 9–15 NSTEA–ACS 患者胸痛和无胸痛时 ECG 比较

A. 无胸痛时 ECG；B. NSTE–ACS 时胸痛期间 ECG，显示 $V_2 \sim V_6$、I 和 aVL 导联 ST 段压低（< 3mm），$V_2 \sim V_4$ 导联 T 波倒立，II 导联 ST 段无显著压低，aVR 导联无 ST 段抬高；C. 冠状动脉造影显示三支血管病变（左图：右冠状动脉；右图：左冠状动脉）

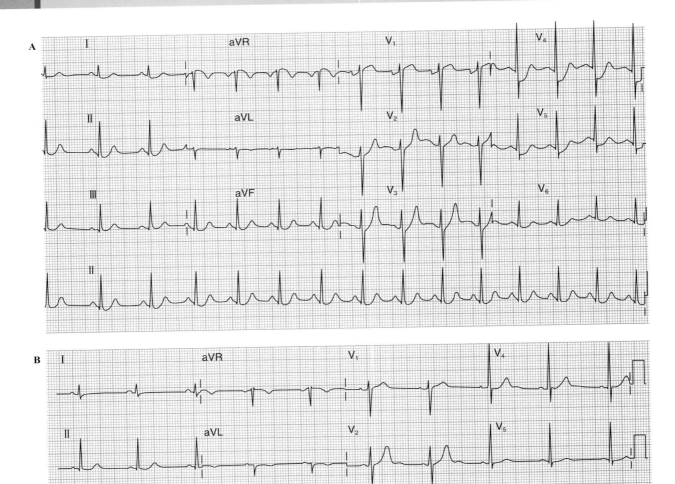

▲ 图 9-16　局部缺血病例的 ECG

95% LCX 次全闭塞。A. 疼痛时 ECG 记录（注意Ⅰ、Ⅱ、aVF 和 V₃～V₆ 导联上斜型 ST 段压低）；B. 为无疼痛时 ECG 表现，所有上述变化均消失

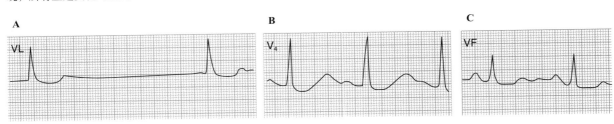

▲ 图 9-17　非缺血性 ST 段压低

A. 继发于洋地黄效应的 ST 段压低：注意患者为慢心室率心房颤动，QT 间期短，ST 为"勺状"；B. 患者充血性心力衰竭，接受高剂量呋塞米治疗后低钾血症。可见长 QT 间期，可能与 T 波和 U 波融合相关。C. 二尖瓣脱垂患者，下壁导联 ST 段压低

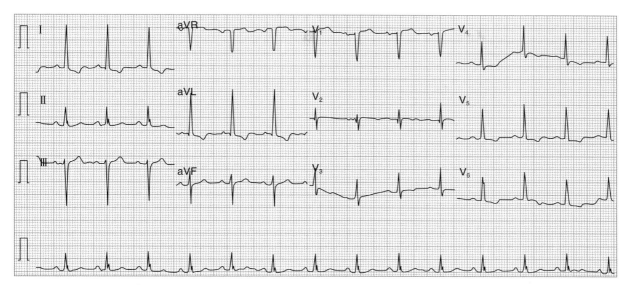

▲ 图 9-18　55 岁男性患者，劳力性呼吸困难，可闻及喷射样杂音，ECG 为典型的主动脉瓣狭窄表现，左心室肥大伴侧壁导联 ST 段下斜型压低（"劳损"表现）

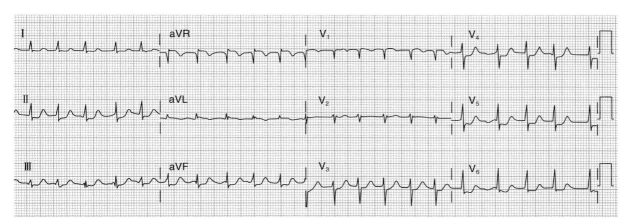

▲ 图 9-19　一例 60 岁患者，既往无病史，突然发生呼吸困难和非特异性胸部不适，以及二尖瓣反流杂音。有二尖瓣腱索断裂和严重二尖瓣反流。心电图示窦性心动过速和广泛导联 ST 段轻度压低，aVR 导联 ST 段抬高，这是由于左心室急性容量超负荷，舒张期末压增高造成的

比 T 波改变的预后差。可能是因为 ST 段压低是"活动性"缺血的表现。ST 段压低或束支传导阻滞患者的不良预后风险比 T 波低平或略负（3%）的患者高 5 倍（15%）（Collinson 等，2000）。

- NSTE-ACS：影响预后（Antman 等，2000；Braunwald 等，2000；Diderholm 等，2002；Erhardt 等，2002）。

- 总体而言，入院时存在 ST 段压低患者的预后较差，且冠状动脉病变比 T 波倒置的患者更为严重。

- ST 段压低的导联数量与患者预后相关。

- 随访期间无论是否疼痛，ST 段的监测有助于评估变化。

- 在 NSTE-ACS 中存在相对多的混杂因素，与不良预后相关。

- 不稳定性心绞痛患者的心电图改变通常比 NSTEMI 患者轻。

- ≥ 7 个导联 ST 段压低，aVR 导联，有

时为 V_1 导联 ST 段升高（环周性缺血）（Yamaji 等，2001），提示左主干受累，表示预后不良（图 9-4 和图 9-5）。

• 对于具有"活动性"缺血的左主干等同病变，在 V_3～V_5 导联 T 波通常为正向（图 9-7 和图 9-8）。值得注意的是，在症状（部分）缓解期间，左主干次全闭塞患者的 T 波终末部分可以呈正向（图 9-7）。

• NSTE-ACS 患者在入院时存在 V_4～V_6 导联 ST 段压低伴 T 波倒置，其 1 年内死亡率高于其他导联改变，ST 段压低或伴有正向 T 波的患者。

五、自我评估：病例报道

病例 1

36 岁男性患者，高血压病史，剧烈运动后出现胸痛放射至背部，有肺水肿。给予抗血小板药物（阿司匹林和氯吡格雷）治疗。院前急救获得以下心电图，并将心电图通过远程系统从救护车发送到相对应医院的 CCU。血压 170/90mmHg。

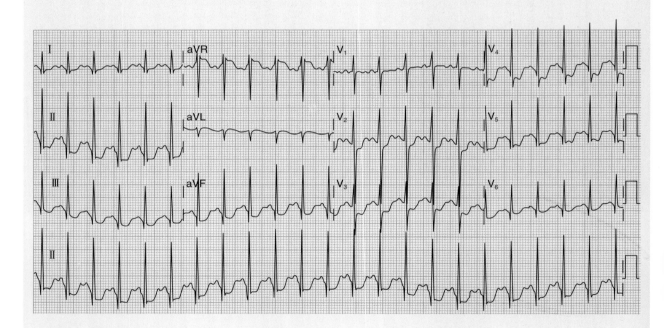

诊断是什么？

(1) 应排除甲状腺危象。

(2) 心电图表现符合左主干急性次全闭塞。

(3) 应排除任何病因引起的瓣膜功能不全，引起急性容量超负荷的表现。

(4) 可能是继发于嗜铬细胞瘤的高血压危象引起的急性心力衰竭，以前未诊断。

正确答案：（3）

心电图显示窦性心动过速和广泛性导联 ST 段压低，aVR 导联 ST 段升高，Q 波深而窄，QRS 波高电压与高血压性心脏病有关。高血压病史和剧烈运动后放射到背部的心绞痛，应怀疑是 A 型主动脉夹层合并急性主动脉瓣功能不全（听诊有舒张期杂音）。胸部 CT（下图）证实了诊断。这类病例，最常见的错误是诊断为 NSTE-ACS，使用抗血小板药物。左主干次全闭塞或三支冠状动脉病变可引起类似的心电图改变：≥ 7 个导联的 ST 段压低与 aVR 导联 ST 段升高（作为一种镜像改变或反映环周性的心内膜下缺血）。这些病例还经常出现血流动力学不稳定，包括晕厥、低血压和肺水肿。然而，以下征象表明存在主动脉夹层：舒张期杂音，疼痛放射到背部，有高血压病史（尽管年龄不是主动脉夹层的典型特征）。氯吡格雷的使用适得其反，因为它可能导致干预的延迟，增加出血风险。在某些甲状腺危象的病例中，可以观察到类似的表现：窦性心动过速和 ST 段压低，从 P 波到正向 T 波形成"桶"形（心房复极；Ta 波）。其他几条患者不符合。在嗜铬细胞瘤的病例，心电图特征可能非常相似，也可能有高血压病史，但舒张期杂音无法解释。但对于这样一个患有高血压，左心室肥大和"劳损"及主动脉夹层的年轻患者，应排除继发性高血压。值得一提的是，在一些地处偏远的区域，可采用远程听诊。

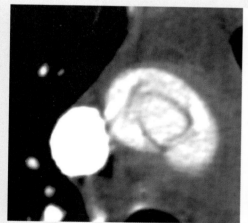 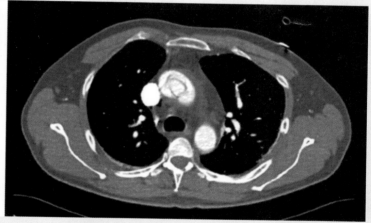

▲ 胸部 CT 显示主动脉根根部夹层。瓣尖受累，引起急性主动脉瓣功能不全

病例 2

60 岁老年人，患有终末期肾病的透析患者，因心源性休克入院，在此之前伴有进行性呼吸困难。冠状动脉造影无明显病变。肌钙蛋白 I 100ng/L（升高）。可听到收缩期喷射样杂音。

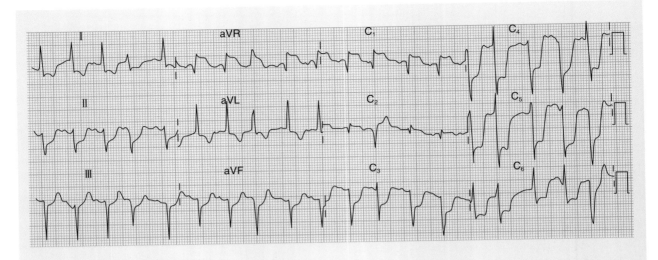

可能的诊断是什么？

(1) 左冠状动脉主干痉挛。

(2) 主动脉夹层。

(3) 需要额外的检查。

(4) 考虑介入导管技术不佳。

(5) 没有行血管内超声检查。

正确答案：（3）

(1) 错误。考虑这种可能是正确的原因为患者有严重的血流动力学损害和≥ 7 个导联 ST 段压低，伴有 T 波倒置。不符合的理由是：V_1 导联 ST 段抬的非常明显，这在左主干相关的心肌缺血中不典型。肌钙蛋白升高，收缩期杂音一定要进一步检查以明确原因。患者的冠状动脉造影正常。

(2) 错误。虽然主动脉夹层常伴急性主动脉瓣功能不全（舒张期杂音），但由于容量负荷过重和左心室舒张期末压的增加可以产生广泛导联 ST 段压低。根据心电图的变化考虑有左冠状动脉开口病变，但此患者血管造影正常。

(3) 正确。超声心动图显示严重的主动脉瓣狭窄。肌钙蛋白显著升高可能是由于舒张期末压升高引起的弥漫性心内膜下坏死。患者接受了主动脉瓣成形术和瓣膜置换手术。

(4) 错误。必须指出有时轻度狭窄的不稳定斑块可伴有痉挛。血管内超声（IVUS）或光学相干断层显像（OCT）能够提供关于动脉壁的诊断信息。

病例 3

58 岁女性患者，有心血管危险因素：高血压及吸烟史。表现为静息性心前区疼痛，向下颌放射，持续 1h。心电图记录如下。

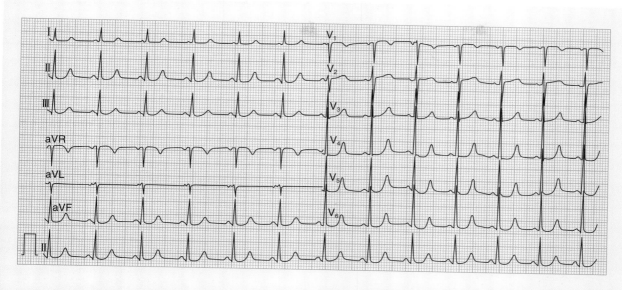

有何建议？

(1) 应排除食管痉挛。

(2) 进行运动负荷试验。

(3) 应立即行冠状动脉造影。

(4) 检查肌钙蛋白，启动 NSTE-ACS 的药物治疗。

正确答案：（4）

心电图显示 $V_4 \sim V_6$ 导联 ST 段明显压低伴 T 波对称。ST 段压低是 NSTE-ACS 的典型表现，提示 $1 \sim 2d$ 内应该行冠状动脉造影检查。在疑诊 NSTE-ACS 时，如患者有"活动"性症状时，是运动负荷试验的禁忌证。然而，患者在运动试验中出现心搏骤停后死亡。复苏过程中心电图如下。

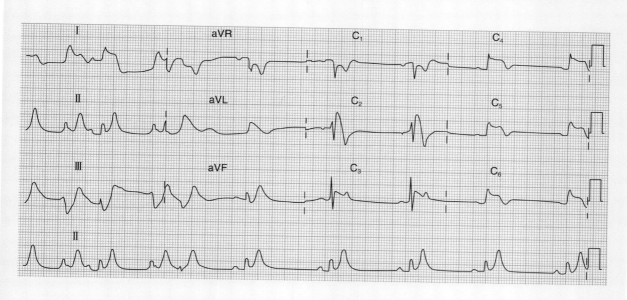

心电图显示：窦性心律，RBBB，Ⅰ、aVL、$V_2 \sim V_6$ 导联 ST 段抬高，下壁导联、aVR 和 V_1 导联 ST 段压低。以下表现提示 LMT 闭塞：心脏骤停，Ⅰ、aVL 和 $V_2 \sim V_6$ 导联 ST 段抬高，aVR 和 V_1 导联的 ST 段降低。

病例 4

下图为 2 例胸痛患者急救室的心电图，12 导联从上到下依次显示。

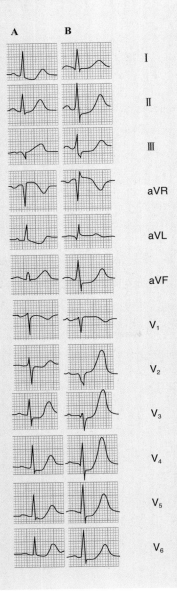

ECG 提示什么：

(1) 患者 A 为右冠状动脉次全闭塞，患者 B 为前降支次全闭塞。

(2) 患者 A 为 RCA 闭塞，患者 B 为 LCX 次全闭塞。

(3) 患者 A 和 B 均有 LCX 闭塞。

(4) 以上都不对。

正确答案：（1）

心电图 A 显示窦性心律。Ⅲ 和 aVR 导联 ST 段轻度升高，Ⅰ、aVL 和 V₂～V₆ 导联 ST 段降低，以及 T 波直立。心电图 B 显示窦性心律。aVR、aVL、V₂ 导联 ST 段抬高，Ⅱ、Ⅲ 和 aVF 导联 ST 段压低伴有 T 波直立，V₂～V₆ 导联 ST 段压低伴有高 T 波。第一种建议是正确的。诊断的关键是：Ⅲ 导联 ST 段抬高而 Ⅱ 和 aVF 导联 ST 段无抬高，Ⅰ、aVL 导联及心前区导联镜像性 ST 段压低，但 V₁ 导联无压低，提示 RCA 闭塞，可能伴有 LAD 或三支血管病变。广泛性 ST 段压低，而仅在 Ⅲ 和 aVR 导联轻度 ST 段抬高，提示存在侧支循环。心电图 B 是典型的前壁中部梗死（第一对角支梗死），V₁～V₂ 导联无 R 波，aVL 和 V₂ 导联 ST 段抬高，V₃～V₆ 导联 J 点后 ST 段压低，V₃～V₆ 导联 T 波直立，下壁导联镜像性的 ST 段压低。注意，2 例患者均在心前区导联出现 ST 段压低，但在图 B 中，T 波较高，提示可能是前壁缺血。

急性冠状动脉综合征分为 ST 段抬高型（STE-ACS）和非 ST 段抬高型（NSTE-ACS），但有时这两种类型的区分不是很明确，常出现分类错误。ACS 的分型会受到许多因素的影响，例如心电向量的抵消、同时存在多处狭窄、侧支循环的存在、ECG 记录的严重缺血和心率等。在 NSTE-ACS 病例中，有时很难根据 ECG 变化明确罪犯血管的确切病变部位（Birnbaum、Zhou 和 Wagner，2011；Nikus 等，2010）。但在 STE-ACS 患者中，一般能够预测缺血的严重程度、罪犯血管，甚至血管堵塞的部位。

对于可疑 ACS 患者进行首次 ECG 的评估非常重要（Birnbaum 等，2012；Wei 等，2013）（图 7-48 所示心电图表现）。

一、正确解读常被误诊的 ECG 表现（表 10-1）

（一）心前区导联 V$_1$～V$_3$/V$_4$ 导联 ST 段降低

在 TRITON-TIMI 38 试验中仅有 10% 的 ACS 患者表现为这种心电图变化（Pride 等，2010），在我们的经验中更少见（图 10-1）。这些病例常被认为是 NSTE-ACS（LAD 不完全

性闭塞导致的前壁心内膜下心肌缺血），实际上它们可能是回旋支（LCX）或右冠状动脉远段闭塞的 STE-ACS（图 7-39）。许多研究显示相当多的 V$_1$～V$_4$ 导联 ST 段压低为 LCX 闭塞（等同于 STE-ACS），而不是 NSTE-ACS（LAD 近段的次全闭塞）。因此，对于 V$_1$～V$_4$ 导联 ST 段显著压低的病例，有必要明确是 LCX 或 RCA 远段完全闭塞引起的下侧壁透壁性心肌缺血，还是 LAD 近段的次全闭塞引起的前壁心内膜下缺血（图 10-1）。许多 LCX 闭塞的病例没有或仅有轻微的下壁或侧壁导联 ST 段抬高，而 V$_7$～V$_9$ 导联可以出现 ST 段抬高（图 10-2）。因为 LCX 的急性完全性闭塞引起的心肌缺血需要急诊经皮冠状动脉介入治疗（PCI），而 NSTE-ACS（LAD 次全闭塞）不一定需要急诊处置，所以正确的诊断是关键。在 LCX 闭塞的缺血超急性期会出现典型的 V$_1$ 导联 ST 段降低和 V$_1$～V$_2$ 导联 T 波多数为负向波（图 6-2）。另一方面，LAD 次全闭塞（或侧支闭塞）时 V$_1$ 导联 ST 段降低不太明显，典型表现是 T 波末段直立，尤其是在 V$_2$～V$_4$ 导联（图 10-1）。直立 T 波的振幅常比 ST 段降低的程度更大（De Winter 等，2008）。LCX 闭塞引起的心肌梗死，在数小时后或再灌注后 R 波振幅增加，

表 10-1 常见的 ECG 解读陷阱：ECG 表现、ACS 类型、相关动脉、相关区域和治疗建议

ECG 表现模式（•）和陷阱（*）	ACS 类型和相关血管	梗死区和特征	如果 ECG 解读正确，PCI 的指征（或按照指南进行药物治疗）
1. • V_1~V_4 导联 ST 段压低：①超急性期 V_1 导联 ST 段水平 / 下斜型显著压低，V_1~V_2 导联无显著终末正向 T 波。②在进展期：ST 段水平压低同时 T 波正向 * 拟诊 NSTE-ACS，镜像改变比直接表现更明显	1. 可能是 LCX 闭塞（罕见 RCA 远段）STE-ACS（等同于 STE-ACS）的镜像改变 2. 患者有持续的阳性症状	侧壁透壁型	急诊 PCI
2. • V_1~V_4 导联：ST 段等电位线，合并高、宽的正向 T 波，经常是短暂改变 * 拟诊正常 ECG，因为 ECG 变化少。小的镜像改变	1. STE-ACS 超急性阶段，患者有心绞痛 2. 数分钟后复查 ECG 3. LAD 完全闭塞	心内膜下受累，进展为透壁型	可能急诊 PCI
3. • V_3~V_5 导联：ST↓加上直立高的 T 波，无心动过速，进展为 ST 段抬高和 Q 波 MI，变化发生在数小时内 * 认为不需要急诊 PCI	1. NSTE-ACS 数小时内进展为 STE-ACS 2. 通常是 LAD 次全闭塞进展为完全闭塞 3. 患者有持续症状	非透壁型进展为透壁型	急诊 PCI
4. • V_1~V_3 导联：ST 段等电位线、V_1~V_3 导联 T 波轻度负向，诊断为 NSTE-ACS * 认为不需要进一步检查治疗	1. NSTE-ACS 再灌注阶段（自发、药物、PCI），LAD 次全闭塞 2. 患者通常症状缓解	非透壁型	多数可能急诊 PCI
5. • V_1 至 V_4~V_5 导联：ST 段等电位，对称深倒 T 波，当时无心绞痛 * 考虑为 NSTE-ACS	1. LAD 次全闭塞（或分支堵塞）引起的 NSTE-ACS 再灌注阶段（自发、药物、PCI） 2. 患者通常症状已缓解	至少在一些区域存在透壁型水肿，待 ECG 正常后消失	急诊 PCI
6. • I 和 aVL 导联 ST 段抬高，V_1~V_2 导联无 ST 段降低 * 考虑 LCX 闭塞，镜像常比直接征象更明显	1. STE-ACS 常为侧支闭塞 2. 患者常有持续症状	累及前外侧壁中下部，透壁型	急诊 PCI
7. • ≥ 7 个导联 ST 段压低同时 aVR ± V_1 导联 ST 段抬高，V_1~V_2 导联 T 波末段无正向，无 LVH、LBBB、IVCD 和心动过速 * 不考虑左主干次全闭塞	1. 高危 NSTE-ACS 2. 左主干或三支血管次全闭塞 3. 需要与严重主动脉瓣狭窄、肥厚型心肌病和高血压性心脏病鉴别	非透壁型	紧急 PCI 或急诊 PCI，根据临床情况
8. • I、aVL 和 V_2~V_6 导联 ST 段抬高，aVR 和 V_1 导联 ST 段不抬高，常有 RBBB+ 左前分支传导阻滞，严重临床或血流动力学状态 * 未考虑左主干完全闭塞	左主干闭塞的 STE-ACS 伴随严重血流动力学状态	透壁型缺血	急诊 PCI
9. • ST 段抬高：下壁导联抬高＜ 1mm 或心前区导联抬高＜ 2mm * 考虑 NSTE-ACS 镜像征象常比直接征象明显	1. STEMI 超急性阶段 2. LAD、RCA 或 LCX 闭塞 3. 超声评价局部功能障碍	透壁型缺血	如果症状持续需急诊 PCI，监测 ECG 变化
10. • LBBB + Sgarbossa 标准 * 考虑 LBBB 引起的复极改变，未发现 Sgarbossa 标准	1. STEMI 超急性阶段 2. LAD、RCA 或 LCX 闭、	透壁型缺血	急诊 PCI 有疼痛但无 Sgarbossa 标准的患者可能需要急诊 PCI 临床评估

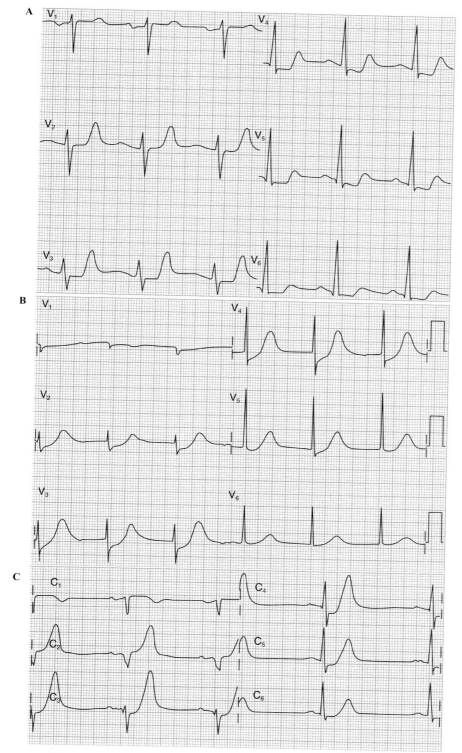

▲ 图 10–1　ACS 急性期心前区导联 ST 段降低伴有 T 波正向的鉴别诊断

A. 95% 次全闭塞的患者，$V_3 \sim V_6$ 导联 ST 段压低，T 波末段直立，这种表现与 LCX 闭塞或 LAD 次全闭塞不一致，后者在 $V_1 \sim V_4$ 导联变化更明显。这是典型的心内膜下缺血，但是如果在肢体导联没有连续相应的变化，则罪犯血管不能确定。B. LCX 完全闭塞的超急性期患者，此时 T 波正向（在面向梗死区导联出现镜像 ST 抬高和负向 T 波）；C. LAD 次全闭塞的患者。这 3 个病例的 $V_2 \sim V_6$ 导联出现 ST 段降低和高正向 T 波，$V_2 \sim V_3$ 导联常出现 R 波振幅降低（rS 或 QS）（$C_1 \sim C_6$ 即 $V_1 \sim V_6$）

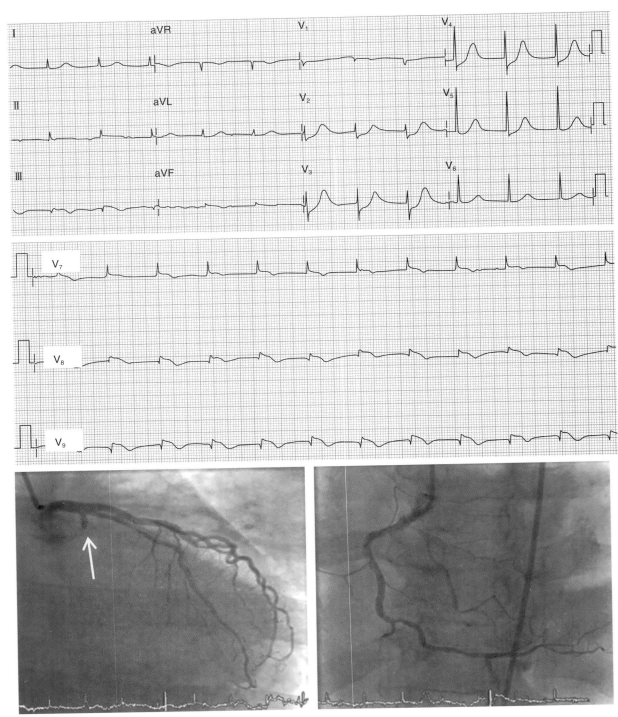

▲ 图 10–2　LCX 完全闭塞病例（图 10–1 中 B 病例）。V_2～V_5 导联镜像 ST 段降低比下壁导联中缺血的直接征象（Ⅲ 和 aVF 导联 ST 段轻度升高）更明显。后壁导联 V_7～V_9 显示明显的 ST 段抬高。冠状动脉造影证实 LCX 完全闭塞（箭所示），而 RCA（右图）和 LAD 是通畅的

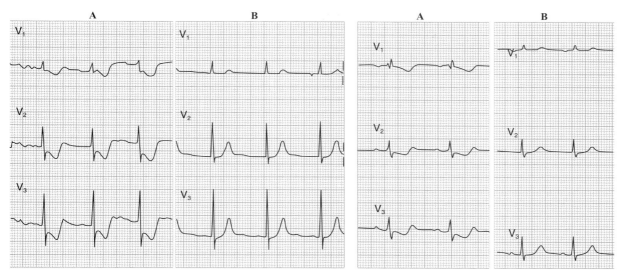

▲ 图 10-3　LCX 闭塞引起心肌梗死心电图。2 例 ACS 患者，因 LCX 闭塞导致的侧壁 MI，V$_1$～V$_3$ 导联 ST 段压低（等同于 STE-ACS）。A. 急性期，V$_1$ 导联 T 波末段不是正向；B. 进展期，出现轻度 ST 段压低和 T 波末段变为正向（镜像）

ST 段压低的程度减少，T 波末端变成正向，是侧壁 MI 的镜像表现（Q 波、ST 段抬高，以及 T 波末端倒置）（图 10-3）。在这个阶段，如果不了解患者的临床情况，会很难与 LAD 次全闭塞进行鉴别。后壁导联的变化有助于鉴别诊断，但 V$_7$～V$_9$ 导联不经常记录（图 7-39），因此，重要的是根据 12 导联 ECG 做出诊断，并结合临床表现，特别是持续症状的存在。

根据 From（2010）的研究，在单支血管闭塞引起的需要 PCI 治疗的急性 MI 病例中，最常见的罪犯血管是 LAD（约 45%），其次是 RCA（约 35%）和 LCX（约 20%）。左主干闭塞引起的 STE-ACS 比较少。仅有 10% 的 STE-ACS 病例是由 LCX 闭塞引起的，提示许多 LCX 闭塞的病例表现为 NSTE-ACS，目前没有证据支持这一观点。因此许多与 LCX 有关的 STE-ACS 等同表现（V$_1$～V$_4$ 导联 ST 段压低，同时下壁或侧壁导联轻微或无 ST 段抬高）被误诊为 NSTE-ACS 似乎也是合理的（图 10-2）。

（二）显著的正向 T 波

STE-ACS 的超急性期仅有 ECG 的变化

可能是短暂的对称性、宽大而高尖的 T 波（图 7-41 和 图 7-42）（Bayés-Fiol 等，2007；Bayés de Luna，2012；Zhong-qun、Nikus 和 Sclarovsky，2011）。偶尔 T 波高尖持续时间较长（Sagie 等，1989）可能是因为缺血不严重。这种表现是由心内膜下心肌缺血引起的［延迟动作电位（AP）］（Franz，1983；Burnes，2001）。

（三）ST 段压低同时 T 波显著正向

偶尔情况下，左心室发生非透壁型缺血，但是由于显著的心内膜下心肌缺血，心内膜下区域的 AP 不仅延长，而且振幅降低，面积变小（Gorgels，2009；Bayés de Luna，2012）。因此，在 T 波高尖（心内膜下缺血表现）之前会出现 ST 段上斜型或 J 点降低。Dressler 等（1947）在 40 年代已经描述过这种 ECG 表现，未治疗将进展为透壁型 Q 波 MI（图 7-42）（后面 NSTE-ACS 转变为 STE-ACS）（Dressler、Roesler 和 Higb，1947；De Winter、Verouen、Willens 和 Wilde 2008）。De Winter 等（2008）建议这些病例可能需要急诊 PCI，目前这种治疗措施还未在指南中推荐。实际上这种表现

（ST 段压低＋T 波高尖）是 LAD 严重次全闭塞（NSTE-ACS）的表现，与前面描述的 LCX 闭塞（等同于 STE-ACS）的鉴别诊断是同一种类型。ST 段压低的程度是变化的。根据 Verouden 等（2009b）的研究，大部分病例的罪犯血管是闭塞的，占 LAD 闭塞经直接 PCI 治疗的患者的 2%（图 10-4）。

在以前，没有把上斜型 ST 段压低认为是心肌缺血，是因为上斜型 ST 段压低在心动过速中常见。

（四）V$_1$～V$_3$ 导联 T 波轻微倒置

在 ACS 过程中出现轻微的、对称性负向 T 波，尤其是在 V$_1$～V$_3$ 导联，无胸痛，表示有新发心脏事件的风险。实际上，在严重 LAD 狭窄的患者中可见到 T 波低平或倒置（≤2mm）（图 10-5）。这种表现常反映 NSTE-ACS 处于稳定阶段，无胸痛，代表缺血后的 ECG 变化，应该考虑进行紧急（非急诊）PCI 治疗，以防止再发生心肌缺血或心肌梗死。但是 V$_1$～V$_3$ 导联的 T 波倒置可见于正常儿童和年轻女性患者，尤其是非裔美国人。这种青少年模式（非对称性负向 T 波）不应该与心肌缺血（常表现为对称性负向 T 波）混淆。

（五）心前区导联 T 波深倒

对于疑似在症状缓解后出现 ACS 的患者，ACS 患者在症状缓解后出现心前区导联（V$_1$～V$_2$ 至 V$_4$～V$_5$）出现 T 波深倒表示 STE-ACS 进展期（图 10-6），应该考虑为 STE-ACS 患者透壁型缺血后的表现。因为动脉通常是通的或者存在侧支血管，所以患者无症状。但是它会突然进展为负向 T 波假正常化和 ST 段抬高。最近一些病例证实存在透壁型水肿（透壁区域 AP 延长），当 ECG 正常后水肿消失（Migliore 等，2011）。

（六）I 和 aVL 导联 ST 段抬高

传统上认为是 LCX 闭塞导致高侧壁受累的表现，但当 I 和 aVL 导联 ST 段抬高时不伴随 V$_1$～V$_2$ 导联 ST 段降低，则为前侧壁中下段供血的第一对角支或中间支闭塞的表现，而不是高侧壁（Bayés de Luna 等，2006a，b，c，e）（图 10-7）。由 LCX 闭塞引起的 I 和 aVL 导联 ST 段抬高通常伴随 V$_1$～V$_2$ 至 V$_3$～V$_4$ 导联 ST 段压低（Birnbaum 等，1996）。I 和 aVL 导联 ST 段抬高伴随心前区导联 ST 段抬高表明 LAD 第一对角支发出前的完全闭塞。在这些病例中，LAD 没有包绕心尖（下壁无缺血，

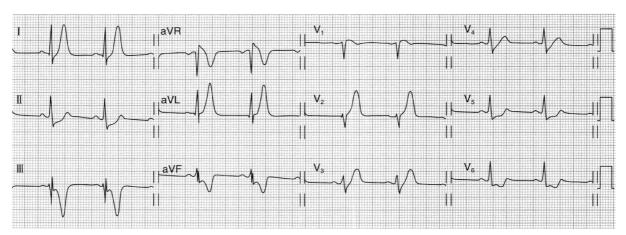

▲ 图 10-4 ECG 显示 I 、V$_3$～V$_6$ 和下壁导联尖形 T 波同时 J 点降低，因为缺血向量指向右上。aVL 和 V$_2$ 导联出现轻微 ST 段抬高，同时下壁导联对应出现 ST 段压低和 T 波倒置（II 导联 T 波终端正向）。罪犯病变是第一对角支

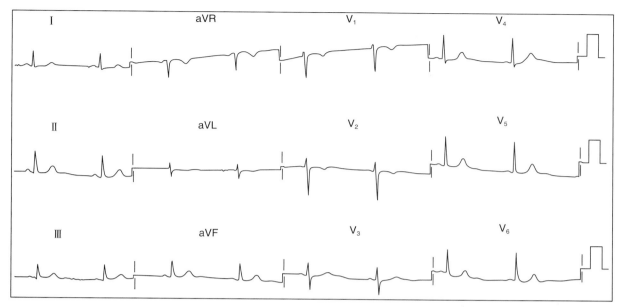

▲ 图 10-5　55 岁男性患者 NSTE-ACS 患者心电图显示 V₁～V₂ 导联对称的轻度负向 T 波。记录 ECG 时患者无症状

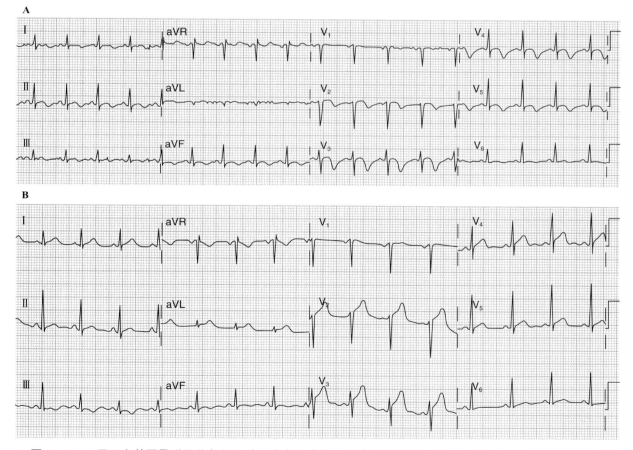

▲ 图 10-6　A. 显示心前区导联显著负向 T 波，患者无症状。这种表现具有误导性，常被认为是 NSTE-ACS 并进行治疗。患者经常被收入病房等待进一步评价，但是由于斑块的不稳定或破裂，罪犯血管有发生再闭塞的风险。这可能会导致与患者院前心电图（B）相似的心电图表现。通常在到达医院前，由于急救人员给予抗血栓治疗，患者发生再灌注

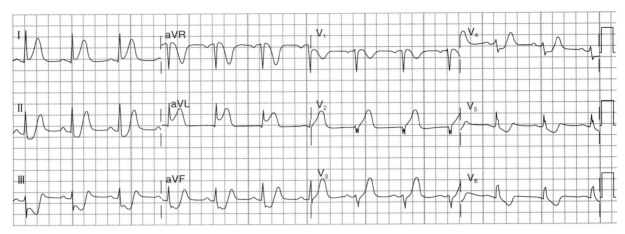

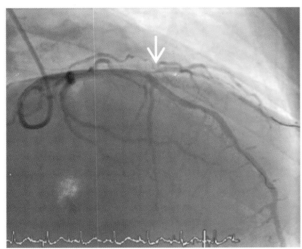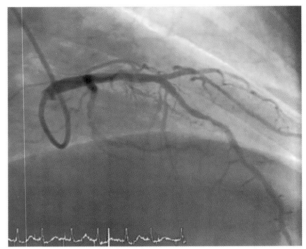

▲ 图 10-7　典型的第一对角支闭塞的 ECG 表现

Ⅰ、aVL 和 V₂ 导联 ST 段抬高，V₃～V₄ 导联 ST 段上斜型压低同时 T 波正向高尖，相应下壁导联 ST 段降低和 V₅～V₆ 导联 ST 段下斜型压低，同时 T 波负向。PCI 前（箭示罪犯血管）和 PCI 后的血管造影

Ⅰ 和 aVL 的 ST 段抬高会减弱）。

（七）≥ 7 个导联的 ST 段压低，以及 aVR ± V₁ 导联的 ST 段抬高

下壁和前侧壁导联弥漫的（≥ 7 个导联）ST 段压低和 aVR 导联的 ST 段抬高，在胸痛发作时经常合并 T 波倒置，表示左主干或相当于左主干的次全闭塞，或者严重三支血管病变引起的弥漫的心内膜下心肌缺血（图 10-8）。当患者无症状时 ECG 可能会正常或仅可见 T 波倒置。这些患者是发生心源性休克或心室颤动的高风险人群，推荐进行紧急冠状动脉造影。左心室肥大、复极异常相关的心肌病、心室内传导障碍或严重的主动脉瓣狭窄也会有类似的广泛导联 ST 段压低，以及 aVR 导联 ST 段抬高的心电图表现（图 10-9），这些患者的基础 ECG 就是异常的，但是心动过速或后负荷过高时，在没有急性 IHD 的情况下 ST 段偏离程度会增加。对于这些患者，这种 ECG 表现就不能提示为由左主干或相当于左主干病变引起的急性缺血。

（八）LMT 完全闭塞的诊断

一个常见的概念错误是认为累及 LMT 或

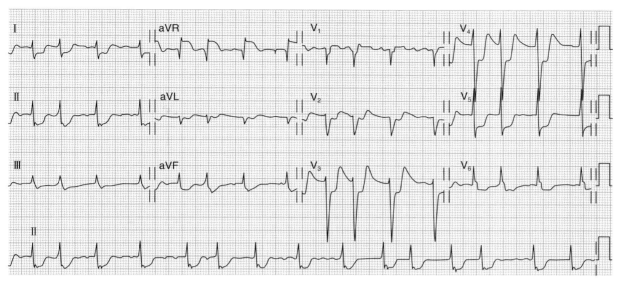

▲ 图 10-8 72 岁男性患者因心绞痛和心源性休克入院。冠状动脉造影显示左主干次全闭塞和三支血管病变。可见心房颤动和超过 7 个导联的 ST 段压低，同时 aVR 导联 ST 段抬高大于 V_1 导联

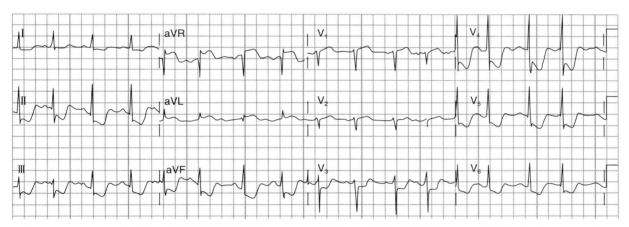

▲ 图 10-9 73 岁女性患者，因劳累性晕厥怀疑 LMT 次全闭塞。冠状动脉造影显示 1 支血管病变（RCA 80%）和严重主动脉瓣狭窄。表现为 8 个导联弥漫的 ST 段压低，但是除了 aVR 和 V_1 导联，还有 aVL 导联 ST 段抬高，提示 LCX 没有累及

严重三支血管病变的 ACS 仅有的 ECG 变化是 ≥ 7 个导联，尤其是心前区中间部分导联的 ST 段压低，同时 aVR 导联 ST 段抬高 ≥ 1mm（Kosuge 等，2011）。但是已经证实（Taglieri 等，2011）超过 50% 的 LMT 次全闭塞的病例没有这种 ECG 表现，而这种 ECG 表现也可见于 ACS 以外的情况。应该说明的是，一些 LMT 完全闭塞的患者可以活着到达医院并表现为 STE-ACS 的 ECG（Fiol 等，2012b）：①常表现为心源性休克或心脏骤停；② STE-ACS 表现类似于 LAD 近段第一对角支和间隔支之前闭塞。但是在 LMT 闭塞时，aVR 和 V_1 导联没有 ST 段抬高（是因为 LCX 受累引起的缺血抵消了 LAD 近段缺血引起的 aVR 和 V_1 导联的 ST 段抬高）；③常常伴随 RBBB+ 左前分支传导阻滞。

（九）下壁导联 ST 段抬高 < 1mm 或心前区导联 < 2mm

在一些患者中，心外膜动脉完全闭塞仅

产生轻度 ST 段抬高，尤其在低振幅 QRS 的导联。在其他情况下，例如存在侧支循环、间歇性闭塞或相同区域以前有过梗死，ST 段抬高的程度降低。应该记住，指南规定的阈值是根据正常人群中 ST 段抬高的程度，而不是区分胸痛患者 STE-ACS 和 NSTE-ACS 的最佳节点。在这些情况下会产生"双重失误"：①考虑为 NSTE-ACS，因为镜像的 ST 段压低比面向梗死区域导联的 ST 段抬高更明显（图 10-10）；②患者无进行急诊药物或器械再灌注治疗的指征，因为依据指南，ST 段抬高程度不够高［下壁导联 ST 段抬高≥ 1mm 或前壁导联（V₂～V₃）ST 段抬高≥（1.5～2）mm］。

（十）LBBB 表现

LBBB 引起继发性复极改变表现为与 QRS 方向相反的 ST 段改变（通常在 V₁～V₃ 导联 ST 段抬高和侧壁导联 ST 段降低）。合并 LBBB 的患者很难确定真实的缺血性 ST 段改变。

Sgarbossa 标准（图 10-11）：考虑急性 MI 的患者，合并完全性 LBBB 时符合以下标准提示有心肌梗死。

(1) $\uparrow$ ST > 1mm，与 QRS 波方向一致。

(2) $\downarrow$ ST > 1mm，与 QRS 波方向一致。

(3) $\uparrow$ ST > 5mm，与 QRS 波方向不一致（如 V₁～V₂ 导联）。

当 QRS 波电压升高时最后一项标准意义不大（Madias、Sinha 和 Ashtiani，2001）。其他学者（Kontos 等，2001；Meyers 等，2015）研究证实这些标准特异性很高（100%），尤其是存在同向的 ST 段抬高或压低时，但敏感性低（10%～20%）。

二、重点（Birnbaum 等，2012）

(1) ACS 根据急性期 ECG 表现分为 STE-ACS 和 NSTE-ACS。STE-ACS 患者需要急诊 PCI，而 NSTE-ACS 患者的治疗策略依赖于临床情况。

(2) V₁～V₄ 导联 ST 段降低可能是 LAD 次全闭塞（NSTE-ACS）、LCX 完全闭塞或 RCA 远段闭塞（等同 STE-ACS），ECG 的一些细微变化有助于鉴别。

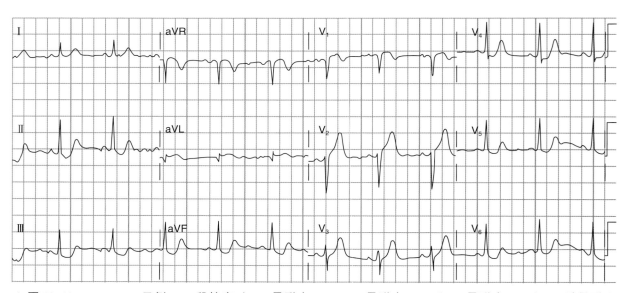

▲ 图 10-10　STE-ACS 示例，ST 段抬高（aVL 导联中 1mm、V₁ 导联中 1mm 和 V₂ 导联中 2mm），下壁导联和 V₄～V₆ 导联出现显著镜像式的 ST 段降低。应该怀疑小的 LAD 近端或第一对角支闭塞

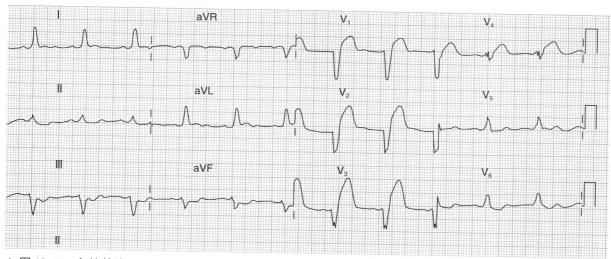

▲ 图 10-11　急性前壁 STEMI 病例，LBBB 符合 Sgarbossa 标准：aVL 导联 ST 段抬高与 QRS 波方向一致，抬高 1mm（Ⅰ导联类似），V$_2$～V$_3$ 导联 ST 段抬高与 QRS 波方向相反，抬高 > 5mm

（3）在某些情况下，STE-ACS 超急性期的 ECG 仅表现 T 波高尖伴或不伴有 ST 段偏离，另一些 STE-ACS，自发再灌注时 ECG 可能表现为负向 T 波（再灌注表现）。

（4）ACS 是一动态过程。有时会表现为 NSTE-ACS 进展为 STE-ACS 模式，反之亦然。如上所述，如果不考虑疾病的动态性质，ECG 的改变可能会被错误解读。

（5）当症状的严重程度发生改变（加重或缓解）时复查 ECG 会有助于发现细微变化，否则会遗漏。

（6）注意记录 ECG 时应注意患者是否有阳性症状或症状已经缓解，尤其是 NSTE-ACS。

（7）最后，记住指南中缺乏这些陷阱的清晰识别，我们建议任何科学机构在发布治疗 ACS 的新指南中应包含本文的相关建议，尤其是 V$_1$～V$_4$ 导联出现 ST 段压低的情况下如何鉴别 LCX 闭塞和 LAD 次全闭塞，以及 ECG 没有 ST 段抬高但等同于 STE-ACS 的情况，例如 T 波高尖，ST 段压低（LAD 次全闭塞进展为完全闭塞），需要急诊 PCI 治疗（表 8-1）。目前认为水平型或下斜型 ST 段压低是缺血的标志，而上斜型 ST 段降低不是。我们要强调上斜型 ST 段降低，尤其是合并 T 波高尖，患者无心动过速，但有相关临床表现，应该考虑是心内膜下缺血的表现。

三、自我评估：病例报道

病例 1

因胸痛和低血压入院，患者的 ECG 如下。

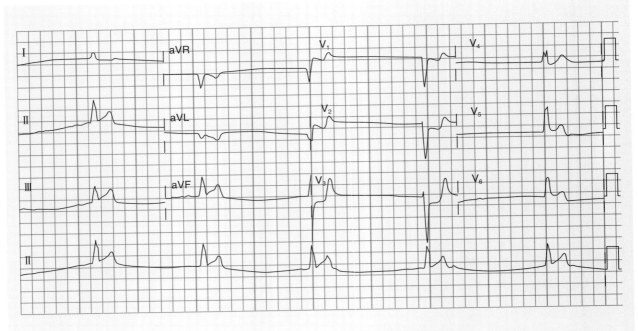

正确答案：（2）

诊断是什么？

(1) 结性逸搏心律为 LBBB，NSTE-ACS 可能。

(2) 结性逸搏心律合并 LBBB 和 STE-ACS 表现，罪犯血管不能确定

(3) 室性逸搏心律，不可能预测罪犯血管。

(4) 肢体导联放错位置。

没有 P 波，可能由于窦房结功能受抑制出现交界性心律，QRS 波形态是不完全性 LBBB，可见 Ⅱ、Ⅲ、aVF 和 V$_5$～V$_6$ 导联 J 点轻度抬高（1mm），V$_1$～V$_3$ 导联 ST 段压低伴 T 波正向，aVL 导联 ST 段压低伴 T 波倒置提示 LCX 闭塞。但是在下侧壁 STE-ACS 中出现基线偏离，很难确定罪犯血管，冠状动脉造影显示 LCX 近段完全闭塞。

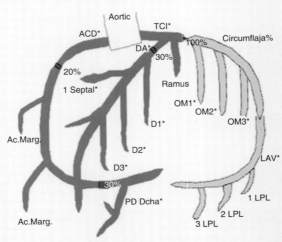

ACD. 右冠状动脉；Aortic. 主动脉；TCI. 左主干；DA. 左前降支；Circumfleja. 左回旋支；1 Septal. 第 1 间隔支；Ramus. 中间支；Ac. Marg. 锐缘支；PD Dcha. 后降支分支

病例 2

患者因进行性呼吸困难数月、胸痛和晕厥于急诊就诊，双肺可闻及爆裂音，心脏有收缩期杂音。

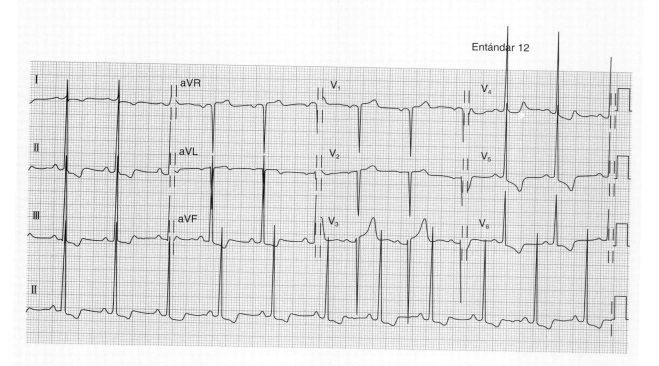

Entándar 12

最可能的诊断是什么？

(1) 高血压性心脏病，左心室肥大和继发性复极改变。

(2) 扩张型心肌病。

(3) LMT 次全闭塞。

(4) 严重主动脉瓣狭窄。

正确答案：（4）

根据临床和 ECG 资料，最可能的诊断是主动脉瓣狭窄。显著的左心室肥大（LVH）不是扩张型心肌病的典型表现，LMT 次全闭塞一般不伴随左心室肥大和收缩期杂音。

病例 3

50 岁男性患者因发作性上腹痛并放射至胸骨、肩部和颈部入院，怀疑消化性疾病。3d 后再次发作剧烈疼痛并复查 ECG，ECG 显示窦性心律，Ⅰ 、aVL 和 $V_2 \sim V_6$ 导联对称性深倒 T 波，Ⅲ 和 aVF 导联轻度 ST 段抬高，诊断为 NSTE-ACS 并接受相应治疗。由于胸痛反复发生，诊断改为下壁 STE-ACS，并决定给予替奈普酶溶栓治疗。

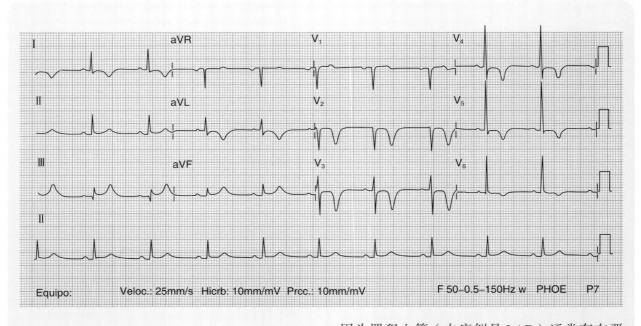

诊断是什么？

(1) LMT 次全闭塞引起的广泛心内膜下缺血。

(2) 前侧壁导联出现负向 T 波，考虑发生自发性再灌注（Wellens 征）。

(3) 下壁 STEMI。

(4) 心尖部肥厚型心肌病。

正确答案：（2）

这是由于自发再灌注引起深倒 T 波的典型 ECG 表现。这种情况应考虑冠状动脉造影，因为罪犯血管（本病例是 LAD）通常存在严重的狭窄。但是注意下壁 STEMI 不能排除，尽管下壁 ST 段抬高大多是 I 和 aVL 导联的 ST 段压低伴有 T 波负向的镜像反映。判断为 LAD 病变是因为 T 波明显倒置。如果是下壁 STE-ACS，罪犯病变应该表现 LAD 和 RCA 联合狭窄。冠状动脉造影显示优势右冠状动脉（左图）无病变，左冠状动脉（右图）较短的 LAD 近段开口 70%～80% 狭窄。因为 LAD 比较短，没有包绕心尖部，因此 III 和 aVF 导联 ST 段抬高为镜像改变。

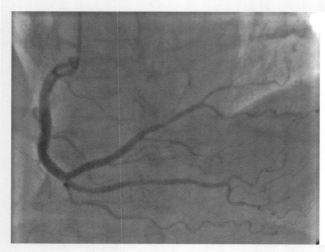

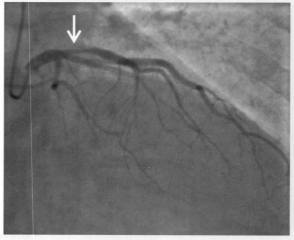

病例 4

胸痛患者的 ECG 如下。

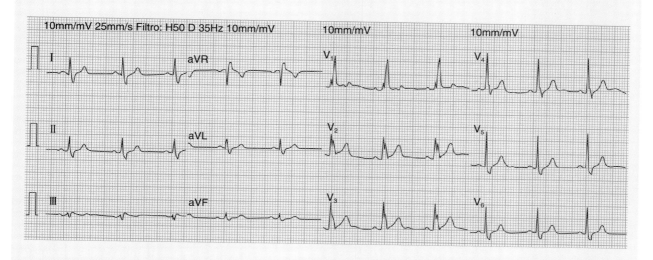

10mm/mV 25mm/s Filtro: H50 D 35Hz 10mm/mV　　10mm/mV　　10mm/mV

诊断是什么？

(1) 典型的 RBBB。

(2) $S_1S_2S_3$ 模式提示肺部疾病。

(3) RBBB 合并右侧心前区导联的复极异常提示急性缺血。

(4) 右心负荷过重。

正确答案：（3）

ECG 最显著特点是 $V_1 \sim V_3$ 导联复极的假正常化，提示 LAD 严重的次全闭塞。RBBB 患者通常 $V_1 \sim V_3$ 导联出现轻度 ST 段压低和 T 波倒置。此患者在这些导联无 ST 段压低和 T 波倒置，应该怀疑心肌缺血。

第 11 章
急性冠状动脉综合征并发症的心电图
ECG in Complications of Acute Coronary Syndromes

一、心肌梗死型 ACS 的机械并发症的心电图

心肌梗死型急性冠状动脉综合征（ACS）的机械并发症大多数发生于透壁性心肌梗死，通常是 STEMI，包括多发生于心脏游离壁、室间隔、乳头肌的心脏破裂和室壁瘤。

应用溶栓和再灌注治疗以后，心脏破裂的风险已经明显减少。但是，在 STEMI 患者中心脏破裂的发生率仍然有 2%～3%（Figueras 等，2008），而且心脏破裂也是一个重要的致死性因素（Birnbaum 等，2002a，b 和 2003）。另外，在心肌梗死患者中心脏破裂发生前可以无任何前驱征兆，有时甚至发生于小面积的心肌梗死，所以心脏破裂的发生难以预测。因此准确评估细微的先兆资料，例如心电图改变（图 11-1）非常重要。与心脏监护室处置原发性心室颤动（VF）不同，心脏破裂需要紧急外科处理。心脏破裂是大面积心肌梗死的第二个最常见死亡原因，第一是心源性休克。

1. 游离壁破裂

游离壁破裂是最常见的心脏破裂，可表现为急性电机械分离后猝死，或亚急性反复胸痛和心包内出血，伴有或不伴有心包压塞和心源性休克（图 11-3A）。有时游离壁的破裂会形成假性室壁瘤（López-Sendón 等，1992；Birnbaum 等，2003），是由于心室破裂后心包内粘连和组织纤维蛋白形成而产生的假腔。真性室壁瘤也会形成腔，但它是由未破裂的心室壁扩张形成的，所以腔的外面完全由心肌纤维覆盖。

在 STEMI 进展过程中，一些心电图变化可以提示心脏破裂的发生。游离壁破裂时，常表现 ST 段抬高伴随 T 波持续直立（Birnbaum 等，2000；Crenshaw 等，2000；Reeder 和 Gersh，2000）（图 11-2）。与前壁心肌梗死相比，ST 段抬高在下壁和侧壁心肌梗死中更常见。尽管心电图有明显的异常，但是显著的 ST 段抬高并不常见（Oliva、Hammill 和 Edwards，1993）。因此，在心肌梗死急性期 ST 段抬高的程度与心脏破裂的风险无关。发生游离壁破裂的病例通常没有弥漫的血管病变（单支或双支血管），一般右冠状动脉和回旋支是罪犯血管，而且没有建立很好的侧支循环，而侧支循环可以防止发生透壁性大面积心肌梗死。当我们怀疑有游离壁破裂风险的时候要进行影像学检查，然后进行紧急外科手术。对于急性下壁心肌梗死患者，在 Ⅱ、Ⅲ 和 aVF 导联出现 PR 段降低 ≥ 1.2mm，其院内死亡和心脏游离壁或心房破裂的风险高于没有出现 PR 段改变的患者（Jim 等，2006）。

2. 室间隔破裂

通常发生于大面积心肌梗死，经常是 LAD

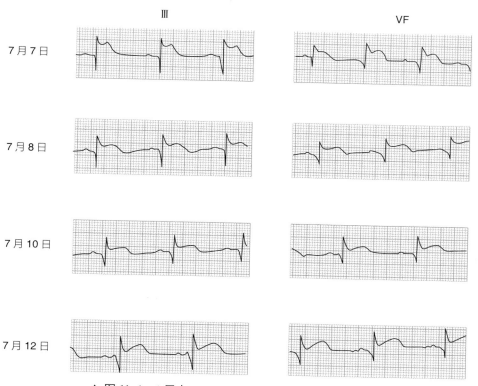

▲ 图 11-1　1 周内 STE-ACS 患者的Ⅲ和 aVF 导联心电图

ST 持续段抬高，没有负向 T 波出现，这是发生心脏破裂的危险信号。此例患者发生了心脏破裂

近段的闭塞，伴有反复的胸痛和室间隔缺损的典型的收缩期杂音。如果不进行紧急外科手术治疗，患者常出现心源性休克，有时室间隔基底部的破裂发生于下壁心肌梗死患者（图 11-2），有时室间隔的破裂与游离壁的破裂有关。心电图表现为持续的 ST 段抬高，右束支传导阻滞（RBBB）合并或不合并左前分支传导阻滞（LAHB），高度房室传导阻滞和心房颤动都与室间隔破裂高风险有关。经溶栓治疗的前壁 STEMI 出现Ⅲ导联 ST 段回落不良（因为Ⅲ导联 ST 段回落不良是心肌梗死向心尖部扩展的指标）是心肌梗死后期室间隔功能缺损的预测因子（Birnbaum 等，2000）。

3. 乳头肌断裂或功能不良引起急性二尖瓣反流（Birnbaum 等，2002a，b）

常合并急性肺水肿，但是由于左心室和左心房之间压力的快速平衡，听诊可能无法发现，所以在急性心肌梗死合并急性肺水肿患者中，发现急性二尖瓣反流是乳头肌断裂或功能不良的重要线索，尤其是在左心室收缩功能保留的情况下。此类并发症需要急诊外科手术。后中侧乳头肌经常受累（图 11-3B），因其灌注仅来源于后部下行的血管（右冠状动脉和回旋支），而前侧乳头肌有双重血液灌注（LAD 和 LCX）。发生游离壁心脏破裂的心肌梗死通常面积较小，侧支循环少和单支血管病变。但在此类型，与游离壁破裂相反，多发生于非 Q 波的心肌梗死（> 50% 的病例）。

4. 室壁瘤

通常认为 ST 段持续抬高提示室壁瘤的存在。在心肌梗死的慢性阶段这种征象敏感性差。根据再灌注治疗以前的一项早期研究显示，仅有 10% 的合并室壁瘤的陈旧心肌梗死患者具有 > 1mm 的 ST 段抬高（East 和 Oran，

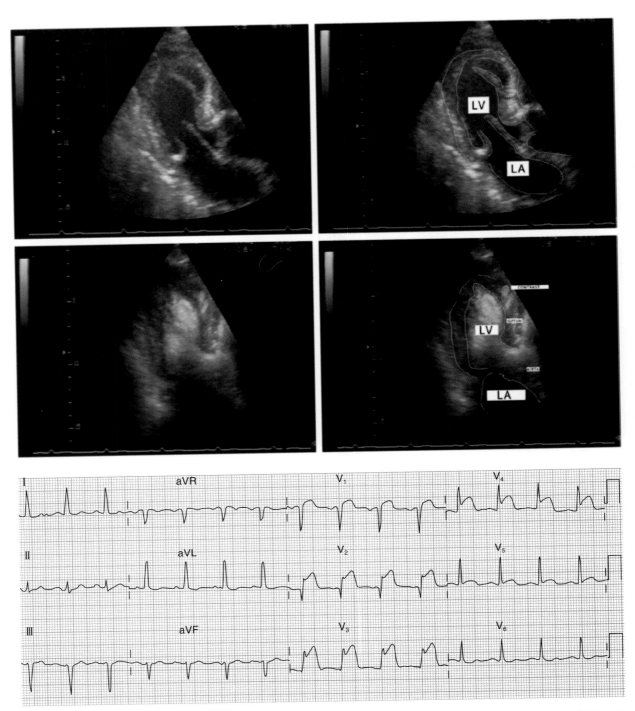

▲ 图 11-2　75 岁老年患者，有高血压、高脂血症、2 型糖尿病和吸烟史。因睡眠中发生持续性心绞痛 2h 就诊。下方 ECG 显示窦性心律、左心房扩大表现、$V_1 \sim V_5$ 导联 ST 段抬高不伴有下壁导联的镜像改变，提示长的 LAD 近段至第一间隔支近乎完全性闭塞。症状开始 4h 后进行 tPA 溶栓治疗。发病 8h 后进行经胸心脏超声检查，发现室间隔中部分离但未完全破裂，超声对比剂能通过破裂口

LV. 左心室；LA. 左心房

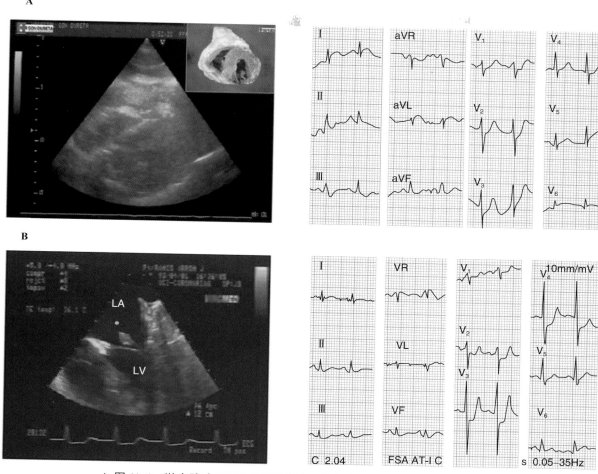

▲ 图 11-3 游离壁破裂和乳头肌断裂患者的超声心动图和 ECG（彩图见书末）

A. 因 LCX 闭塞引起侧壁 STEMI 的患者 7 天后下壁破裂。超声心动图显示大量心包积血，ECG 仅有相对少的变化：从急性心肌梗死开始持续 1 周的 I 和 aVL 导联轻度 ST 段抬高，以及 V₁~V₃ 导联镜像 ST 段降低。梗死部位是下壁。B. 因 LCX 闭塞引起下侧壁 MI 的患者后侧乳头肌断裂（超声图像 *）。ECG 显示 V₁~V₄ 导联 ST 段压低的下侧壁损伤的镜像改变，没有下壁导联的 ST 段抬高，在 aVL 导联可见轻度 ST 段抬高

1952）（图 11-4）。QRS 波群中后部分的一些变化，包括左侧导联的 rsR'（Sherif，1970）及其他形态（碎裂 QRS），似乎是室壁瘤特异性的表现（Reddy 等，2006）。

二、ACS 的心电并发症：传导障碍

有 10%～20% 的 ACS 出现传导障碍。新发 RBBB 不影响 STEMI 的诊断（图 11-5），急性期的 LBBB 有时可见 ST 段的变化与 QRS 波方向一致（Sgarbossa 等，1996a，b）（图 11-6），这种变化也见于 LVH 和心室起搏（图 11-7）。

宽 QRS 复合波，尤其是 LBBB，与急性心肌梗死预后不良有关。在这些少数患者中急性缺血的征象是否会进一步恶化预后尚不明确。

在溶栓治疗以前，RBBB 常发生于 LAD 近段闭塞的前壁心尖部心肌梗死，因为右束支是由第一间隔支供血。再灌注时期，合并 RBBB 的前壁心肌梗死 STE-ACS 患者的死亡风险仍然很高，心电图的变化非常有助于进行危险分层。在 HERO-2 试验（Wong 等，

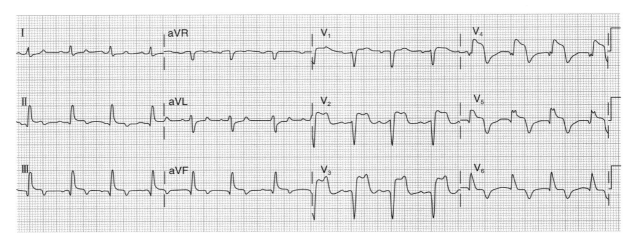

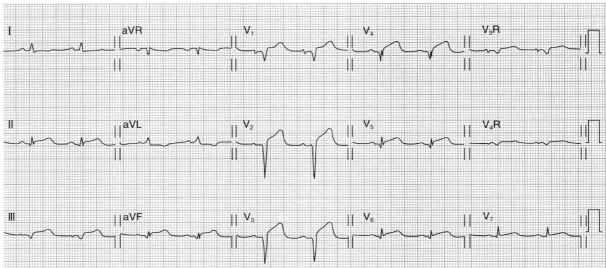

▲ 图 11-4　65 岁女性患者因 STE-ACS 住院，冠状动脉造影显示三支血管病变：LAD 中段完全闭塞，TIMI 血流 0 级，无侧支循环，第一对角支次全闭塞。LCX 弥漫病变和中段完全闭塞，右冠状动脉 90% 狭窄。对 LAD 行 PCI 治疗，影像结果很好。术后 CK-MB 水平明显升高（435ng/ml），射血分数为 30%。由于 ST 段持续抬高，进行第 2 次冠状动脉造影，显示 LAD 支架内通畅，心室造影显示前侧壁和心尖部无运动。左心室舒张末期压力显著升高（30mmHg）。于是对右冠状动脉病变进行支架置入治疗。随着心肌梗死的进展，患者发生 2 次持续性室性心动过速。在转出 CCU 的第 2 份心电图显示前壁心尖和下壁持续的 ST 段抬高和正向 T 波，右心室导联 V₃R 和 V₄R 也有持续的 ST 段抬高。这个患者左心室心尖部发生室壁瘤的风险很高，尽管左心室重塑的结果需要数月才能明显表现出来

2006a，b）中，随机的 RBBB 患者与在链激酶治疗 60min 后新发 RBBB 的患者的 30d 死亡率相似，多因素分析显示长 QRS 时限与 2 组 RBBB 患者 30 天死亡率升高相关（图 11-8）。如果 60min 抬高的 ST 段回落≥ 50%，2 组 RBBB 患者 30 天的死亡率会降低。宽 QRS 波群的患者，特别是新发的 RBBB，具有较高的死亡率（≥ 50%）。

几十年以来，出现完全性 LBBB 被认为是溶栓治疗的适应证。但需要强调的是，新发（或假定新发）的 LBBB 是不能预测 MI 的（Chang 等，2009；Ibañez 等，2018）。同样，急性心肌梗死和需要急诊血运重塑在新发 LBBB，尤其是症状不典型的患者中并不常见。目前人们已经对新发 LBBB 直接经皮冠状动脉介入治疗（PCI）指南提出质疑（Mehta 等，

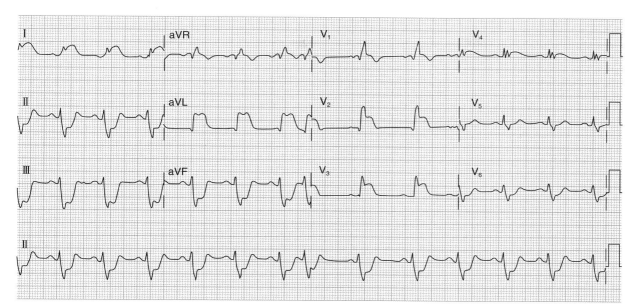

▲ 图 11–5　LAD 近段闭塞的 STE–ACS 患者，RBBB+LAHB 不影响 STEMI 诊断，Ⅰ、aVL 和 $V_1 \sim V_4$ 导联 ST 段抬高合并下壁导联和 V_6 导联 ST 段降低

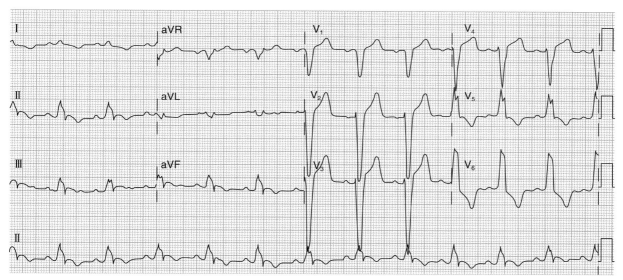

▲ 图 11–6　RCA 闭塞的 STE–ACS 患者，尽管 LBBB，但心电图表现（Ⅱ、Ⅲ和 aVF 导联 ST 抬高 1mm，与 QRS 方向一致）能够根据 Sgarbossa 标准预测冠状动脉闭塞位置

2012)。

另外，急性期出现的罕见的 LBBB 通常提示双支或三支血管病变、大面积心肌梗死和预后不良，这是因为左束支有双重血液灌注（LAD+LCX）。

自从实行再灌注治疗后，在急性心肌梗死时 RBBB 和 LBBB 的发生率已经明显下降

（Widimsky 等，2012)。

在心肌梗死的急性期出现双分支传导阻滞（RBBB+LAHB/LPHB）被认为与预后不良有关，因为双分支传导阻滞表明大面积梗死和涉及至少双支血管区域（LAD+RCA/LCX）。但是基于 HERO–2 试验（Wong 等，2006a，b)，无论合并双分支传导阻滞与否，患者 30d 的死

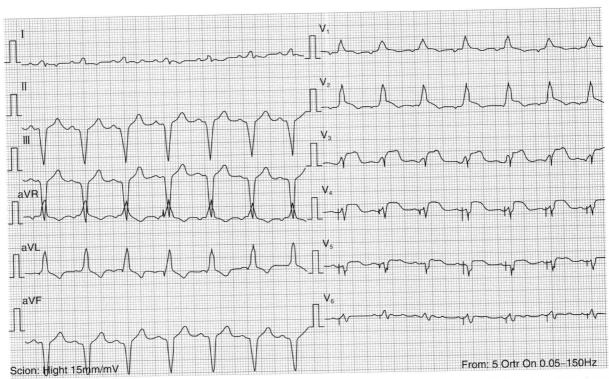

▲ 图 11-7　具有 ACS 症状的右心室起搏患者，心电图显示 RBBB 合并 V₁～V₅ 导联 ST 段抬高。右心室起搏时的 RBBB 可以解释为融合波或者极端情况下起搏电极从房间隔进入左心室

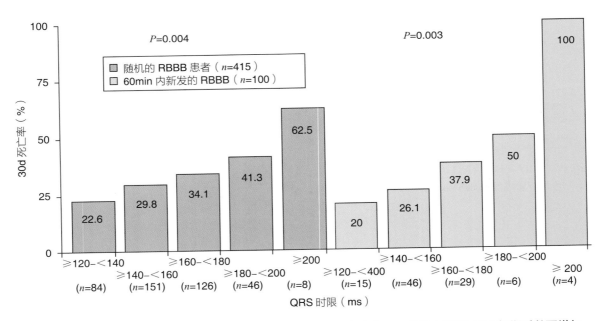

▲ 图 11-8　在随机的 RBBB 患者和新发 RBBB 的前壁 STE-AMI 患者中 30d 的死亡率随 QRS 间期延长而增加

经许可引自 Wong et al.，Circulation 2006a, b；114：783.

亡率没有明显差异。

在合并束支传导阻滞的 ACS 中，重要的是明确传导异常是陈旧的还是由 ACS 诱发的。在 RBBB 中 V_1 导联的 qR 形态表明束支传导阻滞是由心肌梗死新引起的（Wellens、Gorgels 和 Doevendans，2003）。

三、ACS 合并心律失常和室内传导阻滞

（一）室性心律失常

急性缺血常常诱发能够导致猝死的室性心律失常。在实验动物模型中，结扎冠状动脉后有 2 个时段会发生室心律失常。第一个时段是在缺血开始后的数秒钟内，可能是再灌注机制诱发。第二个时段是在缺血数小时后，可能与后电位有关（Janse，1982）。

从实验和临床的角度观察，严重的室性心律失常，如室性心动过速（VT）和心室颤动（VF），与严重的缺血有关。这一点在长期持续缺血和心室功能减退的患者中表现尤为显著（Bayés de Luna 等，1985；Janse，1982）。严重的缺血，例如结扎心外膜冠状动脉或者临床上冠状动脉痉挛合并完全闭塞的巨大心外膜冠状动脉（变异型心绞痛），会伴随明显的 ST 段抬高（图 11-9）。更严重的情况下可见 T 波和 ST 段交替。一般临床上严重的室性心律失常在血管闭塞数分钟后出现。

在 ACS 过程中室性期前收缩（premature ventricular complex，PVC）的发生率较高。冠状动脉痉挛可以诱发室性期前收缩（Bayés de Luna 等，1985），并认为与 ST 段抬高的程度有关。在 ACS 过程中频繁出现室性期前收缩是危险信号，特别是与非持续性室性心动过速同时发生，或者与心功能减退和严重的心肌缺血相关时（图 11-10A）。另外，Lown 等（1967）阐述的 R-on-T 现象，在 ACS 过程中早期曾被认为是预后不良的信号，但目前不认为其是预后不良的征象（Chiladakis 等，2000）。但是，原发性心室颤动会发生在心肌梗死的急性期，此时还没有出现明显的 ST 段抬高，但伴有快速的窦性心律和伴有 R-on-T 现象的孤立性室性期前收缩病例中（图 11-10B、图 11-11 和图 11-12）。另外，室性期前收缩可以显示缺血性改变（ST 段压低）比窦性心搏更加明显（图 11-13 和图 11-14）（Rasouli 和 Ellestad，2001）。在慢性冠心病患者的运动负荷试验和静息心电图中或者 ACS 期间，复极的异常在室性期前收缩中比正常波形更容易发现，或者仅在室性期前收缩中能够看到（图 11-14），所以有人主张运动试验中室性期前收缩的 ST 压低比正常波形中的 ST 段压低更有预测意义。在 $V_4 \sim V_6$ 导联 PVC 的 ST 段的压低超过 R 波振幅的 10% 在预测心肌缺血方面具有 95% 的敏感性和 67% 的特异性（Rasouli 和 Ellestad，2001）。然而 PVC 的复极异常在健康人中也存在，所以这种心电图改变的实际特异性可能会降低，但在可疑情况下 PVC 的 ST 段压低可提供额外的诊断信息（图 11-13 和图 11-14）。此外，细致地研究 PVC 的 QRS 波群和 T 波形态有助于陈旧性心肌梗死的诊断（qR 形态：宽的 q 波和模糊不清的 QS 波，以及对称的 T 波）。

加速性室性自主心律指频率高于室性逸搏心率（25~40 次 / 分）而低于室性心动过速（≥ 120 次 / 分）的室性心律，通常连续发生，可自行终止而且耐受性良好，有时发生在再灌注期间（图 11-5），一般不需要特殊处理。室性心律失常爆发是与危险区域无关的大面积心肌梗死的标志，也是心肌细胞发生再灌注损伤的标志（van der Weg 等，2018）。

单形性持续性 VT 在 ACS 中不常出现，尤

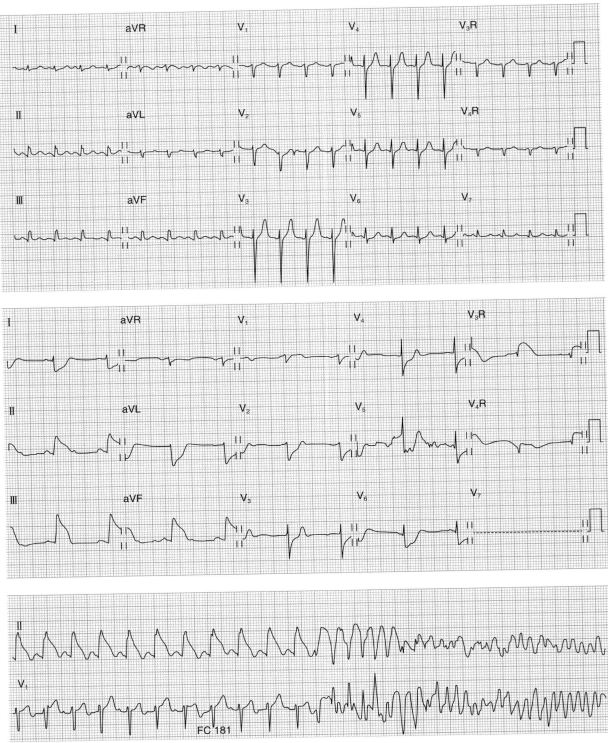

▲ 图 11-9　60 岁男性患者，有高血压和吸烟史，因 VF 引起心脏骤停住院。成功复苏后进入 CCU，体表心电图显示窦性心动过速，没有明显的 ST 段偏移。数分钟后患者出现心绞痛和再次 VF 发作，接着出现下壁导联和 V₁、V₃R 和 V₄R 导联 ST 段抬高和 QRS 末端变形，Ⅰ、aVL 和 V₂～V₆ 导联 ST 段压低。冠状动脉造影显示右冠状动脉痉挛，仅有 30% 狭窄

A

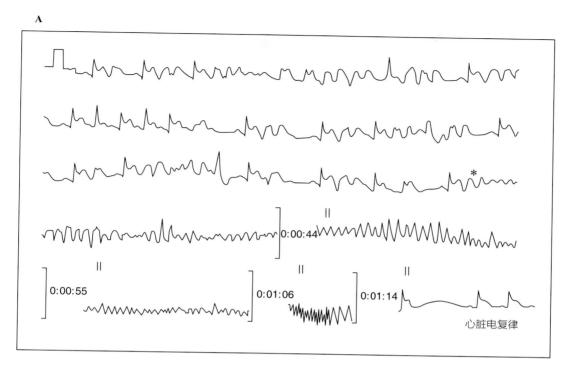

B

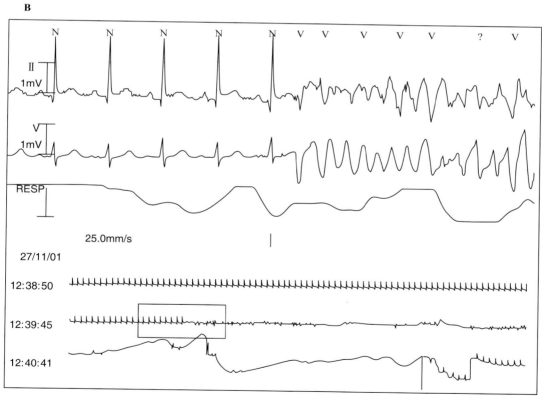

▲ 图 11-10 心室颤动患者的心电图

A. STEMI 患者频发、多源、成对室性期前收缩导致 VF（＊），经电复律转复成功；B. 急性 MI 患者发生原发性 VF，VF 发作突然，发作前无 PVC，Ⅱ导联的 ST 段轻度抬高，但是基础窦性心律快，表明心肌梗死的急性阶段交感神经过度激活。心脏电复律转复成功

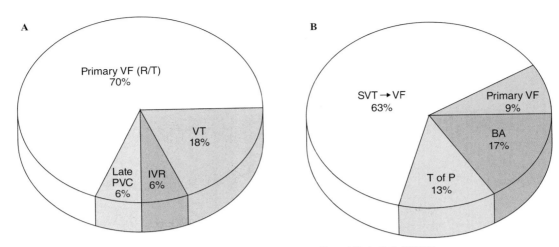

▲ 图 11-11　不同临床情况下猝死前最后的心律失常情况

A. 缺血性心脏病急性期（Adgey 等，1982）：院外 VF 前心律失常；B. 急诊患者动态心电图记录的最常见的猝死原因是持续性 VT 导致 VF（Bayés de Luna、Coumel 和 Leclercq，1989b）（R/T.R-on-T；Late PVC. 室性期前收缩晚期；IVR. 室性逸搏心律；VT. 室性心动过速；T of P. 尖端扭转；BA. 心动过缓；SVT. 持续性室性心动过速；Primary VF. 原发性心室颤动）

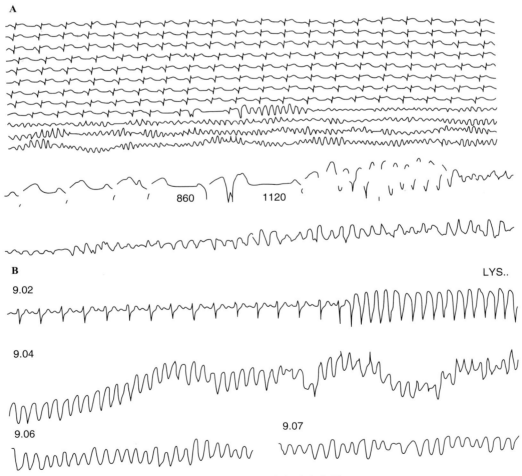

▲ 图 11-12　心室颤动心电图

A. 动态心电监测记录到的 ST 段抬高型 ACS 患者心电图中 R-on-T PVC 诱发 VF；B. 动态心电监测记录到的持续性 VT 诱发 VF，之前有窦性心动过速，无 PVC

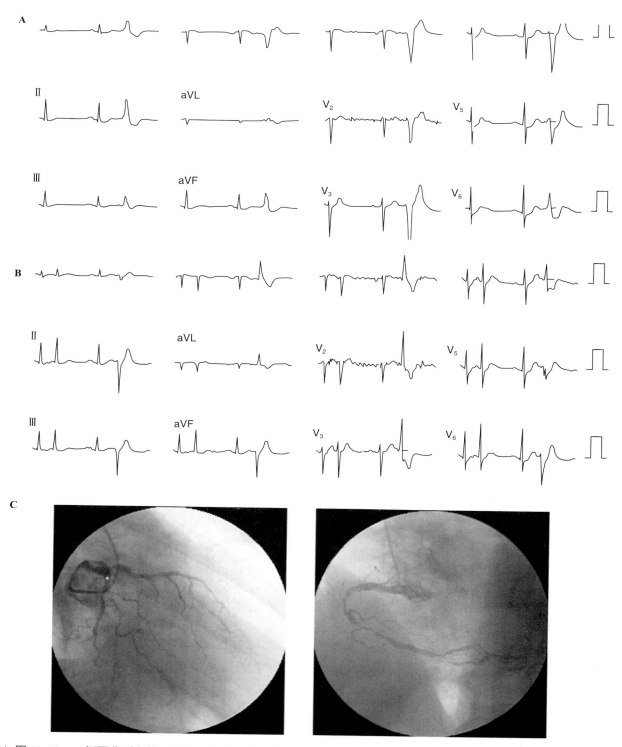

▲ 图 11-13 一例不典型心前区疼痛患者的运动试验，有频发室性期前收缩（**A、B**）和室上性期前收缩（**B**）。在窦性波群和房性期前收缩中可见 ST 段轻度降低，而在室性期前收缩中明显压低（**B** 中 V₃、V₄ 导联和 **A** 中 V₅、V₆ 导联）。**C.** 冠状动脉造影显示严重弥漫性三支血管病变（左图为左冠状动脉，右图为右冠状动脉）

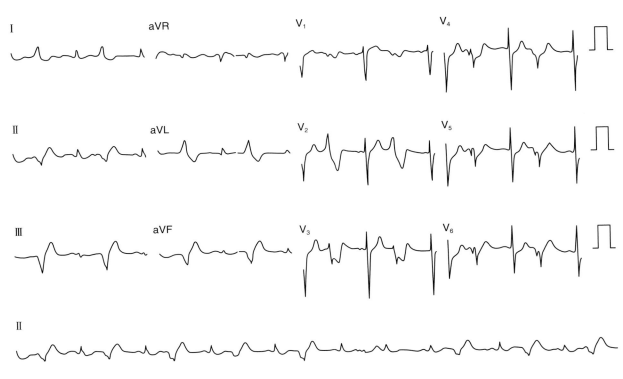

▲ 图 11-14　缺血性心脏病患者的运动负荷试验心电图，$V_2 \sim V_4$ 导联室性期前收缩波形可见明显的 ST 段改变。在窦性波形中 ST 段改变不显著

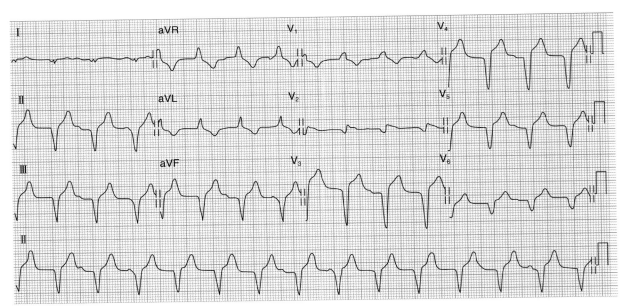

▲ 图 11-15　在急性心肌梗死患者 LAD 再灌注治疗过程中 12 导联心电图出现加速性室性自主心律（AIVR）。AIVR 形态提示其闭塞起源于前壁心尖区域（除极向量指向后上）

其是在无心肌梗死病史的患者中（图11-16）。但是与原发性VF相比，单形性VT与1年的不良预后相关（Newby等，1998）。可能与MI后瘢痕有关，因为在首次心肌梗死中发生率较低（Mont等，1996）。偶尔可出现在冠状动脉持续痉挛的过程中。

多形性VT通常表现为类似尖端扭转性VT的特征，但QT间期正常，常演变为VF。幸运的是它不经常发生，通常出现在伴有心功能减退的大面积心肌梗死。它可能继发于长期的慢性心肌缺血（再灌注不良），因此推荐急诊再血管化治疗（图11-17）。STEMI早期的多形性VT常见于QRS末端变形的患者经再灌注治疗后即刻出现（Sclarovsky-Birnbaum Ⅲ级缺血）。

急性MI的院前死亡率为20%～30%（Braunwald、Zipes和Libby，1998））。50%以上的死亡发生在发病的1h内而且常见的原因是原发性VF导致的猝死。通常是在自主神经系统（ANS）功能失调（窦性心动过速）的情况下由R-on-T现象的PVC所诱发（图11-11）（Adgey等，1982）。在溶栓时期，出院后的猝

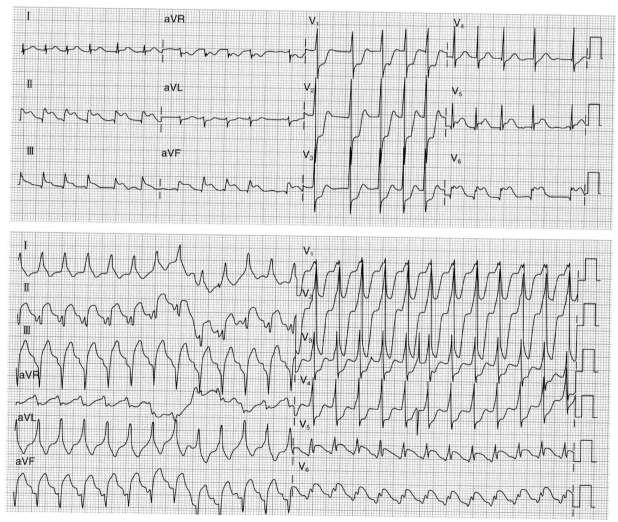

▲ 图11-16　70岁老年患者因下侧壁STE-ACS入院，LCX完全闭塞（A）和3支血管病变（LMT 70%、LAD近段70%、RCA 50%）。出现持续性室性心动过速（B），经电转复转为心房颤动，后转为窦性心律

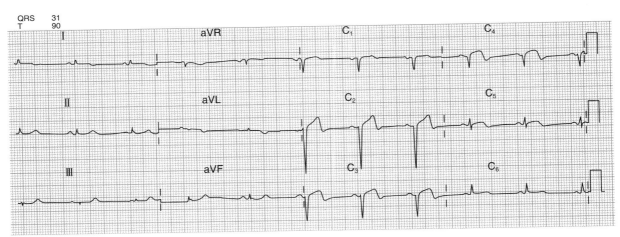

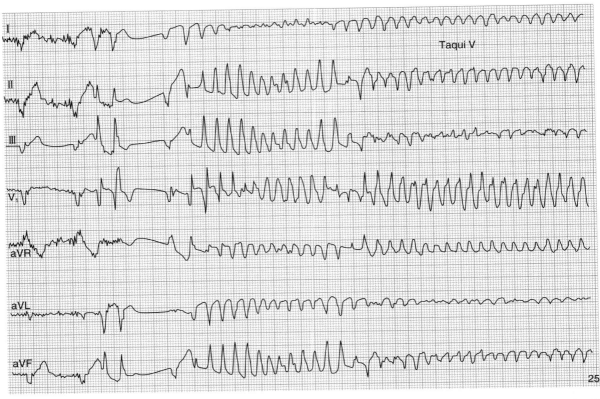

▲ 图 11-17　67 岁男性患者因 STEMI 住院。冠状动脉造影显示双支血管病变，LAD 行药物涂层支架植入治疗，择期处理钝缘支。住院期间发生由 R-on-T PVC 诱发的多形性 VT，经电转复终止。重复冠状动脉造影显示 LAD 支架通畅，钝缘支植入支架。注意：ST 段抬高程度 I、II ＞ III 和 aVF 导联提示罪犯血管是 LCX

死率开始下降（Chiladakis 等，2000）。而在急诊患者中，原发性 VF 仅占所有猝死病例的10%，持续性 VT 进展为 VF 是最常见的猝死原因（图 11-11B）（Bayés de Luna、Camacho和 Guindo，1989a；Bayés de Luna、Coumel 和Leclercq，1989b）。在院前致死性 MI 的男性患者中发现 RCA 近段的闭塞非常常见，而左侧的冠状动脉闭塞在院内存活的 MI 患者中更常见（Mikkelsson，2004）。与右冠状动脉近端闭塞相比，左冠状动脉闭塞的急性 MI 院前阶段相对较好。

　　患者一旦被收入院，死亡率会较低

（5%～10%），并且通常是由心源性休克引起的，因为如果发生 VF，也能被电复律纠正。Fiol 等（1993）证实院内的 VF 可以根据以下几点预测：① ST 段抬高最显著的 3 个导联的抬高总和；②收缩压低于 110mmHg；③下壁和（或）侧壁的心肌梗死。有的学者认为入院时 QT 间期延长和持续性 VT 提示预后不良（Flugelman 等，1987）。少数的急性 MI 猝死是因为心动过缓，常继发于电机械分离（图 11-18）。

采用新的治疗方法后 CCU 的原发性 VF 的发生率已经明显降低（2%～3%），但是在心脏受损较重的患者中发生率仍较高（Killip 1，< 1%；Killip 3 和 4，> 4%）（Fiol 等，1993）。ACS 患者前壁心肌梗死并发 VF 提示预后不良（Schwartz 等，1985）。很明显 VF 需要电复律和所有心脏呼吸骤停的方法治疗，如果 VF 发生在 CCU 以外，患者存活的概率会很低。

（二）室上性心律失常

窦性心动过速是 ACS 患者预后不良的征象。Adgey 等（1982）发现急性心肌梗死患者在就诊途中发生 VF 前的窦性心率明显增加（平均 80～100bpm）。窦性心动过速是自主神经失调的表现，见于大面积心肌梗死，特别是心力衰竭、心源性休克和心脏破裂。也可见于心脏以外的疾病，如肺栓塞、贫血、发热等。窦性心动过速如在亚急性阶段持续存在也是预后不良的征象（Crimm 等，1984）。在心肌梗死的急性期 VF 常发生在窦性心动过速伴或不伴 PVC 时（图 11-9 和图 11-10A）。在陈旧性心肌梗死持续性 VT 诱发 VF 的患者中也常存在窦性心动过速（图 11-12）。

房性期前收缩通常是良性的，但当它频发时可诱发心房扑动和心房颤动。

心房扑动很少发生，但当心率达到 150bpm

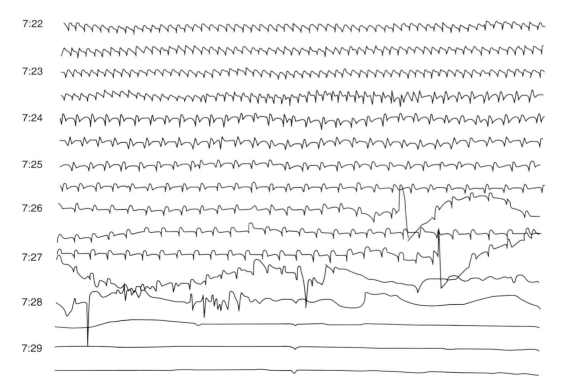

▲ 图 11-18　68 岁老年患者，急性心肌梗死 10 天后猝死。动态心电图显示心律进行性自律性降低（表现为较慢的逸搏心律）直至心脏搏动停止，为心脏破裂导致的电机械分离

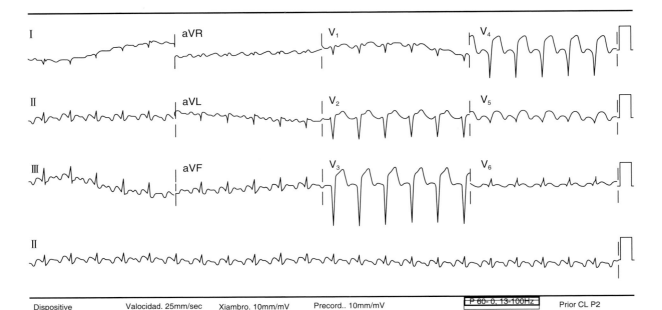

▲ 图 11-19　前壁心肌梗死并发心房扑动，其 LAD 中段闭塞并累及第一对角支，行 PCI 支架植入术。心电图显示心房扑动 2∶1 房室下传，Ⅰ、aVL 和 $V_3 \sim V_5$ 导联 Q 波形成，aVL 和 $V_2 \sim V_5$ 导联 ST 段抬高

时，通常患者很难耐受而需要立即治疗，或者出现血流动力学症状时需要电转复（图 11-19）。

　　心房颤动是相对比较常见的室上性心律失常（在 STE-ACS 和心律失常中占 10%～20%），和其他的室上性心律失常一样，多与心房病变（Liu、Greenspan 和 Piccirillo，1961；Zimmerman，1968）和（或）心包炎有关。心房颤动多发生于大面积的 ACS。但在右冠状动脉闭塞的 ACS 患者中，可能与迷走神经过度激活有关，而且常伴有房室（AV）传导阻滞。年龄、P 波异常、慢性阻塞性肺病（COPD）和心力衰竭是心房颤动的诱发因素。心房颤动的发生率在后溶栓时期已经明显降低，通常是自限性的，所以电转复治疗只有在心室率太快并出现血流动力学症状的时候推荐使用。信号平均心电图分析 P 波有助于预测 ACS 患者心房颤动的风险（Rosiak、Bolinska 和 Ruta，2002）（图 11-20）。

　　最近，多个研究（Sadiq 等，2015；O'Neal 等，2016）证实了 Bayés de Luna 等（1988）应用房间传导阻滞（即 Bayés 综合征）作为心房颤动的有效预测因子（Conde 等，2015；Bacharova 和 Wagner，2015）。房间传导阻滞也常与脑卒中有关（Martinez-Selles 等，2017）。房间传导阻滞在老年人中发生率较高（O'Neal 等，2016）。最近，Bernal 等发现心肌梗死合并高度房间传导阻滞的老年患者心房颤动发生率有增高趋势（图 11-21）。其他的室上性心律失常，如阵发性室上性心动过速或异位性房性心动过速都比较少见（图 11-22）。

（三）心动过缓和室内传导异常

　　窦性心动过缓在急性下壁心肌梗死患者中常见，尤其在最初的数小时内，因为窦房结是由 RCA 或 LCX 供血，30% 的病例出现心动过缓（Pantridge、Webb 和 Adgey，1981）。心动过缓更多继发于自主神经功能降低而非窦房（SA）传递阻滞。在 2017 年 ESC 指南中推荐了应用阿托品和起搏器植入治疗的适应证。高度窦房阻滞提示 RCA 或 LCX 近段闭塞，常常

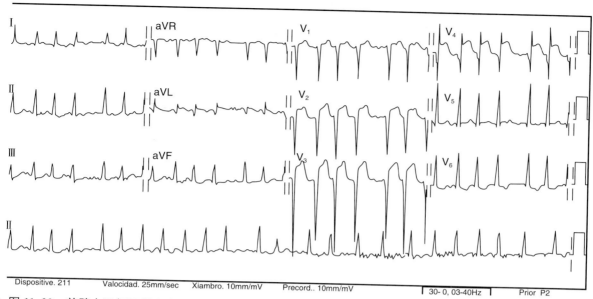

▲ 图 11-20　前壁心肌梗死并发心房颤动，aVL 和 V₂～V₄ 导联 Q 波形成，aVL 和 V₁～V₄ 导联 ST 段抬高，下壁 +V₆ 导联 ST 段轻度降低

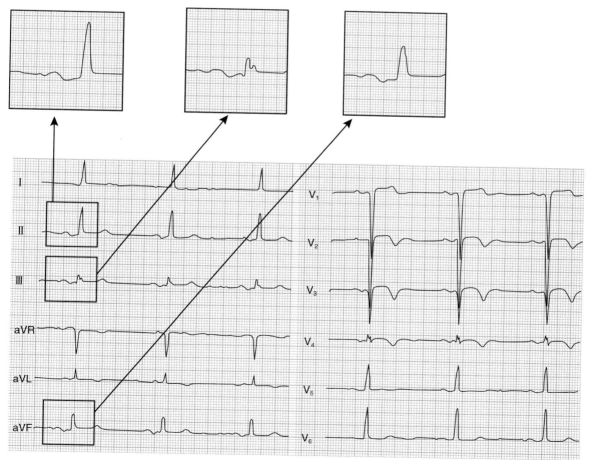

▲ 图 11-21　68 岁患者，有 15 年前心肌梗死病史，射血分数是 45%，几天前出现心房颤动发作，经电转复终止。心电图显示 Ⅱ、Ⅲ 和 aVF 导联 P 波形态为正负双向，宽度为 160ms，提示高度房间传导阻滞。由于陈旧前壁心肌梗死，V₁～V₃ 导联可见 Q 波，轻度凹陷型 ST 段抬高和 V₂～V₄ 导联 T 波倒置

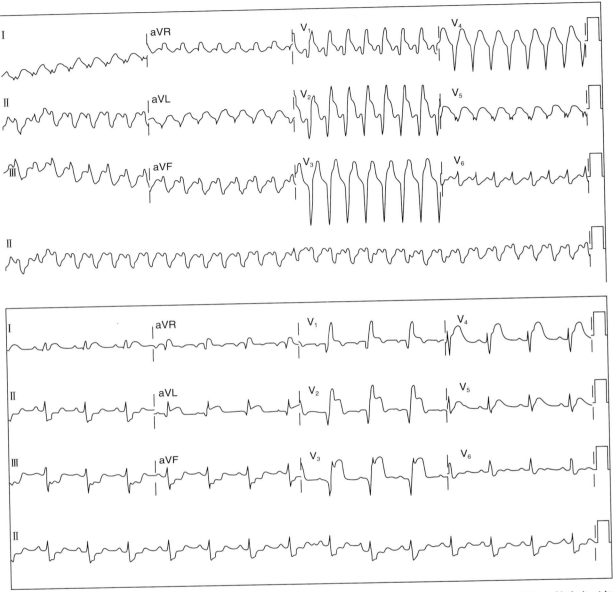

▲ 图 11–22 LAD 近段闭塞的前壁心肌梗死患者出现阵发性室上性心动过速（上面的心电图）、双支血管病变（包括钝缘支）和收缩功能降低（射血分数为 30%），经电转复治疗。下面的心电图，即心动过速后，显示典型的 LAD 近段闭塞伴有 RBBB 和 LAHB 表现：Ⅰ、aVL 和 $V_1 \sim V_5$ 导联 ST 段抬高，以及对应的下壁导联的 ST 段压低

合并心房梗死和大面积心肌梗死。如果出现心排血量降低或心动过缓相关的室性心律失常时推荐起搏治疗。

窦房结自律性逐渐降低，以及出现逐渐增多的缓慢性逸搏心律引起心脏停止（图 11–17）是发生电机械分离的先兆（Bayés de Luna、Coumel 和 Leclercq，1989b）。

再灌注治疗时期各种类型的 AV 传导阻滞已经明显降低，目前完全性 AV 传导阻滞占 3%～4%，而以前的发生率约 10%（Harpaz 等，1999）。在急性下壁心肌梗死患者中，AV 传导阻滞的发生率在前溶栓时期非常高（Melgarejo 等，1997）。Ⅰ度 AV 传导阻滞很少有并发症，但是有时会进展为高度 AV 传导阻滞，如果存在束支传导阻滞或前壁心肌梗死，其阻滞点通常在希氏束以下。

　　莫氏Ⅰ型（文氏现象）Ⅱ度 AV 传导阻滞常发生在右冠状动脉闭塞引起的下壁心肌梗死中，是房室结缺血和（或）迷走神经过度兴奋所致。迷走神经过度兴奋导致的 AV 传导阻滞静脉应用阿托品后可消失，而缺血引起的会持续存在。后者表现为快心率（图 11-23），前者没有。文氏现象的 AV 传导阻滞通常是短暂的，位于希氏束以上，预后较好，通常不需要

起搏器植入治疗。莫氏Ⅱ型Ⅱ度 AV 传导阻滞比较少见，更常见于前壁心肌梗死而非下壁。表现为阵发性，可消失或进展为高度 AV 传导阻滞，多发生于希氏束以下，预后不良。常需要起搏治疗，至少是临时起搏治疗。Ⅲ度（完全性）AV 传导阻滞在不同部位的心肌梗死（下壁或前壁心尖部）中意义不一样（Melgarejo 等，1997）。当发生在下壁心肌梗死时，通常由Ⅰ度

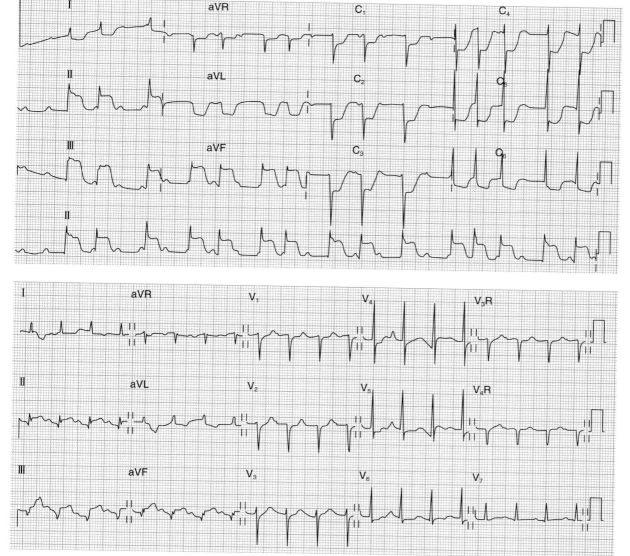

▲ 图 11-23　60 岁下侧壁 STEMI 男性患者，3 级缺血，有多种程度的 AV 传导阻滞（上方心电图，提示多支血管病变：V₄～V₆ 导联 ST 段降低）。患者出现房性心动过速和交界性期前收缩。PCI 治疗后 AV 传导阻滞改善，下壁导联 ST 段抬高程度降低和 QRS 终端变形消失（下方心电图）。冠状动脉造影显示 RCA 中段闭塞，无侧支循环，LAD 近段 80% 狭窄

传导阻滞进展而来，窄 QRS 波群，阻滞点位于希氏束以上，预后相对较好，但死亡率高于再灌注治疗未出现高度 AV 传导阻滞的患者（Mavric 等，1990；Alnsasra 等，2018）。当出现血流动力学紊乱时（图 11-24A），须临时起搏治疗。高度 AV 传导阻滞通常出现在前壁心尖部心肌梗死，常合并希氏束以下逸搏心律，QRS 波群宽大，需要临时起搏治疗。这些病例心肌梗死面积大而且预后较差。在下壁 STEMI 中，高度 AV 传导阻滞常见于 ST 段抬高（Sclarovsky–Birnbaum Ⅲ级缺血）的导联出现 QRS 波群变形的患者（Solodky 等，1998）。

ACS 相关的左前分支传导阻滞（LAHB）被认为无多少临床意义，但是下壁心肌梗死（RCA 或 LCX）发生 LAHB 提示至少双支血管病变，因为 LAD 供应左束支前上区域。最近 Biagini 等（2005）报道前期存在 LAHB 提示预后不良。对疑似冠心病和 LAHB 的患者进行运动试验，猝死风险增加，在调整了多种因素和负荷超声心动图异常的因素后，这种风险仍然持续存在。因此在这组患者中存在 LAHB 不应该认为是良性的异常。这些结果与我们之前提到的下壁心肌梗死患者出现 LAHB 提示双支血管病变是一致的。在 ACS 过程中很少出现

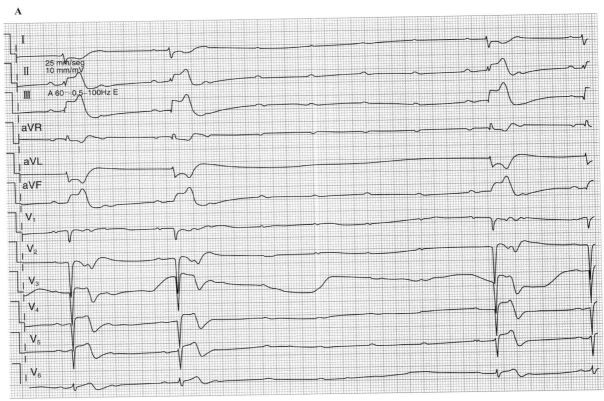

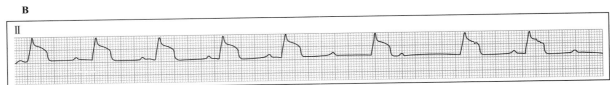

▲ 图 11-24　STE-ACS 患者 AV 传导阻滞的心电图

A. STE-ACS 患者优势型 RCA 近段闭塞（Ⅰ 导联 ST 段压低，ST 段抬高Ⅲ导联＞Ⅱ导联，V₁ 导联 ST 段等电位线，V₃～V₅ 导联 ST 段抬高），患者出现Ⅱ度 AV 传导阻滞突然进展为完全性 AV 传导阻滞；B. 右冠状动脉闭塞的 STE-ACS 患者，持续记录Ⅱ导联时可见不同程度的 AV 传导阻滞

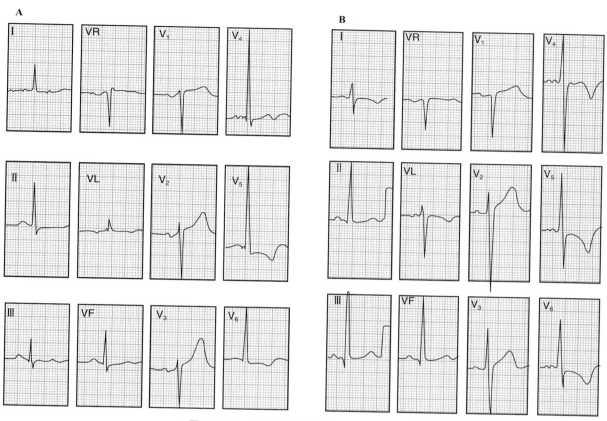

▲ 图 11-25　心力衰竭患者发生 ACS 后的心电图

A. 55 岁高血压和心力衰竭患者，心电图显示窦性心律，以及 LVH 的电压和复极改变（$V_1 \sim V_3$ 导联轻度 ST 段抬高、$V_5 \sim V_6$ 导联 ST 段压低和 T 波倒置）；B. 1 个月后发生了 ACS，额面 QRS 电轴发生显著变化，向右偏移：aVF 导联由 Rs 变成 qR、心室激动时间为 60ms 和 V_6 导联由 qR 变为 Rs，这些改变是由于发生了左后分支传导阻滞。同时可见 ST/T 改变更大

左后分支传导阻滞，在这种病例中会有明显的额面心电图 QRS 电轴右偏（图 11-25）。

　　前面提到 ACS 患者出现 RBBB 和 LBBB 对预后有影响，而新发 RBBB 与预后不良有关，尤其是当 QRS 波群很宽时（图 11-6）。此外，ACS 过程中出现 LBBB 预后不良，这种情况在 Sgarbossa 等（1996a，b）叙述的 ST 段变化的病例中是一样的。RBBB 合并或不合并 LAHB 发生在 LAD 近段（S_1 和 D_1 前）和 LMT 闭塞的情况下。新发的束支传导阻滞合并非常宽的 QRS 波群，以及 ST 段抬高回落缓慢与大面积心肌梗死和预后不良有关。

四、自我评估：病例报道

病例 1

　　60 岁女性患者，来自于地区医院转诊，急性心肌梗死溶栓治疗后，进展期肺水肿。心电图显示 Ⅱ、Ⅲ 和 aVF 导联 Q 波形成和轻度 ST 段抬高（ST 段抬高水平 Ⅲ 导联＞Ⅱ 导联、$V_2 \sim V_6$ 导联 ST 段压低（$V_4 \sim V_6$ 导联最深）。

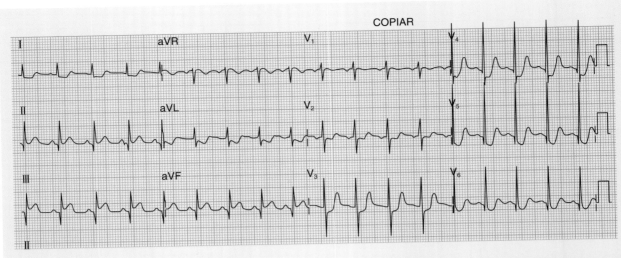

ECG 表现与以下哪种情况相符？

(1) 提示 LCX 闭塞，因为心前区导联 ST 段压低比下壁导联 ST 段抬高更明显，可能累及到乳头肌引起二尖瓣反流。

(2) 尽管心前区导联 ST 段压低更明显，但额面导联的图形是典型的 RCA 闭塞表现（Ⅰ 和 aVL 导联 ST 段压低、ST 段抬高Ⅲ导联＞Ⅱ导联），另外，ST 段压低（主要在 V₄～V₆ 导联）提示 3 支血管病变或 LAD 狭窄。由于血流动力学不稳定（肺水肿）和 ECG 提示严重冠心病，应该进行冠状动脉造影。

(3) 应该排除主动脉夹层。

(4) 进行超声心动图检查以排除机械并发症，而且有指征进行非急诊的冠状动脉造影。

正确答案：（2）

RCA 闭塞的 ECG 表现比 LCX 闭塞更典型，下壁 STEMI 时 V₄～V₆ 导联 ST 段压低提示同时存在 LAD 狭窄或三支血管病变。ACS 并发急性肺水肿提示出现机械并发症或多支血管病变合并血流动力学障碍。冠状动脉造影显示供应乳头肌区域的 RCA 后降支（红箭）单支病变，心室造影显示严重二尖瓣反流。这个病例的启示是远段分支闭塞也能引起严重的血流动力学并发症。

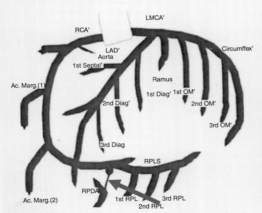

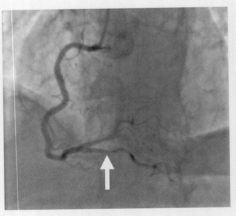

RCA. 右冠状动脉；LMCA. 冠状动脉左主干；LAD. 左前降支；Circumflex. 回旋支；Aorta. 主动脉；1 Septal. 第 1 间隔支；Ac. Marg. 锐缘支；Ramus. 中间支；1st OM. 第 1 钝缘支；2nd OM. 第 2 钝缘支；3rd OM. 第 3 钝缘支；1st Diag. 第 1 侧支；2nd Diag. 第 2 侧支；3rd Diag. 第 3 侧支；RPLS. 后侧支；RPDA. 右侧动脉导管未闭；1st RPL. 第 1 后侧支；2nd RPL. 第 2 后侧支；3rd RPL. 第 3 后侧支

病例 2

70 岁男性患者因心悸入院，否认缺血性心脏病史，但主诉中度活动性呼吸困难。随后 ECG 显示阵发性室上性心动过速并能自行转复，另一份 ECG 显示窦性心律。

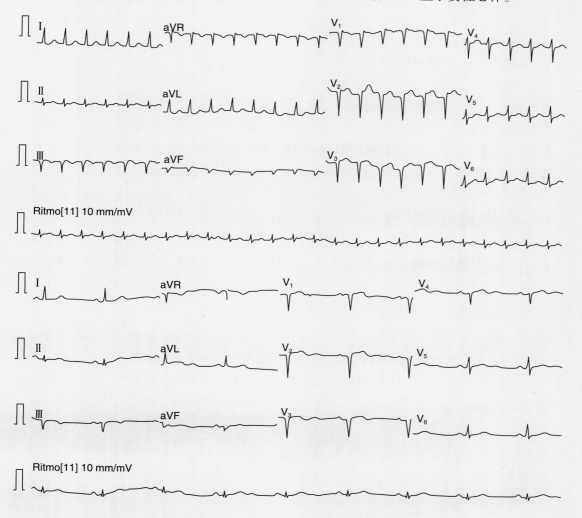

根据以上心电图，有何建议：

(1) Ⅲ、aVF 和 $V_1 \sim V_3$ 导联存在 Q 波提示陈旧下壁和前壁心肌梗死，应该紧急行冠状动脉造影检查。

(2) 应该做超声心动图检查评估 LV 功能，如果条件允许可进行 CMR 检查评价存活心肌。

(3) 应该排除 WPW 综合征。

(4) 有指征进行紧急电生理检查。

正确答案：（2）

患者因心悸入院，无 ACS 临床表现，Q 波是偶然发现的。这个病例进行了 CMR 检查，证实前壁心尖部强化延迟，说明此患者曾患隐匿性心肌梗死。因为 CMR 显示孤立性病变，但心电图呈现下壁和前壁改变，所以可能是长的 LAD 中段的闭塞。是否进行电生理评估取决于后续心律失常的严重性。不推荐急诊冠状动脉造影，应该进行无创检查评价可能的心肌缺血。

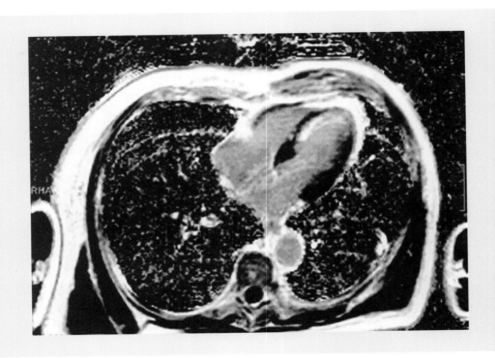

病例 3

69 岁女性患者主诉为进行性加重的胸痛 3d，并有静息性呼吸困难。二尖瓣区可闻及全收缩期杂音，心电图显示窦性心律、完全性 AV 传导阻滞、交界性逸搏心律合并 RBBB，Ⅱ、Ⅲ、aVF 和 $V_5 \sim V_6$ 导联 ST 段抬高，给予 250mg 阿司匹林和 180mg 替格瑞洛口服。

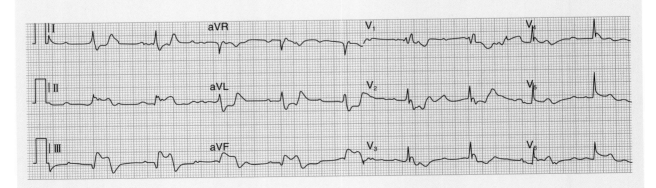

植入临时起搏电极。冠状动脉造影显示三支血管病变：LAD 弥漫性严重病变，第一对角支严重狭窄，RCA 中段完全闭塞，非优势的 LCX 病变。根据心电图改变认为罪犯血管是 RCA，最初认为 LAD 弥漫性病变不适合进行冠状动脉旁路移植术。RCA 经 PCI 治疗后未达到最佳效果（最终 TIMI 血流 Ⅱ A 级）。

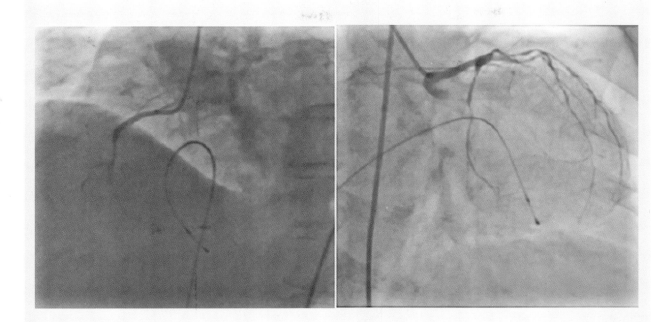

PCI 术后 ECG 显示：窦性心律合并完全 AV 传导阻滞，加速性交界性心律，不完全性 RBBB，下壁导联 Q 波形成和持续性 ST 段抬高，正向 T 波。

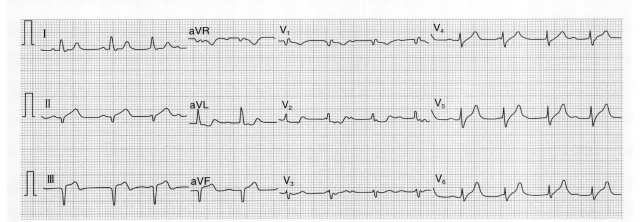

经胸心脏超声检查显示中度弥漫左心室功能降低和严重右心室功能降低伴扩张，中度二尖瓣反流，无心包积液。尽管给予大剂量多巴酚丁胺 [15μg/（kg·min）] 治疗，患者呈难治性心源性休克状态，TnI 峰值达 9888ng/L。患者被转入转诊医院 CCU 并植入主动脉内球囊反搏和（或）ECMO 治疗，并重新考虑行外科搭桥手术。

进入转诊医院 CCU 病房的心电图为持续 AV 传导阻滞、结性心律、碎裂 QRS 波和下壁导联 ST 段抬高。

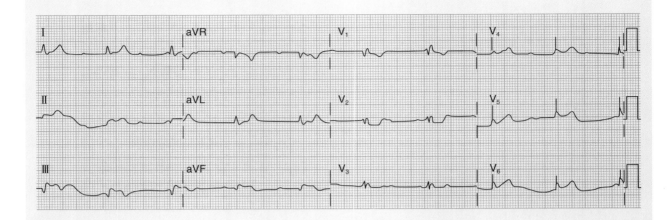

这例心源性休克患者的诊断是什么？

(1) 下壁 STEMI 累及右心室。

(2) 休克的原因在心电图上不明显。

(3) 严重冠状动脉疾病，可能需要急诊外科搭桥手术。

(4) LAD 近段闭塞。

正确答案：（2）

心电图无 RV 受累的征象，例如 V_1 导联的 ST 段抬高，心电图表现可能是 LCX 或钝缘支闭塞。超声心动图显示因心肌梗死导致的室间隔破裂而引起 RV 扩张。此处存在心室间隔心尖部的通道，是导致难治性休克的原因。入院时听到的收缩期杂音源于中度二尖瓣反流。在心肌梗死的急性期进行正确的临床评估不容忽视，对于无明显原因的心源性休克的患者应该行心脏超声检查以排除室间隔破裂的可能性。这个患者最后死亡。

病例 4

60 岁男性患者，院外胸痛后发生心脏骤停，接受急诊治疗。心电图显示窦性心动过速或心房扑动 2：1 下传。Ⅰ、aVL 和 $V_2 \sim V_4$ 导联 ST 段极度抬高。

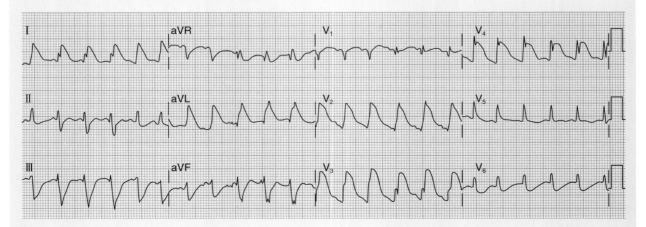

这个病例的诊断是什么？

(1) 前壁 STEMI，LAD 近段第一对角支前闭塞。Ⅰ、aVL 和 V₂～V₄ 导联 ST 段明显抬高、QRS 变形。

(2) 经过心肺复苏，患者心电图模式不能评估，应继续观察患者的 ECG 改变。

(3) 这种 ECG 改变类似于冠状动脉痉挛，应该给予钙离子拮抗药治疗。

(4) 单形性 VT。

正确答案：(1)

冠状动脉造影显示 LAD 近段到第一对角支开口处闭塞。ECG 的表现可能是因为急性心肌缺血过程中生化和离子浓度改变引起跨膜电传导减慢（单向电势，λ 波）（Carmeliet 1999；Almer 等，2016；Bacharova 等，2013；Cipriani 等，2018）。支架植入术后 ECG 显示窦性心律、RBBB 和 V₂～V₄ 导联再灌注性 T 波倒置。

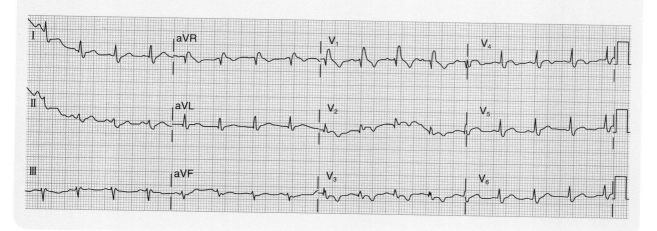

第 12 章
Q 波型和无 Q 波型（或等效波）心肌梗死
Myocardial Infarction with and without Q Wave or Equivalent

一、Q 波型心肌梗死

重点介绍室内传导正常患者 Q 波型心肌梗死的诊断标准，以及左心室定位诊断。

（一）概述

图 12-1 和图 12-2 为两种主要类型的心肌梗死（分别为前壁心尖部和下侧壁）时心室去极化环产生的变化。不同导联中 Q 波的出现可以用导联轴上向量环的变化来解释。图 12-3 展示本书所涉及的 7 种典型心肌梗死的一些心电图形态和 QRS 向量环的关系。图中所示心肌梗死后导致的心室除极方向和向量环形态一致。在大多数的 QRS 向量环中，初始段最小毫秒数一定会影响梗死后 V_1 导联 Q 波或者 R 波的产生。这个毫秒数随着心室除极顺序的不同而变化，如间隔梗死（图 12-6A-1）比通常认为是后壁梗死的侧壁梗死（图 12-6B-1）的毫秒数小。

从一开始，我们就指出，这一章中的概念和分类可能需要在未来几年内进行修订，希望心电图与新的金标准心血管磁共振（CMR）之间的相关性研究的科学数据能给我们提供一些新的重要信息。目前已经有了一些数据，我们也增加了这个领域可能需要改变的一些理念。

在 2006 年发表于《循环》杂志的论文中，我们将 Q 波型心肌梗死分为：间隔、前壁中段、前壁心尖部、广泛前壁、侧壁和下壁心肌梗死（Bayés de Luna，2006c）。根据最近的 CMR 发现，在 Q 波型心肌梗死中心尖部延展比间隔延展更多见。因此，如果把左心室壁划分为 2 个区域：前壁心尖部和下侧壁时，我们将"前间隔"一词的术语用"前壁心尖部"替换。

贯穿本书的是平均 QRS 向量的概念。习惯上也用"梗死向量"一词。不同部位 Q 波型梗死的 ECG 表现模式不同，可通过心肌损伤在向量轴上的投影，以及引起的 QRS 向量环形态的变化来解释（图 12-4）。

（二）Q 波（或等效波）型心肌梗死的心电图标准

从早期的心电图开始，心肌梗死的诊断标准一直在改变。Q 波或其等效波尤其是在 V_1 导联中的 RS 形态，已经成为心肌梗死的标志。传统上认为 Q 波型心肌梗死是透壁性的心肌梗死，而非 Q 波型心肌梗死为心内膜下心肌梗死。之后 CMR 的研究发现（Moon 等，2004）Q 波的存在并不代表透壁的心肌梗死，而是与心肌受损面积较大相关。因此，用它来区分 Q 波和无 Q 波心肌梗死仍然比较合适。而在再灌注时期，Q 波可能短暂出现以后消失。之前已

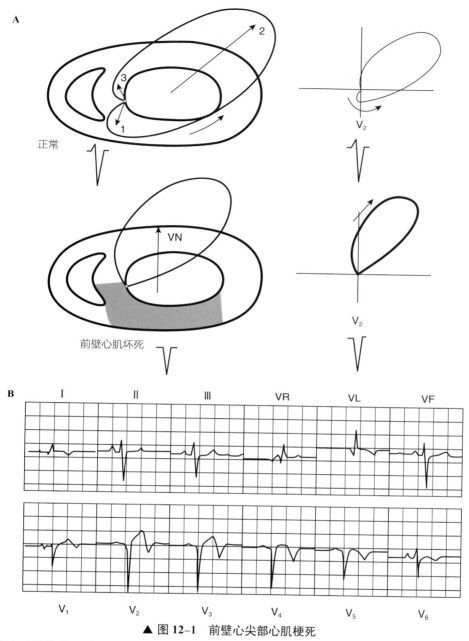

▲ 图 12-1　前壁心尖部心肌梗死

A. 正常心脏除极与广泛前壁心肌梗死除极的比较。平均 QRS 向量指向后，以及导联轴上向量环投影解释了前壁导联出现 Q 波的原理。B. 前壁心尖区域心肌梗死的示例

经提到，去极化较晚的心肌梗死区域引起 QRS 中后部分的改变（Horan、Flowers 和 Johnson，1971）。可以表现为 R 波电压下降，特别是在 $V_5 \sim V_6$ 导联 R 波电压下降和（或）rsr' 形态，或在一些导联出现模糊不清的 QRS 波（碎裂QRS）（Das 等，2006）。

如表 12-1 所示，QRS 波群消失，出现 Q 波或 QS 波，无论有没有症状都强烈提示缺血性心脏病患者既往有心肌梗死病史。当 Q 波出现在某些导联或导联组中时，心电图诊断心肌梗死的特异性最好。当在同一导联出现 Q 波及 ST 段或 T 波改变时，心肌梗死的可能性增大。

我们必须了解 QRS 起始部分细微变化有利于 MI 的诊断（图 12-4A），另外，有时梗

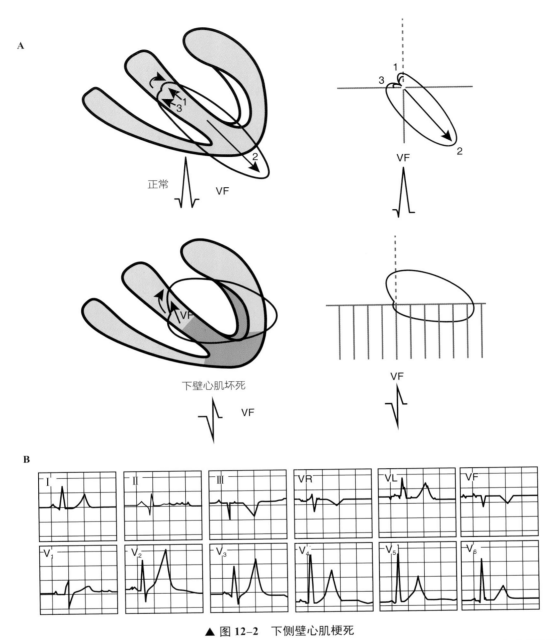

▲ 图 12−2　下侧壁心肌梗死

A. 正常心脏除极与延伸至左心室心尖部的下侧壁心肌梗死除极的比较，此例心肌梗死未累及下壁基底段且仅小部分侧壁受累。平均 QRS 向量指向上，导联轴上向量环投影解释了下壁导联中 Q 波的出现。B. 下侧壁区域心肌梗死的心电图示例

死发生在相互对应的室壁，QRS 向量互相抵消，造成心电图不能反映真实梗死区域（图 12−4B）。为了对梗死区域进行定位及定量，Selvester、Wagner 和 Hindman（1985）建立了梗死区评分系统，目前 CMR 是梗死区域定量的金标准技术（见"梗死区定量"）。

（三）Q 波心肌梗死的定位

根据不同导联 Q 波的特征进行心肌梗死定位，是基于解剖相关性研究的结果（Myers 等，1948a，b；Horan 和 Flowers，1972；Horan、Flowers 和 Johnson，1971）。一些研究应用有创操作（Warner 等，1982 和 1986）和影像学

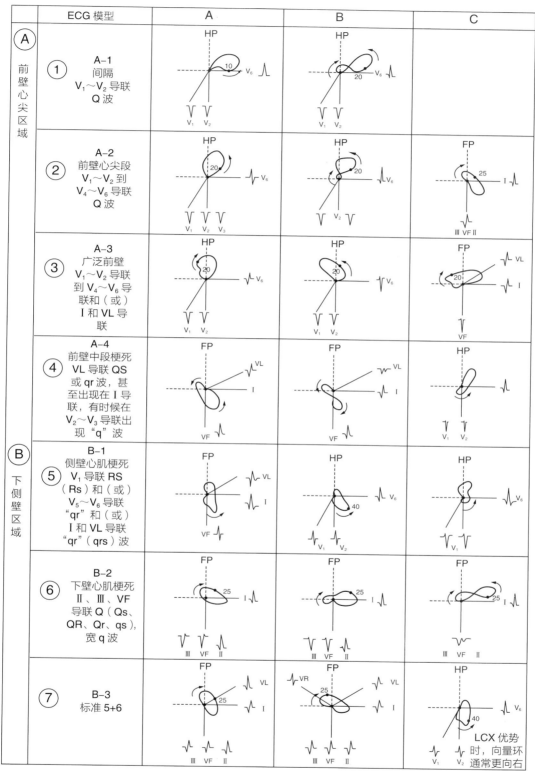

▲ 图 12-3　根据图 12-6 所示的分类，在 7 种不同的 Q 波心肌梗死心电图表现模式中 QRS 环与 ECG 的关系

向量环环周的数字表示不同区域心肌损伤后产生 Q 波所需的最小的毫秒数。还有其他模式的 QRS 环（在图下文中可以看到一些例子）。根据 Allencherril 等（2018）的最新发现认为，有必要改变现有观念。他们从心电图与钆延迟增强心血管磁共振的相关性研究中发现，STEMI 中不存在孤立的前间隔基底部或间隔心肌梗死。因此，比前间隔梗死更合适的术语应该是前壁心尖部梗死（FP. 额面；HP. 水平面；SP. 矢状面）

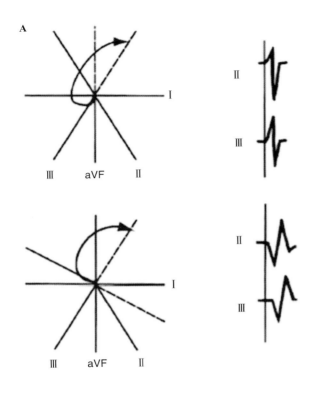

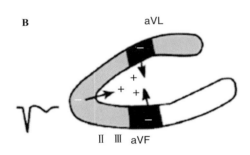

▲ 图 12-4 Q 波型心肌梗死心电图表现和定位

A. 用心电向量环解释下壁心肌梗死心电图表现的 2 个示例。①在左前分支传导阻滞时，如果 r Ⅱ＜r Ⅲ，即使没有 q 波，也考虑存在梗死，因为有时小面积下壁梗死合并左前分支传导阻滞时，去极化开始的区域被保留。②心电向量学（VCG）解释了 Ⅲ 导联 Q 波较 Ⅱ 导联开始的晚，因为在向量环的第一部分正好落在 Ⅲ 导联轴的正负交界处。B. 长的左前降支近段闭塞：整个前壁、部分的下壁及侧壁都会受累。在这种情况下，一些病例的心电图不能完全地反映梗死区，由于前壁的中间段（灰色区域）的平均 QRS 向量（产生 aVL 导联的 Q 波）和下壁向量（产生下壁导联的 Q 波）抵消。在这个病例中仅有心前区的一些导联中出现 Q 波。前壁基底部心肌梗死（梗死常发生区域）由于去极化晚而不产生 Q 波

表 12-1 提示有心肌梗死的心电图改变（不适合存在左心室肥大和左束支传导阻滞的患者）

$V_2 \sim V_3$ 导联的 Q 波 ≥ 20 ms 或在 V_2 和 V_3 导联上出现 QS 波
Ⅰ、Ⅱ、aVF、aVL 导联或在 $V_4 \sim V_6$ 任意两个相邻导联（Ⅰ、aVL；$V_1 \sim V_6$；Ⅱ、Ⅲ、aVF）出现 Q 波 ≥ 30ms，深 1mm 或呈 QS 型[①]
不存在传导阻滞时，$V_1 \sim V_2$ 导联 R 波 ≥ 40ms，以及 R/S ≥ 1，伴有正向 T 波

[①]同样的标准也适用于 $V_7 \sim V_9$ 导联（Thygesen 等，2018）

表现（Bogaty 等，2002）进行相关性研究。尽管术语不同，普遍认为心肌梗死部位可分为 3 组：下后壁（Ⅱ、Ⅲ、aVF 导联下壁心肌梗死，$V_1 \sim V_2$ 导联 RS 波为后壁心肌梗死镜面模式）、前壁心尖部（$V_1 \sim V_2$ 导联：间隔心肌梗死，$V_3 \sim V_4$ 导联：前壁心肌梗死）和侧壁（Ⅰ 和 aVL 导联：高侧壁心肌梗死，$V_5 \sim V_6$ 导联：低侧壁心肌梗死）。

然而，正如我们之前所说，这种分类有部分局限性，有必要建立一个基于 CMR 相关性研究结果的新的心肌梗死定位分类。

（四）基于 Q 波和 CMR 梗死区域评估的相关性结果，进行 Q 波型心肌梗死的定位分类（Bayés de Luna、Batcharor 和 Malik，2006；Cino 等，2006）

传统经典分类的主要局限性如下。

(1) 心脏的基底部在 40~50ms 后去极化（Durrer 等，1970）。因此，V_1 导联中出现 R 波（Q 波的等效波）不能代表下壁基底段梗死（传统分类中的后壁），这一点在数十年前就已经发现（Perloff，1964）。

(2) 梗死部位按单个心前区导联的改变进行定位不一定准确，特别是 $V_3 \sim V_5$ 导联，这些导联的 QRS 形态取决于电极放置的位置和患者的体型。

（3）基于病理的心肌梗死定位分类仅适用于对已经死亡的心肌梗死患者的解剖定位。但最为广泛的心脏评估是在胸腔外进行的，完全不同于人类心脏的正常解剖评估。其他局限性前面已讨论。

（4）未进行再灌注治疗的心肌梗死慢性期的 Q 波的意义，与再灌注期治疗的亚急性期心肌梗死的 Q 波意义可能不一样。

钆延迟增强 CMR 能真实地显示胸腔内心脏的解剖，并对不同类型心肌梗死精确定位。基于 ECG 与 CMR 的相关性研究，可以得出以下结论。

（1）通常下壁的基底部（前面所说的下后壁）与心尖中部处于同一平面（图 1-12）。

（2）在某些情况下，下壁基底段（或在罕见情况下非常瘦的个体的下壁大部分区域）QRS 向量弯曲向上，V_1 导联中形态不会改变，而 $V_3 \sim V_4$ 导联中会发生变化。侧壁平均 QRS 向量朝向 V_1 导联，可解释 V_1 导联 RS 形态的产生（图 1-10 和图 1-11）。

（3）有时，当心肌梗死累及下壁基底段，梗死区为非透壁性，可能由于此区域由右冠状动脉（RCA）+左回旋支（LCX）双重供血。

这些解剖学和电生理学的证据表明下壁基底段（旧称后壁）是在 40 ~ 50ms 后去极化，得出如下结论。

（1）后壁梗死要么不存在，要么梗死不反映在 QRS 波的第一部分（Q 波或等效波）。

（2）V_1 导联 RS 形态反映的是侧壁心肌梗死而非下壁基底段心肌梗死。

（3）图 12-5 显示传统概念中下壁导联 Q 波和 V_1 导联 RS 波型的下壁、后壁和下后壁心肌梗死和新概念中下壁、侧壁和下侧壁心肌梗死之间的区别（图 12-5 和图 12-6）。

如前所述，最近的 CMR 研究结果对"前间隔"心肌梗死的存在提出了质疑。在 Myers 等的一项早期研究中发现 20 例"前间隔心肌梗死"患者的心电图结果与尸检结果相关（Myers、Howard 和 Stofer，1948a，b）。心肌梗死的分类主要依据尸检解剖发现：20 例中大多数患者梗死部位仅限于左心室游离壁的一个相对狭窄带状区域和室间隔相连的前壁，没有累及到侧壁或后壁。另外，"前间隔心肌梗死"的心电图 QRS 波变化仅限于 $V_1 \sim V_4$ 导联中 1 个或多个导联，$V_5 \sim V_6$ 导联无变化。病例中包括 4 例梗死区域位于前间隔 1/3 的基底段。这些病例的心电图异常表现的部位为：1 例 V_1、V_2 和 V_3 导联，1 例 V_1 和 V_2 导联和 2 例 V_3R、V_1 和 V_2 导联。作者认为梗死的部位与心电图导联的改变之间存在良好的相关性。然而，他们不确定心电图的改变是由于单一的间隔梗死还是部分累及邻近的前间隔。在这 4 个病例中，前间隔梗死呈斑片状或心内膜下梗死，而非透壁性。所有病例均未出现孤立的间隔梗死。

显然，我们需要更多的关于前壁和前壁心尖部心肌梗死"亚分类"的心电图 – CMR 相关性方面的数据。目前我们针对前壁心尖部心肌梗死的分类仍然是基于旧的分类，分为间隔、前壁心尖、广泛前壁和前壁中段，但我们意识到未来几年随着新的研究数据这种分类有可能需要修改，新的分类可能包括如图 12-6 所示的最可能的闭塞部位。

首次 MI 的 7 个梗死区与 7 种心电图表现模式的相关性较好（Cino 等，2006）。其中 4 个梗死区位于前壁心尖部，其余 3 个位于下侧区，前者是由左前降支（LAD）不同节段，以及其分支的闭塞产生，后者是由 RCA 或 LCX 闭塞产生（图 12-6）。梗死区域、导致梗死可能的冠状动脉，以及心电图的 7 种表现模式如图 12-6 所示。这些区域的名称与左心室中的各部分相对应。需要指出的是，这个分类比真

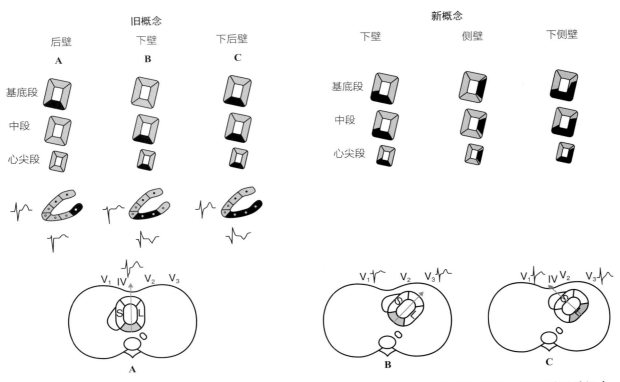

▲ 图 12-5　上排图：左侧为旧概念，即下壁、后壁、下后壁心肌梗死；右侧为本书的新概念，即取消后壁概念，V₁ 导联的 RS 波提示侧壁心肌梗死，而下壁基底段的心肌梗死不产生 Q 波是由于此处是后期去极化。因此，下侧壁的心肌梗死分为 3 组，即下壁（Ⅱ、Ⅲ 和 aVF 导联 Q 波）、侧壁 [V₁ 导联 RS 和（或）侧壁导联异常的 Q 波] 和下侧壁（下壁 + 侧壁）。下排图：A. 用心脏的解剖位置解释旧概念，由于累及 4 节段，所以 V₁ 导联呈 RS 波（陈旧性后壁）。根据 CMR 的真实解剖定位可以解释侧壁心肌梗死时 V₁ 导联出现 RS 波的原理（B 和 C）

IV. 梗死向量

实的临床情况简单，因为大部分心肌梗死的范围大于对应的心室分区。图 12-6 显示了这种分类的一些局限性（如前壁中部梗死也包含了部分侧壁中间段）。

这 7 种 ECG 模式与 7 个相应梗死区域的一致性较好（> 85%），一致性比例如表 12-2 所示（Bayés de Luna 等，2006c）。

国际动态心电图与无创心电学会对图 12-6 所示的室壁名称和不同类型 Q 波心肌梗死的表现模式基本达成一致意见（Bayés de Luna 等，2006c）。后面将对这 7 种心电图表现模式进行逐一说明和讨论，重点关注：①累及左心室节段和表现模式的局限性，以及最可能导致梗死的闭塞部位；②不同 ECG 表现模式的产生，用背离梗死区域的平均 QRS 向量产生的 QRS 环

进行解释。

（五）前壁心尖部心肌梗死：心前区导联和（或）Ⅰ和 aVL 导联出现 Q 波或等效波（图 12-6A）

1. A-1 型心电图（图 12-6A-1）V₁～V₂ 导联 Q 波（图 12-7 和图 12-8）

（1）什么情况下可记录到这种 ECG? 其梗死区域和最有可能的罪犯冠状动脉的关系。

这种图形称为间隔梗死，因为它对应的梗死区域或多或少累及部分间隔（尤其是前间隔中部、下间隔中部、间隔心尖段）（图 12-7 和图12-8）。中间段一定有 Q 波的形成，因为在这个区域产生第 1 个向量，常累及邻近的前壁节段（图 12-7和图 12-8）。最近一项针对

	名称	类型	心电图模式	梗死区域（CE-CMR）	最可能的阻塞部位
A 前壁心尖区域	间隔	A-1	$V_1 \sim V_2$ 导联 Q 波 SE：100% SP：97%	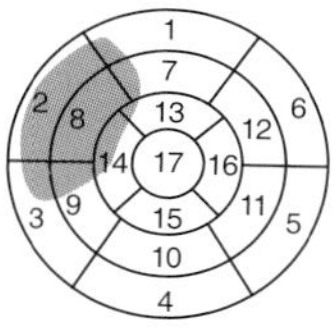	LAD 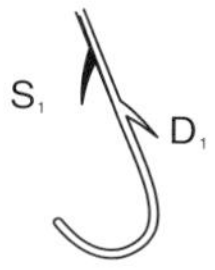
	前壁心尖部	A-2	$V_1 \sim V_2$ 到 $V_3 \sim V_6$ 导联 Q 波 SE：85% SP：98%	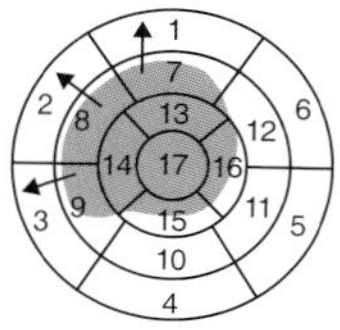	LAD 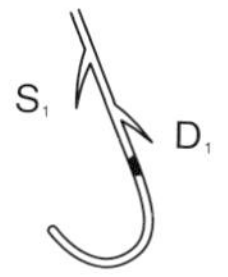
	广泛前壁	A-3	$V_1 \sim V_2$ 到 $V_4 \sim V_6$、 I 和 aVL 导联 Q 波 SE：83% SP：100%	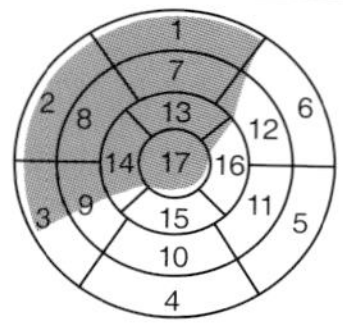	LAD 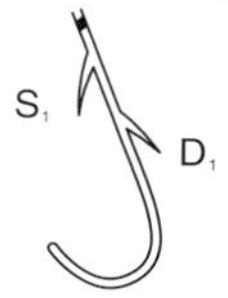
	前壁中段	A-4	aVL 或 I 导联 Q 波 （qs 或 qr 波）有时 $V_2 \sim V_3$ 导联也存在 SE：67% SP：100%	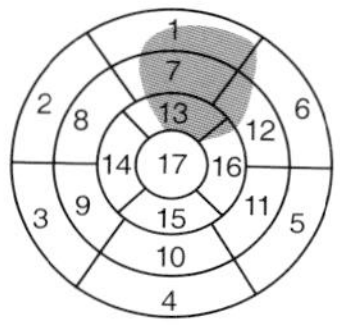	LAD 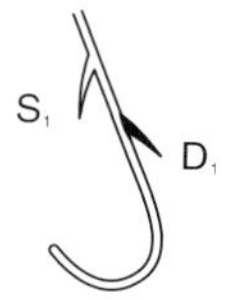
B 下侧壁区域	侧壁	B-1	$V_1 \sim V_2$ 导联 RS 波和 （或）I、aVL、V_6 导联 Q 波和（或）V_6 导联 R 波减低 SE： 67% SP：99%	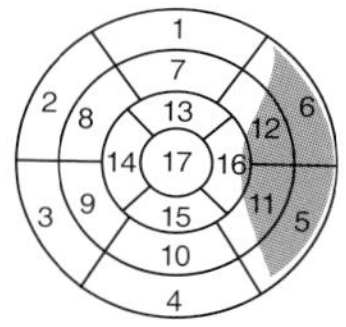	LCX 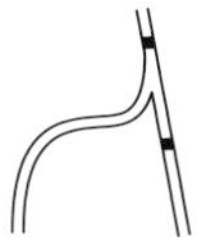
	下壁	B-2	II、III、aVF 导联 Q 波 SE：88% SP：97%	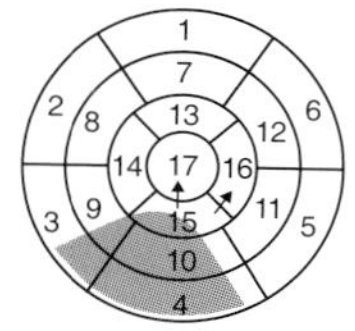	RCA　LCX 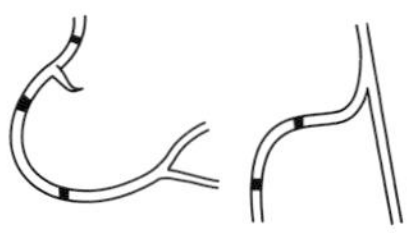
	下侧壁	B-3	II、III、VF（B-2） 导联 Q 波和 I、VL、 $V_5 \sim V_6$ 导联 Q 波和 （或）V_1 导联（B-1） RS 波 SE：73% SP：98%	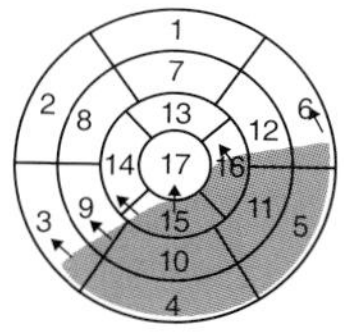	RCA　LCX 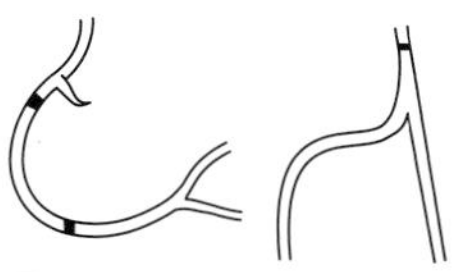

▲ 图 12-6 CMR、心电图表现模式、梗死部位的命名与最可能的冠状动脉闭塞部位的关系。如果亚急性期进行冠状动脉造影，那么冠状动脉造影并不一定能显示出心肌梗死引起的闭塞的实际位置。牛眼图中可见的灰色区域与梗死区域相对应，箭所指的区域是心肌梗死可能的扩展区域。如前所述，Allencherril 等（2018）的最新研究结果不支持孤立的前间隔基底段或间隔梗死的存在，"前壁心尖部梗死"比"前间隔梗死"更合适

表 12-2　不同心肌梗死的心电图模式与增强 CMR 的一致性比例及其 95% 置信区间

心肌梗死定位		一致性比例		95% 置信区间	
CMR 定位	心电图表现类型[①]	期望值	观察值	低限	高限
间隔[②]	A-1	0.07	0.75	0.35	0.95
心尖和（或）前壁心尖部[③]	A-2	0.09	0.7	0.35	0.92
广泛前壁	A-3	0.04	0.8	0.30	0.99
局限前侧壁[④]	A-4	0.03	1	0.31	1.0
侧壁	B-1	0.045	0.8	0.30	0.99
下壁	B-2	0.11	0.81	0.48	0.97
下侧壁	B-3	0.15	0.8	0.51	0.95
	合计	0.17	0.88	0.75	0.95

CE-CMR. 对比剂增强的心血管磁共振

[①]ECG 图形：A-1：Q 波出现在 $V_1 \sim V_2$ 导联；A-2：Q 波出现在 $V_1 \sim V_2$ 到 $V_3 \sim V_6$ 导联；A-3：Q 波出现在 $V_1 \sim V_2$ 到 $V_4 \sim V_6$ 导联、Ⅰ 和 aVL 导联；A-4：Q 波（qs 或 qr 波）出现在 aVL（Ⅰ）导联，有时在 $V_2 \sim V_3$ 导联；B-1：$V_1 \sim V_2$ 导联呈 RS 和（或）Q 波出现在Ⅰ和 aVL，V_5 和（或）V_6 导联 R 波振幅降低；B-2：Q 出现在Ⅱ、Ⅲ、aVF 导联；B-3：Q 波出现在Ⅱ、Ⅲ、aVF 导联（B-2）和Ⅰ、aVL、$V_5 \sim V_6$ 和（或）V_1 导联呈 RS（B-1）（图 12-6）

[②]"间隔"除包括间隔段外，还包括前壁基底段、前壁中段和前壁心尖段

[③]包括心尖、前壁、间隔壁心尖段和下壁（常包括侧壁心尖段和前侧壁中部）

[④]包括前壁中段、前侧壁中段、前壁心尖段和（或）前侧壁中段和侧壁心尖段

引自 Bayés de Luna，2006.

心前区导联 ST 段抬高患者心电图与 CMR 心肌梗死定位相关性的研究中（Allencherril 等，2018），作者认为没有证据证实存在孤立的前间隔基底段或间隔心肌梗死（n=32）。另外，$V_1 \sim V_4$ 导联 ST 段抬高，常是心肌梗死累及心尖部。另一个 CMR 研究显示，首次心肌梗死产生 $V_1 \sim V_4$ 导联 Q 波的患者（n=19），梗死区域在心尖部，并非孤立的间隔和前间隔梗死（Selvanayagam 等，2004）。虽然这些研究不排除 1 型间隔心肌梗死的可能，但孤立性间隔心肌梗死罕见，因此称之为"前壁心尖部心肌梗死"比"前间隔心肌梗死"更为合适。

此类型梗死是由于前降支闭塞和间隔支受累所致。只有极偶然的情况下会出现间隔支闭塞而 LAD 无闭塞（图 7-18），这种情况可能是自发发生的或者在 PCI 的过程中发生

的（Tamura、Kataoka 和 Mikuriya，1991），或发生在室间隔酒精消融术治疗肥厚型心肌病过程中。

2. A-2 型心电图（图 12-6A-2）

$V_1 \sim V_2$ 到 $V_3 \sim V_6$ 导联可见 Q 波（图 12-9 至图 12-12）。这种心电图表现与前壁心尖部梗死相对应。

什么情况下记录到这种 ECG ？其梗死区域和最有可能的罪犯冠状动脉的关系（图 12-9 至图 12-12）。

前壁心尖部心肌梗死可以累及多个心尖节段（心尖前壁、心尖间隔部、心尖下壁、心尖侧壁和心尖帽部）。有时可累及至前壁和间隔，至少累及部分中间隔及下间隔区域，产生第 1 个向量。下壁是否受累取决于前降支的长度。

典型的前壁心尖部梗死是前降支闭塞的结果，但是闭塞的水平段不同。当前降支很

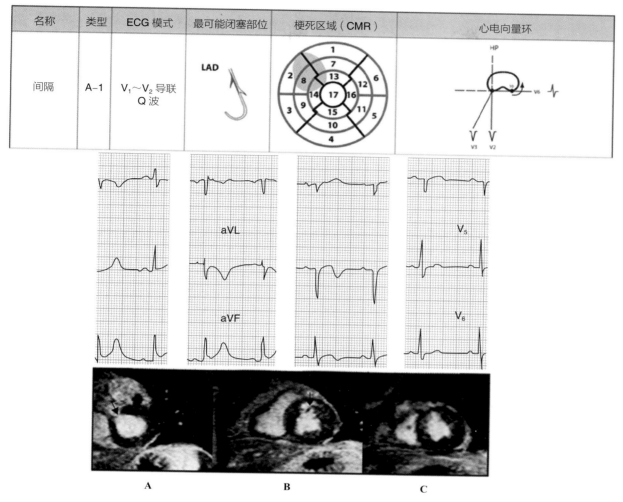

▲ **图 12-7　极少见的小面积间隔心肌梗死（A-1 型）**

ECG（V$_1$～V$_2$ 导联 Q 波）。CMR 和心电向量环所示最可能的闭塞部位（图 12-3）。梗死累及部分前壁和间隔：前壁基底段和前间隔基底段（A），前壁中段和前间隔中段（B），以及前壁心尖和前壁间隔（C）（图 1-8 和图 12-6）。实际工作中，我们看到更多的"间隔"心肌梗死，其 Q 波仅限于 V$_1$～V$_2$ 导联，一般是前壁心尖段受累，而不是间隔壁基底段受累。单独间隔支闭塞（无前降支闭塞）很少见

长，累及心尖部，也可能累及大部分下壁和间隔。前壁心尖部梗死的病例中，或多或少地向前壁心尖部延伸，而很少向侧壁方向延伸（未累及前侧壁中段），其与 CMR 的对应关系如图 12-9 至图 12-11 所示。

　　在前面提到的 Allencherril 等的研究中，把 V$_1$～V$_4$ 导联 ST 段抬高患者的 CMR 与 V$_1$～（V$_5$/V$_6$）导联 ST 段抬高患者的 CMR 进行比较发现：后组更多累及侧壁心尖段（16 区），处于危险状态的心肌面积更大，但在其

他方面，两种心电图类型在心肌梗死位置上无明显差异。

　　3. A-3 型的心电图模式（图 12-6A-3）

　　V$_1$ 到 V$_3$～V$_6$ 导联、Ⅰ 和（或）aVL 导联可见 Q 波（图 12-13 和图 12-14）。这种模式对应于广泛的前壁心肌梗死。与 A-2 模式相比，该模式在 aVL 导联也出现 Q 波（QS 或 QR），有时在 Ⅰ 导联中也出现 Q 波。

　　(1) 什么时候可记录到此类型 ECG？其梗死区域和最有可能的罪犯冠状动脉的关系。

名称	类型	ECG 模式	最可能闭塞部位	梗死区域（CMR）	心电向量环
间隔	A-1	$V_1 \sim V_2$ 导联 Q 波	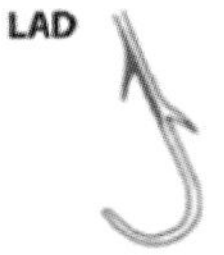 LAD	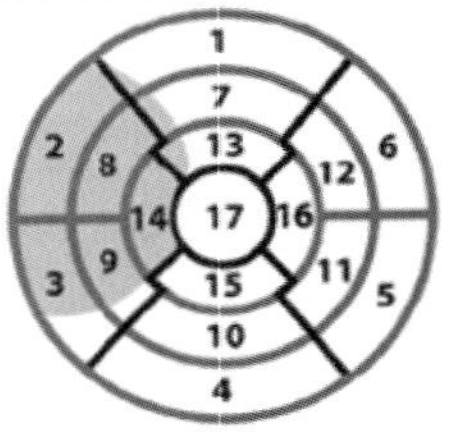	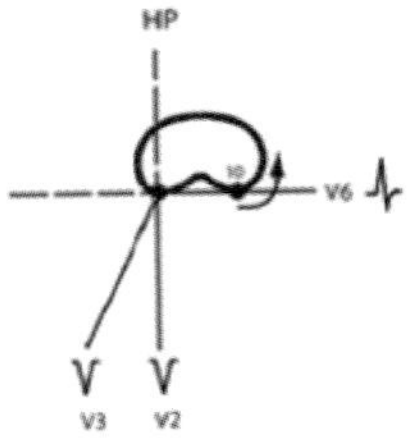

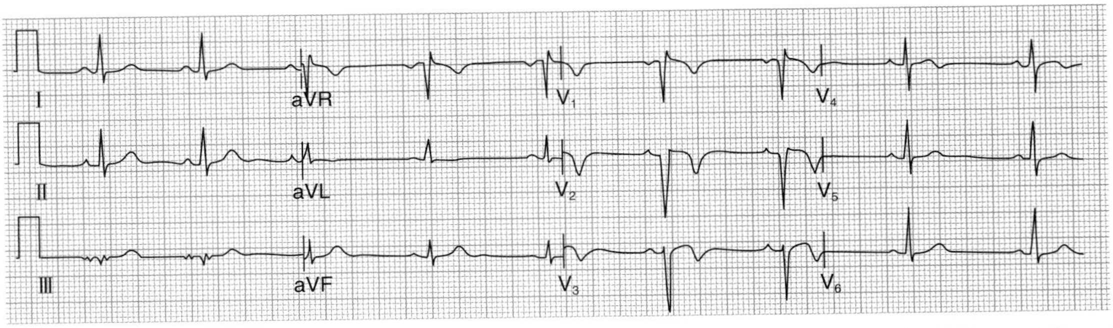

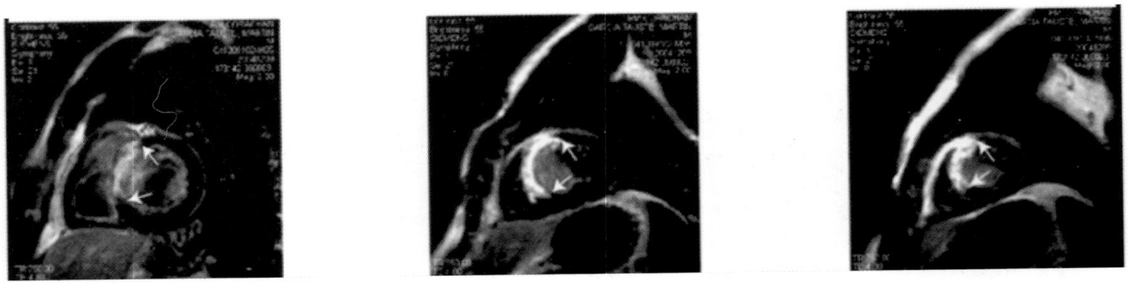

A   B   C

▲ 图 12-8 室间隔大面积梗死示例（A-1 型）

心电图诊断标准（$V_1 \sim V_2$ 导联 Q 波，V_3 导联 rS 波）、最可能的闭塞部位（比图 12-1 更大）、CMR 和 VCG 向量环。梗死面积很广包括了大部分间隔壁：基底段（A）、中间段（B）和心尖段（C）。箭所指为小部分向前壁扩展（图 1-8 和图 12-6）

这种类型称为广泛前壁梗死，因其面积大，不仅累及前壁和间隔壁，也累及前侧壁中段和侧壁尖段，引起 aVL 和（或）Ⅰ导联出现 Q 波。不会累及侧壁基底段，因为该区域由回旋支供血（图 12-13 和图 12-14）。

广泛前壁梗死通常是 LAD 近段闭塞造成的，在发出 S_1 和 D_1 分支之前闭塞。当然，梗死也延伸到心尖区，常有 4 个壁受累。

(2) 如何解释心电图的变化？（图 12-13 和图 12-14）

报道显示，在一些大面积的前壁梗死中，Ⅰ和 aVL 导联未见 Q 波。这可能是由于前降

支非常长，近段闭塞可能导致了下壁梗死，抵消了前壁中段梗死的 Q 波（Takatsu、Osugui、Ozaki 和 Nagaya，1988；Takatsu、Osugui 和 Nagaya，1986）（图 12-4B）。

4. A-4 型的心电图表现模式（图 12-6A-4）

Q 波出现在 aVL 导联，Ⅰ导联也常见到，V_6 导联无异常的 q 波，有时 $V_2 \sim V_3$ 导联会有 q 波（图 12-15 至图 12-17）。这种模式对应前壁中段梗死。

(1) 什么情况下出现此类型 ECG 模式？其梗死区域和罪犯冠状动脉的关系。

此类心肌梗死称为前壁中段心肌梗死，因

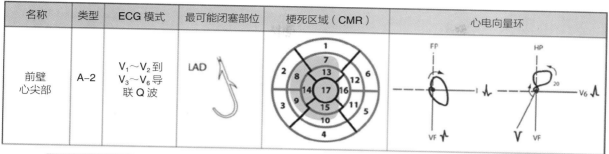

名称	类型	ECG 模式	最可能闭塞部位	梗死区域（CMR）	心电向量环
前壁心尖部	A–2	$V_1 \sim V_2$ 到 $V_3 \sim V_6$ 导联 Q 波	LAD		

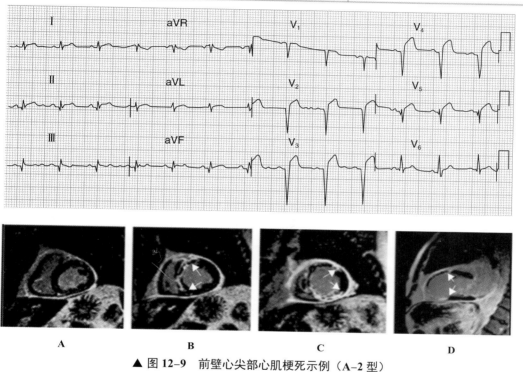

▲ 图 12-9　前壁心尖部心肌梗死示例（A–2 型）

心电图标准（超过 V_2 的心前区导联上出现 Q 波）、最可能的闭塞部位、CMR 图像和 VCG 向量环。A. 基底段未受影响；B 和 C. 横断面显示累及大部分心尖、前壁、间壁和下壁；D. 矢状面显示累及下壁心尖段和前壁心尖段。累及到下壁是由于前降支较长

为它对应的梗死区域主要涉及前壁中段，并延伸至侧壁中部、前壁心尖部基底段和侧壁心尖部。累及节段 7（前壁中段）、部分 12 和 13 节段（前侧壁中段和前壁心尖段），有时累及部分节段 1（前壁基底段）和节段 16（侧壁心尖段）（图 12–15 和图 12–16）。

典型病例 aVL 导联可见 QS 波或 qr 波（图 12–15 和图 12–16），但是在 $V_5 \sim V_6$ 导联中不存在异常的 q 波。在 I 导联可见低电压的 r 波或 q 波，在 $V_2 \sim V_3$ 导联也可以看到小 q 波或未见 R 波电压增高。

罪犯血管是选择性的第一对角支（D_1）闭塞，有时是第二对角支（D_2），或 LAD 未完全闭塞，累及第一对角支，但未累及间隔支。高侧壁由 LCX 供血，通常是钝圆支（OM），而不是对角支，因此当 aVL［和（或）I］导联中出现变化的 Q 波时（QS），$V_5 \sim V_6$ 导联没有 Q 波，表明高侧壁不受影响。偶尔可于 $V_2 \sim V_3$ 导联见到小 q 波，或者 $V_1 \sim V_2$ 导联 r 波振幅减小（Birnbaum 等，1996）。

（2）心电图表现是如何产生的（图 12–17）：此类梗死产生的平均 QRS 波额面向量指

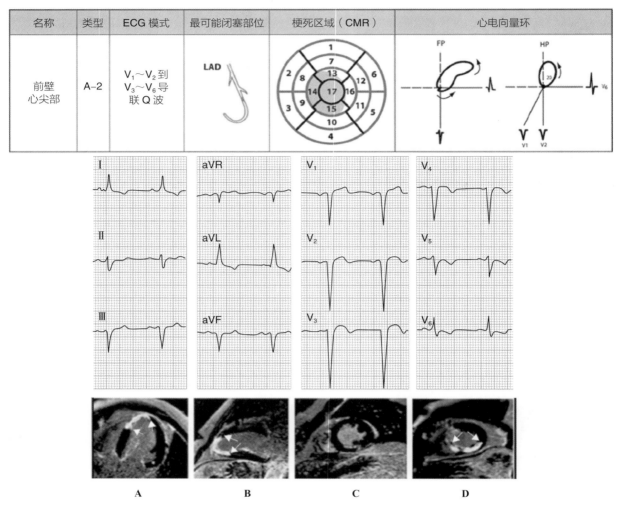

名称	类型	ECG 模式	最可能闭塞部位	梗死区域（CMR）	心电向量环
前壁心尖部	A-2	V₁～V₂ 到 V₃～V₆ 导联 Q 波	LAD		

▲ 图 12-10　另外一个前壁心尖部心肌梗死示例较图 9-13 的面积小。可见累及间壁心尖段（**A**）。在矢状面（**B**）下壁受累大于前壁。在中横断面（**C**）和低横断面（**D**）中清晰可见心肌梗死部位（间隔和下壁受累）。尽管 **V₁**～**V₃** 导联有 **QS** 波，但并未累及间隔基底部和侧壁

向右及向上，然后逆时针向下，并稍向左。向量环在额面折叠并位于 aVL 负向轴的近段，这解释了 aVL 导联的 QS 或低电压 qr 模式，以及 I 导联可能观察到的 qrs 波（图 12-17）。慢性期时，在横面上，向量环的旋转没有明显的变化，所以心电图通常接近正常。

（六）下侧壁心肌梗死的类型

包括 II、III、aVF 导联存在 Q 波，和（或）V₁ 导联 RS 波，和（或）在 I、V₅～V₆ 和（或）aVL 导联出现 qr 波或 R 波振幅的减小（"r" 波）

（图 12-6B）。

1. B-1 型心电图（图 12-6B-1）

V₁ 导联高和（或）宽 R 波，和（或）V₅～V₆、I 和（或）aVL 导联的低电压 qr 波或 r 波（图 12-18 至图 12-21）。R 波低电压是指：aVL 导联中 R 波电压 ≤ 7mm，V₅～V₆ 导联中 R 波电压 ≤ 5mm。其对应侧壁心肌梗死。

（1）什么时候记录到这种 ECG，其梗死区域和罪犯冠状动脉的相关性。

由于梗死局限于侧壁，有时稍向下壁扩展，故称为侧壁梗死。当梗死累及侧壁中段时

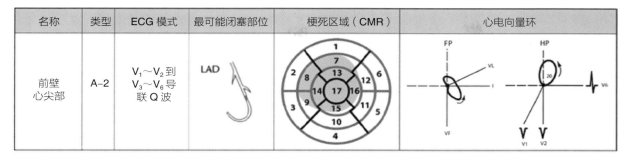

名称	类型	ECG 模式	最可能闭塞部位	梗死区域（CMR）	心电向量环
前壁心尖部	A–2	V₁~V₂ 到 V₃~V₆ 导联 Q 波	LAD		

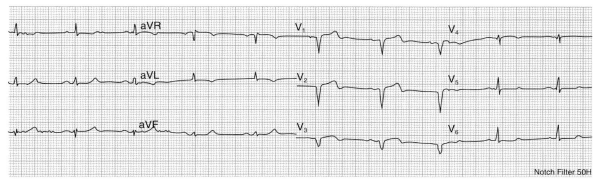

Notch Filter 50H

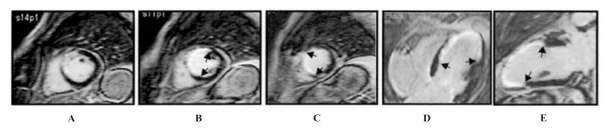

▲ 图 12–11　前壁心尖部伴前间隔梗死（A–2 型）的心电图，未累及间隔基底段（D）和前壁（E）。侧壁只累及更低的部分（D）。前壁心尖部心肌梗死和广泛前壁心肌梗死最重要的区别是前侧壁中段未受累和前壁中段受累较少（图 12–11 和图 12–13）。A 至 C. 横断面的 CMR 图像；D 和 E. 向间隔和前壁扩展

（下侧壁中段和前侧壁中段），心电图可记录到此类型表现。基底段也经常受到影响，有时可延伸至下壁心尖段和侧壁心尖段，此时 V₅~V₆ 导联、Ⅱ、Ⅲ 和 aVF 导联可见 q 波（下侧壁梗死）。罪犯血管是非优势回旋支，更常见的是 OM，极少数情况下是中间支。据报道，当闭塞位于中间支时，常会累及心尖部（Dunn 等，1984）。

我们曾提到 V₆ 导联面向下壁心尖段较侧壁心尖段多一些（Warner、Hill、Mookherjee 和 Smulyan，1986）。很可能在侧壁导联出现 q（qr）波或低电压 r 波，主要累及前侧壁，V₁

导联 RS 波和（或）宽 R 波通常是下侧壁受累。

与 CMR 的相关性，我们已经证明，ST 段抬高型急性冠状动脉综合征（STE-ACS）患者，V₁ 导联 R/S 比 > 0.5、R 波振幅 > 3mm 和 R 波持续时间 ≥ 40ms 是诊断侧壁心肌梗死非常特异的标准（Bayés de Luna 等，2006c）（图 12–21）。但这些标准的敏感性相对较低（50%~60%），因为这种类型的梗死并不总是引起心电图的变化（图 12–18 至图 12–20）。

（2）心电图如何产生（图 12–18 至图 12–21）：在 Ⅰ、aVL 和（或）V₅~V₆ 导联中出现 q（qr）波时，平均 QRS 向量稍向右，当累及下

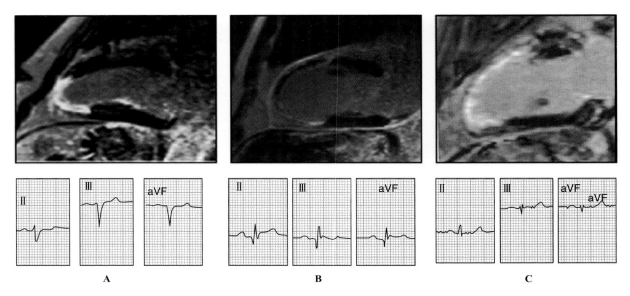

▲ 图 12-12　前壁心尖部心肌梗死累及下壁，梗死面积等同于或大于前壁心肌梗死（**A** 和 **B**）。下壁导联 **Q** 波形成或 **R** 波振幅降低，这种情况在前壁心尖部心肌梗死合并下壁心肌梗死要比合并前间隔心肌梗死更常见（**C**）

壁心尖段时，其也可向上（下壁心尖段延展）。下壁导联上可能见到小 q 波（图 12-19）。QRS 向量环看起来是折叠的，最初向右和向前，在横面上逆时针方向旋转，然后向后。相关的导联轴上的向量环（图 12-19）解释了 I 和 aVL 导联低电压 qrs 或 rs 波，大多数在 V$_5$～V$_6$ 导联可见 qr 波，有时 II、III 和 aVF 导联可见 qr 波，V$_1$ 导联呈 RS 波。在其他情况下，横面上唯一的异常是向量环显著向前，因此 V$_1$ 导联呈 RS 波。侧壁心肌梗死产生的平均 QRS 向量直接向前，面向 V$_1$ 导联（图 12-20）。因此，这种病例只产生 V$_1$ 导联的 rS 波，没有 RS 形态（图 12-22 和图 12-23）。

2. B-2 型心电图（图 12-6B-2）

下壁导联（ II、III 和 aVF 导联）中至少 2 个相邻的导联出现 Q 波（图 12-22 和图 12-23）。对应于下壁心肌梗死。

(1) 什么时候记录到这种 ECG，其梗死区域和罪犯冠状动脉的相关性。

这种类型称为下壁心肌梗死，虽然也累及到部分下间隔。因此，当下壁至少 2 个相邻导

联出现 Q 波时（表 12-1），作为唯一的心电图异常，下间隔的受累常与下壁心肌梗死相关，也常累及下壁基底段（图 12-18 和图 12-23）。这些梗死通常是由于 RCA 近段或优势 LCX 远段闭塞所致。当 LAD 较短时，梗死也可累及整个下壁心尖段，很少累及侧壁心尖段和心尖段。在后一种情况中，在 V$_5$～V$_6$（下侧壁心尖段梗死）导联中出现 Q 波。

(2) 心电图形态如何解释（图 12-22 至图 12-25）：梗死区域平均 QRS 向量指向上，稍向右，有时在开始时向上，稍向右，顺时针方向，然后突然转向左，在 x 轴上方至少 25ms，然后通常向下（图 12-24A）。很少的情况下，整个向量环保持在 x 轴的垂直上方（图 12-24B 和图 12-25）。下壁导联梗死最特异的导联是 II 导联（Q 波 ≥ 30ms），尽管下壁 3 个导联都可见到异常 Q 波。在孤立的、非大面积的下壁梗死时，主要在 III 和 aVF 导联见到 Q 波（QR 或 QS），而 II 导联一般呈 qR 或 qr 形态。

当 RCA 远段闭塞时，梗死范围不广，主要累及下壁心尖段（下壁中间和下壁心尖段），

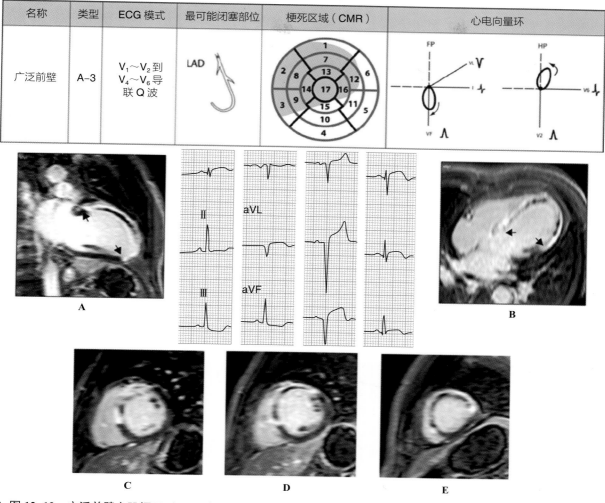

名称	类型	ECG 模式	最可能闭塞部位	梗死区域（CMR）	心电向量环
广泛前壁	A–3	$V_1 \sim V_2$ 到 $V_4 \sim V_6$ 导联 Q 波	LAD		

▲ 图 12–13　广泛前壁心肌梗死（A–3 型）（胸前导联和 aVL 导联 Q 波，Ⅰ导联 qrs 波）。图示最可能的闭塞部位、CMR 区域和 VCG 向量环。CMR 图像显示广泛累及间隔、前壁和侧壁，较少累及侧壁上部。前侧壁中段受累，在 aVL 导联产生 Q 波，这种现象在前壁心尖部梗死和前壁间隔受累时不会出现。A. 斜矢状面；B. 纵轴图；C 至 E. 横断面。下壁是唯一未受累的，LAD 供血范围不是很大，因此下壁受累面积不大（A）

如果是 RCA 优势型，则为侧壁远段（部分侧壁心尖段）。根据侧壁受累的程度（16 节段），平均 QRS 向量向上并稍向右，因此在 aVR 导联中通常产生≥ 1mm 的 r 波。小面积梗死时，Q 波可能不明显，有时呈 qR 形态，但具有 Q 波的特性（持续时间＞ 30ms），通常仅在 1 个或 2 个导联上可见。在一些小的梗死中，向量环最开始向下，然后顺时针旋转向上，在下壁导联尤其是Ⅲ导联可记录到小 r 波（图 12-19C）。当 Q 波不典型异常时，心电图中的微小变化对诊断可能会有帮助。下壁梗死时，QRS

波在Ⅱ导联出现早于Ⅲ导联（图 12-4A）。

下壁梗死合并左前分支传导阻滞（LAHB）一般不难做出诊断。下壁导联呈 Qr 形态的存在（至少在Ⅱ导联）表明孤立的下壁心肌梗死，没有左前分支传导阻滞（图 12-24D 和图 12-25），当Ⅱ导联呈 QS 时考虑存在左前分支传导阻滞（图 12-47）。LAHB 时 QRS 向量环的变化（图 12-19D）解释了这些细微但重要的形态学变化。因为下壁小的梗死可能被 LAHB 所掩盖，导致诊断困难。下壁导联模糊的 r 波和 rⅢ＞ rⅡ（图 12-4A）对 LAHB 伴有可疑下壁

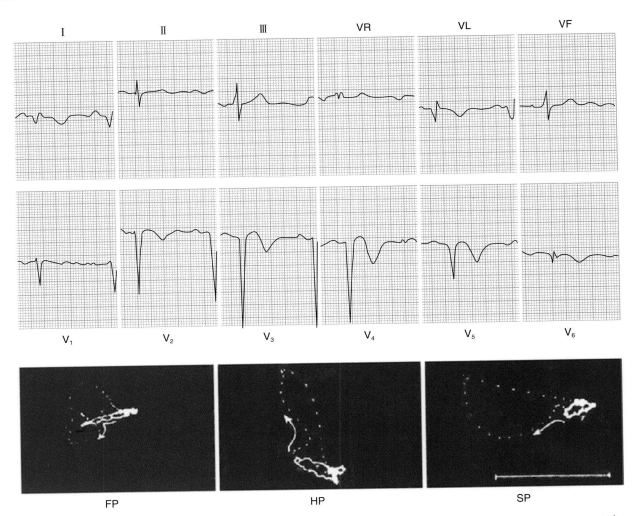

▲ 图 12-14　广泛前壁梗死患者的心电图和 VCG（A-3 型心电图）。所有心前区导联、I 和 aVL 导联可见 Q 波。VCG 向量环解释了心电图的形态

FP. 额面；HP. 水平面；SP. 矢状面

梗死有帮助。下壁心肌梗死合并 2 种类型的分支传导阻滞（LAHB 和 LPHB）的相关内容详见"分支传导阻滞"章节。

　　3. B-3 型心电图（图 12-6-B3）

　　II、III 和 aVF 导联 Q 波，V_1 导联高 R 波和（或）$V_5 \sim V_6$ 和（或）I、aVL 导联异常 q 波，和（或）V_6 导联低 R 波（图 12-26 至图 12-29）。对应下侧壁梗死（下壁和侧壁）。

　　(1) 什么时候记录到这种 ECG？其梗死区域和罪犯冠状动脉的相关性。

　　这种类型因为同时涉及部分下壁（B-2）和部分侧壁（B-1），所以称为下侧壁心肌梗死。

典型表现是由于优势右冠状动脉或左回旋支闭塞，导致大面积下壁和侧壁受累，产生相应部位的梗死。

　　(2) 心电图表现模式是如何形成的（图 12-28 和图 12-29）：RCA 闭塞引起的下侧壁心肌梗死产生一个向上、稍向右、向前的梗死向量环。QRS 环的方向发生了改变，QRS 环通常是在向上的，在额面上发生顺时针方向旋转，终末变为向下。在横面上（HP），向量环最初指向前，稍向右。然后，它的最大向量向前和向左，最终通常向后。这种向量环在心电图上表现为下壁心肌梗死图形（II、III、aVF

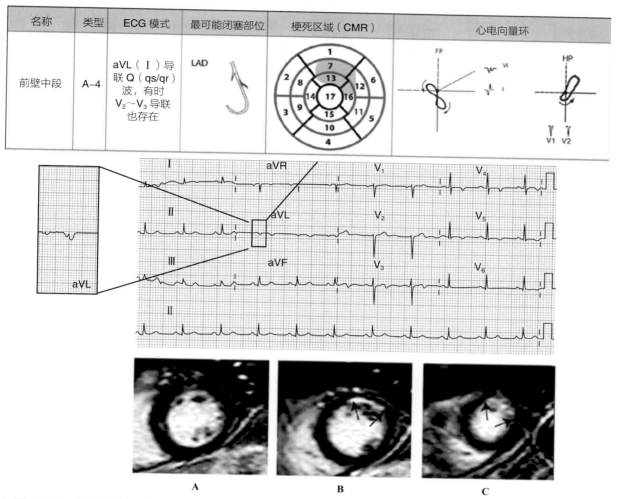

名称	类型	ECG 模式	最可能闭塞部位	梗死区域（CMR）	心电向量环		
前壁中段	A-4	aVL（Ⅰ）导联 Q（qs/qr）波，有时 V₂~V₃ 导联也存在	LAD				

▲ 图 12-15　前壁中段心肌梗死（A-4 型）的示例（**aVL 导联可见 QS 波，V₅~V₆ 导联没有 Q 波**），以及本例最可能的闭塞位置、**CMR 区域和 VCG 向量环。CMR 图像显示前壁中 – 低段和侧壁受累（B 和 C），但基底部未受累（A）**

导联异常的 q 波）加上侧壁心肌梗死图形［Ⅰ、aVL 和（或）V₅~V₆ 导联的 Q 波和（或）V₁ 导联病理性 R 波］（如前所述）。

由 RCA 闭塞引起的下侧壁心肌梗死中，下壁梗死标志多于侧壁梗死，侧壁梗死可能表现为 V₁ 导联的 RS 波，在一些病例里，左侧心前区导联可出现异常 q 波，但Ⅰ和 aVL 导联无 q 波（图 12-28）。反之，由 LCX 闭塞引起的下侧壁梗死中，侧壁受累的比下壁多，这就是为什么Ⅰ、aVL、V₅ 和 V₆ 导联为 Q 波，通常是 QR 波而不是 QS 波。同样的，向量环的变化在 ECG 上表现为Ⅱ、Ⅲ和 aVF 导联中的

Q 波可能在Ⅱ导联比在Ⅲ导联更突出（一个特异性高、敏感性较低的标志）。有时侧壁受累更为明显（V₁ 导联为 R 波，aVR 导联 R 波 ≥ 3mm）（图 12-29）。

（七）2 次或 2 次以上心肌梗死的心电图（图 12-30 至图 12-33）

到目前为止，我们已经讨论了首次心肌梗死慢性期的心电图定位，但在许多病例中存在 2 支或更多支的冠状动脉病变。ECG 可定位到不止一个的 Q 波梗死类型（例如 Q 波在Ⅱ、Ⅲ和 aVF 导联，同时在心前区导联 V₁~V₄）

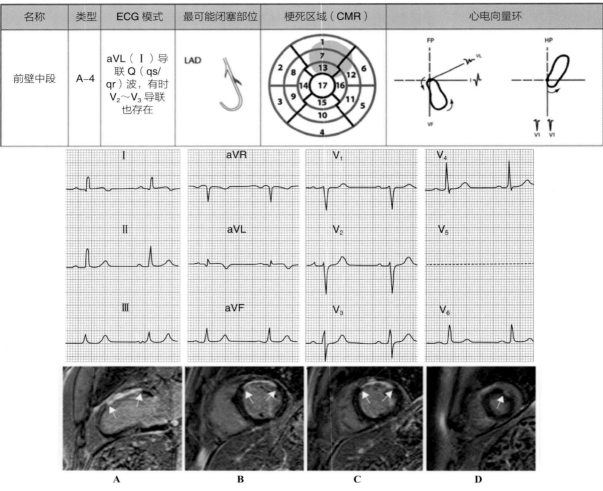

名称	类型	ECG 模式	最可能闭塞部位	梗死区域（CMR）	心电向量环	
前壁中段	A-4	aVL（Ⅰ）导联 Q（qs/qr）波，有时 $V_2 \sim V_3$ 导联也存在	LAD			

▲ 图 12-16　另外一个前壁中段心肌梗死心电图示例（aVL 导联 QR 波），V_2 导联小 r 波。CMR 显示前壁中段（A）和部分基底段（B）受累，以及前壁中段虽然受累（C），但侧壁仅轻度受累（C 和 D）。这可解释为什么 aVL 导联是 QR 波而不是 QS 波

（图 12-30）。但在一些情况下，多部位心肌梗死可以用一种类型的心肌梗死解释（图 12-31）。偶尔，患者心电图正常无 Q 波，但实际上是多部位透壁心肌梗死造成了心电向量抵消（图 12-31）。这种情况下，经常能见到 Q 波等效波（V_1 导联 RS）、QRS 碎裂波或 ST-T 异常变化（图 12-32）。

使用 VCG 能够对多部位梗死进行定位。然而，这项技术很少用于临床实践。但正如我们前面讲过的，应用 ECG-VCG 的相关性来解释心电图的形态学变化是切实可行的，本书也是这么做的（Warner Hill、Sheehe 和

Mookherjee，1982）。在一些单次心肌梗死的病例中，可以观察到不同部位相应导联的 Q 波，如 LAD 远段闭塞导致心尖部梗死，除了心前区导联可见到 Q 波外，如果 LAD 很长，也可以在下壁导联看到 Q 波，下壁梗死面积甚至可能比前壁更大（图 12-12）。

以下心电图征象提示新的梗死灶。

(1) 新发生的 Q 波。

(2) 下侧壁和前壁心尖区域同时受累，如Ⅱ、Ⅲ 或 aVF 导联出现 QR 或 qR 波，心前区导联 QS 或 QR 波（图 12-30）。然而，长 LAD 远段闭塞的心肌梗死时，Q 波经常出现在胸前

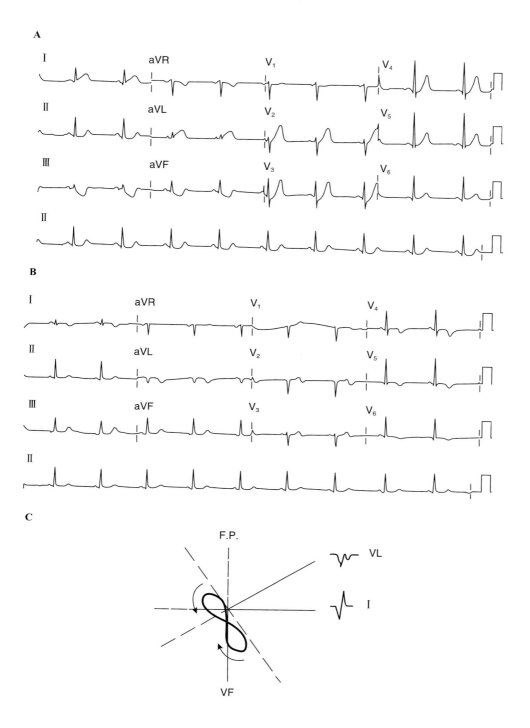

▲ 图 12-17　急性和慢性期前壁中段心肌梗死心电图表现

A. 急性期显示 I 和 aVL 导联 ST 段抬高，下壁导联 ST 段镜像下降，V_2～V_4 导联 ST 段上斜型压低，伴高尖 T 波；B. 慢性期显示，在 aVL、V_2 导联出现 QS 波，I 导联出现 qrs 波，V_3 导联 r 波振幅降低；C.VCG 向量环解释慢性期 aVL 心电图表现（VL. aVL；FP. 额平面；VF. aVF）

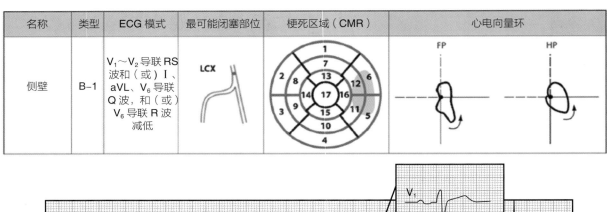

名称	类型	ECG 模式	最可能闭塞部位	梗死区域（CMR）	心电向量环
侧壁	B–1	V₁~V₂ 导联 RS 波和（或）Ⅰ、aVL、V₆ 导联 Q 波，和（或）V₆ 导联 R 波减低	LCX		

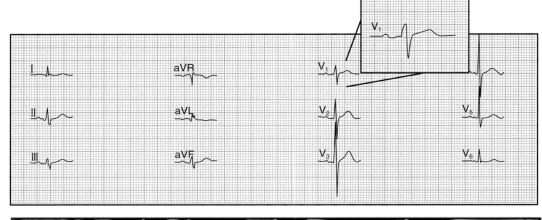

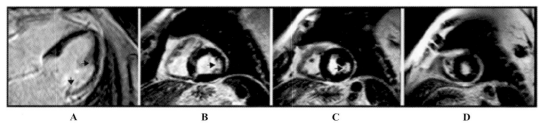

▲ 图 12–18　侧壁心肌梗死时 V₁ 导联呈 RS（B–1 型），以及最可能的闭塞位置、CMR 区域和 VCG 向量环。CMR 影像显示心肌梗死主要累及侧壁的基底部和中间段（A 至 C），但未累及心尖部（D）

和下壁区导联（图 12–10 ）。

(3) 之前存在的 Q 波突然消失，表明新发生的 MI 掩盖了陈旧性 MI（Madias 和 Win，2000 ）（图 12–32 ）。由于向量的抵消，心电图可能看起来正常或接近正常。需要排除新发室内传导阻滞。此外，运动引起的心肌缺血，如果缺血区域在缺血心肌节段的对面，可能暂时掩盖陈旧性心肌梗死的心电图表现（Madias 等，1997 ）。

如果出现以上情况，提示可能存在 2 次或 2 次以上的 Q 波型心肌梗死。然而，目前再发心肌梗死常为非 Q 波型。应用 CMR 成像，即使是很小的梗死灶也能被精确发现，而此时心电图改变可能并不明显。

（八）病理性 Q 波的鉴别诊断（图 12–34 至图 12–36 ）

尽管异常 Q 波对于诊断心肌梗死具有很高的特异性，但应注意其他情况也可能发现类似的 Q 波。

一 项 研 究（MacAlpin，2006 ）表 明，Q 波的出现是器质性心脏病的强预测因子（＞ 90% ），但应用于诊断心肌梗死时应考虑年龄因素。在 40 岁以下的患者中，异常 Q 波中

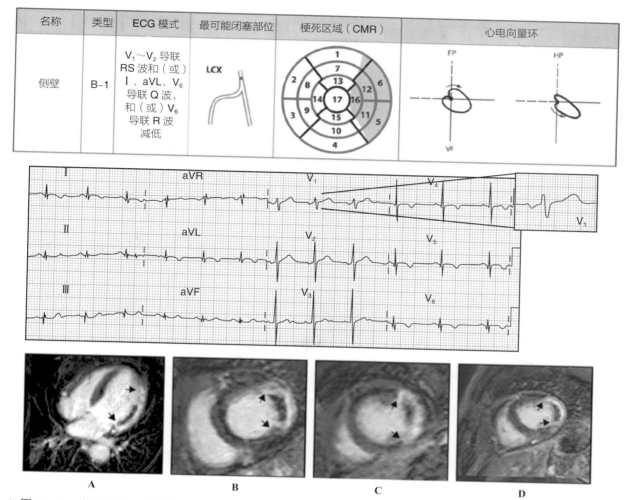

名称	类型	ECG 模式	最可能闭塞部位	梗死区域（CMR）	心电向量环
侧壁	B-1	$V_1 \sim V_2$ 导联 RS 波和（或）I、aVL、V_6 导联 Q 波，和（或）V_6 导联 R 波减低	LCX		

▲ 图 12-19　广泛侧壁心肌梗死。V_1 导联呈 RS 波，I、aVL、V_5 和 V_6 有病理性 Q 波（qr）。图示最可能的闭塞位置、VCG 向量环和 CMR 图像（A 至 D）。此病例的 MI 累及广泛侧壁（下侧壁基底段和前侧壁基底段、下侧壁中段、前侧壁中段和下壁心尖段），因此 V_1 导联呈 RS，侧壁导联呈 qr

仅有 15% 存在心肌梗死；相反，在年龄较大的患者中，70% 的病例存在心肌梗死。因此，Q 波对年轻患者心肌梗死诊断的特异性较低，而在老年人特异性较高。在一组患过 STE-ACS 的患者中，Q 波对诊断心肌梗死的特异性高（＞95%）（Bayés de Luna 等，2006a）。

表 5-2 列出了非继发于心肌梗死的 Q 波或等效波的主要原因，包括以下几点。

(1) 急性起病过程中的短暂性 Q 波。有时在典型 ACS 发病过程中可能出现短暂性 Q 波。冠状动脉痉挛（变异性心绞痛）时也可出现。Q 波的形成意味着相关区域存在明显的心脏舒张期去极化，导致心脏不能兴奋，但仍可以除极。此外，在某些非缺血性心脏病的病程中，如心肌炎（图 12-36）和肺栓塞，均可以记录到暂时的 Q 波。

(2) 持续性（慢性）Q 波。见于人为因素、正常变异（图 12-35）和其他类型的心脏病［肥厚型心肌病（图 12-34）和先天性心脏病］。需要强调的是，这种类型通常 Q 波的持续时间是正常的，但其振幅是病理性的（即窄而深的 Q 波）（图 12-34）。CMR 可检测到心肌特定区域的纤维化（图 1-5）。在非缺血性心脏病患者，局部区域纤维化的存在可能有预后意义。

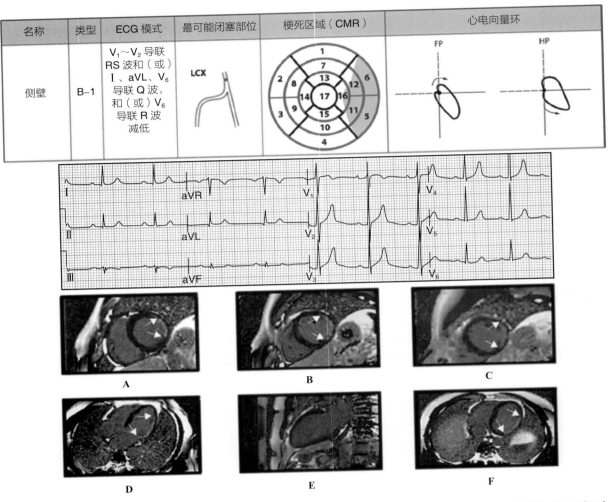

名称	类型	ECG 模式	最可能闭塞部位	梗死区域（CMR）	心电向量环
侧壁	B-1	V₁～V₂ 导联 RS 波和（或）I、aVL、V₆ 导联 Q 波，和（或）V₆ 导联 R 波减低	LCX		

▲ 图 12-20　侧壁心肌梗死时 V₁ 导联呈 RS，V₅～V₆ 导联没有 q 波。CMR 图像（A 至 F）显示累及侧壁（A 至 D 和 F），未累及下壁（E）。矢状面（E）显示下壁未受累。其他图像均可见侧壁受累

（九）存在室内传导阻滞时 Q 波心肌梗死的诊断

自从 Rosenbaum 团队的开创性工作以来，室内传导系统就被认为是三束支组成。电生理和病理学证据表明，这种传导系统可能是四束（Uhley 和 Rivkin，1964；Uchley，1973），由右束支、左前分支、左后分支和左束支间隔支组成（图 12-46）。影响传导系统的疾病可能表现出不同的形态特征（Demoulins 和 Kulbertus，1979）。大家对 RBBB（右束支传导阻滞）、LBBB（左束支传导阻滞）、LAHB 和

LPHB 都已经很熟悉（Sodi、Bisteni 和 Medrano，1960；Rosenbaum、Elizari 和 Lazzari，1968）。而左束支中间纤维（间隔支）阻滞的诊断仍有争议，无明确定义。目前，巴西学派（Moffa、Perez Riera 和 Pastore 等）已经将其 ECG-VCG 诊断标准系统化。

1. 完全性右束支传导阻滞（图 12-37 至图 12-40）

在完全性右束支传导阻滞时，心脏激动的最初阶段是正常的，因此，梗死引起 QRS 波第一部分发生变化，在心电图上可表现为正常传导。梗死性 Q 波常会导致束支传导阻滞的

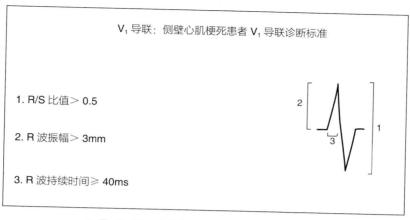

▲ 图 12-21　心肌梗死后累及侧壁的诊断标准
引自 Bayés de Luna，2006b.

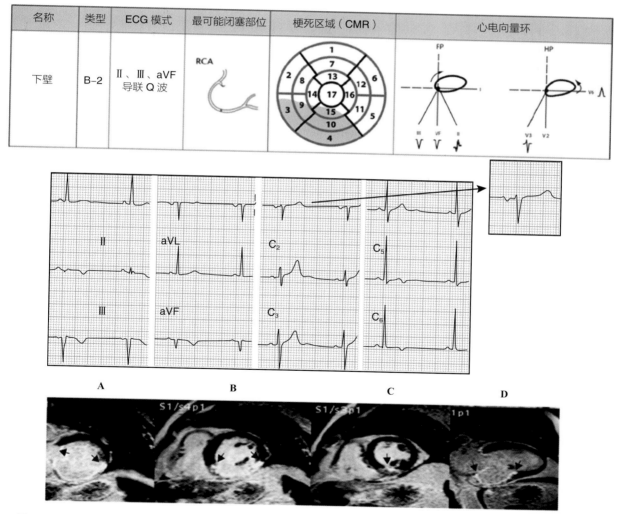

▲ 图 12-22　下壁心肌梗死的示例：Ⅱ、Ⅲ、aVF 导联 Q 波和 V₁ 导联 rS 波。图示最可能的闭塞位置、CMR 图像和 VCG 向量环。CMR 显示下壁基底段和下壁中段及部分下壁，以及下壁间隔基底部和中部（A–C）受累。侧壁未累及。下壁心尖部分未被累及（D）。尽管下壁基底段明确受累（A 和 D），但 V₁ 导联是 rS 波，因此，下壁基底段心肌梗死未涉及侧壁，在 V₁ 导联无 RS 波

名称	类型	ECG 模式	最可能闭塞部位	梗死区域（CMR）	心电向量环
下壁	B-2	Ⅱ、Ⅲ、aVF 导联 Q 波	RCA		

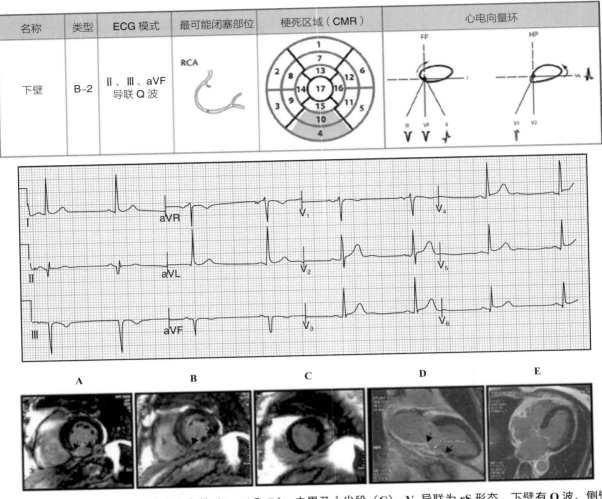

▲ 图 12-23　下壁 MI 累及基底和中段（**A**、**B** 和 **D**），未累及心尖段（**C**），**V₁** 导联为 **rS** 形态。下壁有 **Q** 波，侧壁无 **Q** 波

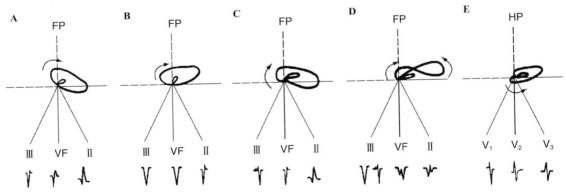

▲ 图 12-24　下壁心肌梗死的 VCG 向量环，以及额面（**A** 至 **D**）和水平面（**E**）。下壁心肌梗死和左前分支传导阻滞时（**D**）（图 12-27、图 12-47 和图 12-55），Ⅱ、Ⅲ 和 aVF 导联中可见 **QS（qrs）**没有末端 **r**，倾向于 **LAHB** 的存在，因为在这些病例中向量环的特殊旋转（**D**）（图 12-47、图 12-51 和图 12-55）。在没有 **LAHB** 的情况下，即使整个 **VCG** 向量环落在 x 轴（Ⅰ导联）以上，至少在Ⅱ导联中会有一个终末 **r**，而在存在相关 **LAHB**（**B**）的情况下则不会出现（图 12-25）

FP. 额面；HP. 水平面

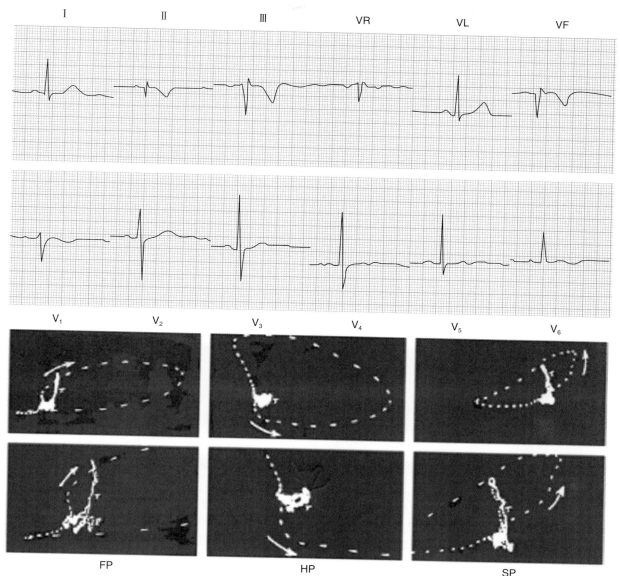

▲ 图 12-25　典型下壁心肌梗死（Ⅱ、Ⅲ、aVF 导联呈 Qr）伴左侧额面 QRS 轴。然而，LAHB 不能解释电轴左偏（-35°），只能解释下壁 Q 波，因为尽管大多数的 QRS 向量环在额面是 0°以上，当它完全顺时针旋转，Ⅱ、Ⅲ、aVF 导联可记录到一个小的终末 r 波（Qr 形态）。如 LAHB 存在，该环的第一部分将是相同的，但随后将逆时针方向旋转，在下壁导联产生 QS 波无终末 r 波
FP. 额面；HP. 水平面；SP. 矢状面

形态改变。例如，在前壁心尖部梗死，不仅在 V₁~V₃ 导联出现 Q 波，而且也出现 R 波的振幅降低（Rosenbaum 等，1982）。同样，ST 段可能是抬高的，而不是像孤立的 RBBB 中那样压低（图 12-38）。当 MI 累及下侧壁时，下壁导联出现 Q 波，V₁~V₂ 导联出现 R 波伴正向 T 波（图 12-39）。

2. 完全性左束支传导阻滞（图 12-41 至图 12-45）

在完全性 LBBB 时，即使心室大面积梗死，除极化方向通常不会改变。这是因为向量依旧是从右到左，一般记录不到梗死 Q 波（图 12-41）。

当 ECG 无 Q 波时，VCG 可能有助于发现

名称	类型	ECG 模式	最可能闭塞部位	梗死区域（CMR）	心电向量环
下侧壁	B-3	Ⅱ、Ⅲ、aVF 导联 Q 波（B-2）+ Ⅰ、VL、$V_5 \sim V_6$ 导联 Q 波和（或）V_1 导联（B-1）RS 波			

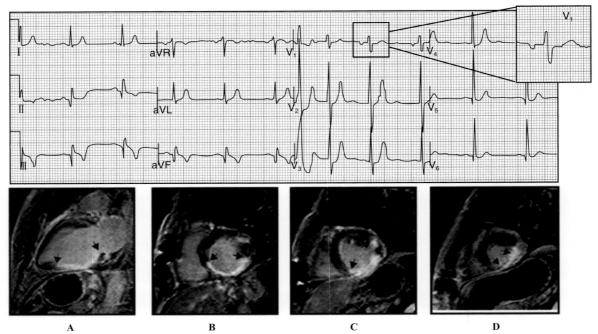

▲ 图 12-26　下侧壁心肌梗死（Ⅱ、Ⅲ和 aVF 导联 Q 波，V_1 导联 RS 波）

图示最可能的闭塞部位（RCA）、CMR 图像和相应的 VCG 向量环。CMR 显示下壁和部分侧壁受累。A. 矢状面显示下壁受累；B 至 D. 横断面显示基底部、中间部和心尖部的水平，侧壁均有受累，尤是在中间部和心尖部更明显

可疑的梗死。例如，QRS 向量环起始正常，向前向左，然后向后，也可能直接指向后和（或）异常旋转（图 12-42 和图 12-43）。但是详细分析心电图可发现一些小的变化，提示合并梗死。例如孤立的 LBBB 时，V_1 导联 r 波不应该＞ 1mm（图 12-42）。在图 12-43 中 $V_3 \sim V_5$ 导联的形态提示疑合并梗死。

心电图 - 闪烁显像（ECG-scintigraphy）相关性评估的研究证实这些心电图的表现虽有特异性但不是很敏感（Wackers 等，1978）（表 12-3 和表 12-4）。最特异的 QRS 标准（约 90%）的灵敏性很低（30%）（图 12-44、

图 12-45 和表 12-3）：

（1）Ⅰ、aVL、$V_4 \sim V_6$、Ⅲ、aVF 导联异常 Q 波（QS 或 QR 形态）。

（2）Ⅰ、aVL、V_5 或 V_6 导联的 R 波上升支有顿挫（Chapman 征）。

（3）$V_2 \sim V_4$ 导联 S 波的上升支有顿挫（Cabrera 征）。

（4）V_1 导联出现 R 波（rS 和 RS 波），V_6 导联 RS 波。

在一些 LBBB 病例中，当存在前分支和后分支的阻滞（图 12-46）时，如果 LV 的激动是通过未被阻滞的间隔支，则在 Ⅰ、aVL、V_6

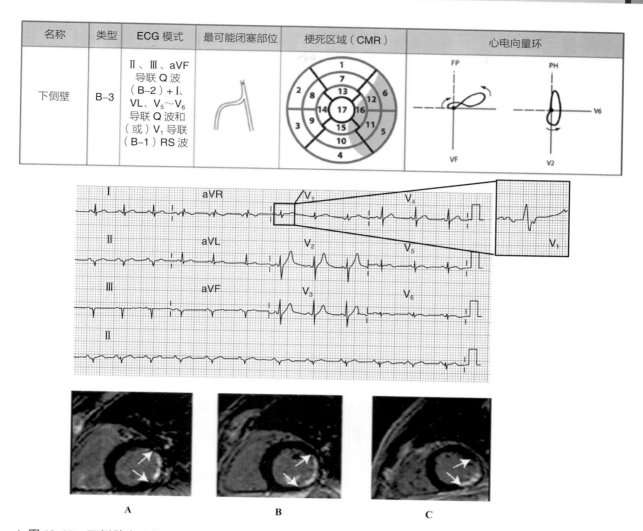

名称	类型	ECG 模式	最可能闭塞部位	梗死区域（CMR）	心电向量环
下侧壁	B-3	Ⅱ、Ⅲ、aVF 导联 Q 波（B-2）+ Ⅰ、VL、V₅～V₆ 导联 Q 波和（或）V₁ 导联（B-1）RS 波			

▲ 图 12-27 下侧壁心肌梗死（V₁ 导联 RS 波和下壁受累的心电图标准；在 Ⅱ、Ⅲ 和 aVF 导联可见小 r 或 qrS 波）。可能伴有 LAHB（Ⅱ、Ⅲ、aVF 导联无 r' 波）。图示最可能的闭塞位置、CMR 区域和最可能的 VCG 向量环。CMR 的横断面显示在不同的水平上，侧壁受累（A 至 C），在中间段和心尖水平可见扩展到下壁（B 和 C）。注意，尽管有侧壁受累，但在 Ⅰ、aVL、V₄～V₆ 导联没有 Q 波

导联可能存在一个小而窄的 q 波（Medrano 等，1970）。

在慢性复极化异常中，负向 T 波往往比孤立的完全性 LBBB 更对称。在临床实践中 V₅ 和 V₆ 导联的正向 T 波通常出现在 LBBB，且间隔复极并不完全领先于 LV 复极时。在一些病例中，这些可能是缺血引起的复极化极性改变的表现。

3. 分支传导阻滞

（1）有分支传导阻滞的 Q 波心肌梗死的诊断：我们讨论的是慢性期的诊断。在心肌梗死的急性期，分支传导阻滞不会引起复极改变。

左心室某些区域的晚期复极解释了与梗死 Q 波相反的晚期 QRS 波群。多年来被称为"梗死周围传导阻滞"。目前，梗死合并室内传导阻滞基于分支传导阻滞的概念，由 Rosenbaum、Elizari 和 Lazzari 定义（1968）。由于分支传导阻滞的诊断主要是依据额面向量环方向的改变，因此心肌梗死后心电图继发的改变会在肢体导联中更清楚。

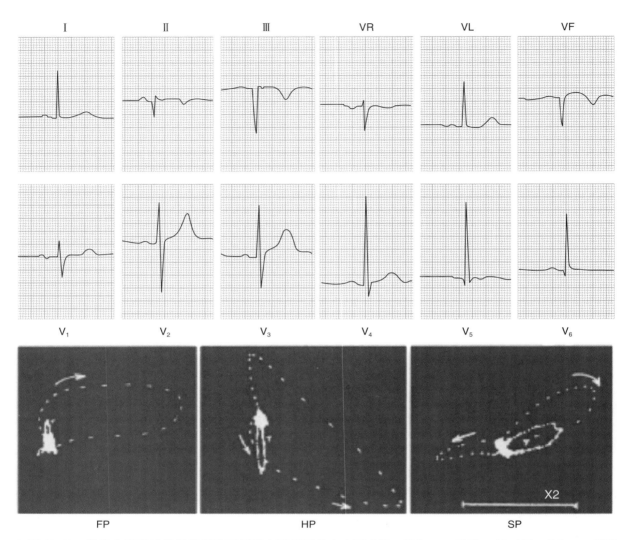

▲ 图 12–28　优势右冠状动脉闭塞所致下侧壁心肌梗死的心电图［Ⅱ、Ⅲ 和 aVF 导联 Q 波（Ⅲ＞Ⅱ），V₁ 导联 RS 波］。额面的 VCG 向量环顺时针都在 *x* 轴之上。无 LAHB，因此 Ⅱ 导联为 Qr 形态，因为向量环的最后一部分落在 Ⅱ 导联的正半象限，而在 Ⅲ 和 aVF 导联落在负半象限时，因此 Ⅲ 导联和 aVF 导联没有终末 r 波（图 12–24B）
FP. 额面；HP. 水平面；SP. 矢状面

　　此外，分支传导阻滞通常不会影响对心前区导联前壁心尖部心肌梗死的诊断（横面），但可能改变下壁导联（下壁 MI）和 aVL 导联（前壁中段心肌梗死或广泛累及前壁中段的心肌梗死）中 Q 波的存在或形态。LAHB 引起的电轴改变可能与 V₁～V₃ 导联 R 波振幅降低及 QS 波有关，在鉴别前壁 MI 中必须要考虑到。

　　① 下壁梗死合并 LAHB（图 12–47A 和 B）或 LPHB（图 12–48A 和 B）：图 12–47 的病例中，当梗死面积大，累及到整个或大部分左

心室复极开始的区域（C 点和 A 点），左心室一些区域较晚除极产生 QRS 复合波的终末部分向量背离梗死区（图 12–47A），在孤立的下壁梗死时，梗死所致平均 QRS 向量的变化抵消了初始向量而向上，QRS 向量环也是一样。但是由于 LAHB 的缘故，整个环不是顺时针方向旋转，而是在第二部分逆时针方向旋转。因此，整个向量环位于 *x* 轴上方（Lemberg、Castellanos 和 Arceba，1971）。这就是为什么在 LAHB 中，Ⅲ 和 aVF 导联 QS 波通常是带有

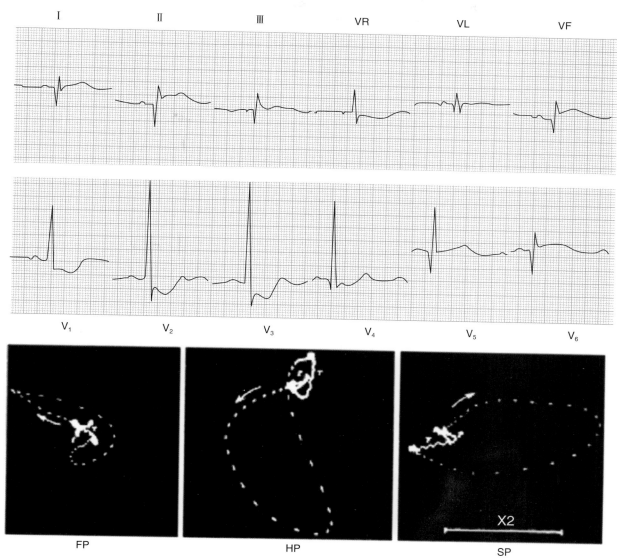

▲ **图 12-29** 优势 LCX 闭塞导致下侧壁梗死的心电图 [Ⅱ、Ⅲ、aVF 导联 Q 波（Ⅱ＞Ⅲ），V₁ 导联 R 波，V₅～V₆ 和 Ⅰ、aVL 导联 Q 波]。本图用 VCG 向量环与导联轴的关系解释这种形态。例如，V₁ 导联正向的高 R 波用水平面上的向量环解释，同理 Ⅰ 和 aVL 导联中的 QRS 波与额面上的向量环相关

FP. 额面；HP. 水平面；SP. 矢状面

切迹的 W 形（图 12-54），而孤立的下壁梗死常为 Qr 形（图 12-24 和图 12-25）。

LPHB 合并下壁梗死（图 12-48），由于梗死面积大，第一个向量背离下壁导联（Ⅱ、Ⅲ 和 aVF 导联）的程度比单纯的下壁梗死大，以及由于梗死所致平均 QRS 向量的变化加上 LPHB 起始去极化向量而产生深的 Q 波（图 12-48A 中的 Inf.V+1）。去极化第二个向量（图 12-48A 中的 2）解释了 Ⅱ、Ⅲ 和 aVF

导联终末 R 波（QR 形态）的出现。因此，由于 LPHB 的终末向量向下，QR 形态代替 QS 或 Qr 波，在一定程度上掩盖了梗死的图形（图 12-48）。

② 前壁梗死合并 LAHB（图 9-50）或 LPHB（图 12-50）：在 LAHB，心室除极第一个向量（平均 QRS 向量的中间部分加上 LAHB 除极正常向量之和）（图 12-49A 中的 1+Inf.V）远离 Ⅰ 和 aVL 导联，产生 Q 波，然

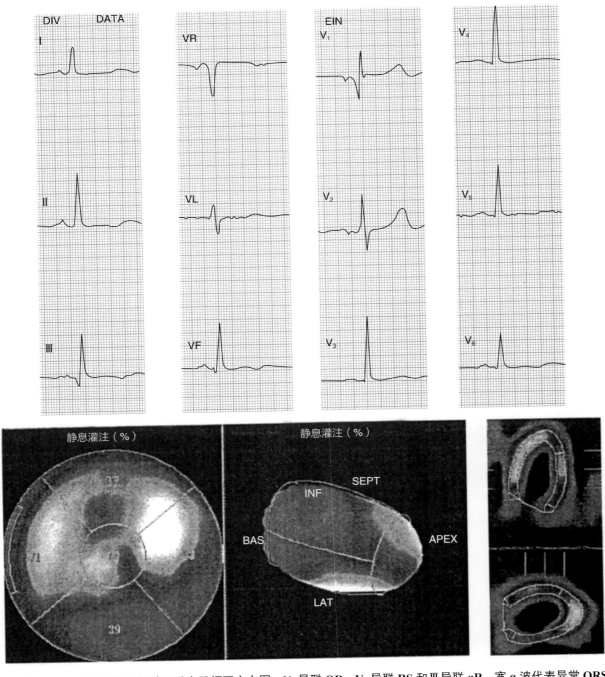

▲ 图 12-30　心尖部及下侧壁双重心肌梗死心电图。V₁ 导联 **QR**，V₂ 导联 **RS** 和Ⅲ导联 **qR**，宽 **q** 波代表异常 **QRS** 波变化。V₁ 导联 **QR** 型提示双重梗死（心尖 + 下侧壁）。然而，尽管有双重梗死的临床和核素成像证据，但 ECG 上有 **Q** 波的导联并不多，这可能是由于部分梗死向量抵消所致。V₁ 导联中的终末 **R** 波和 V₂～V₃ 导联中的 **R** 波是由于下侧壁梗死大于心尖部梗死引起平均 **QRS** 向量变化而形成。核素成像研究清楚地显示下侧壁和小的心尖部双重梗死的存在

BAS. 基底部；SEPT. 间隔部；LAT. 侧壁；INF. 下壁

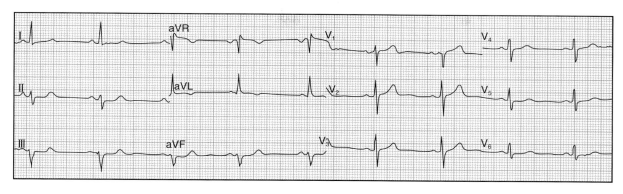

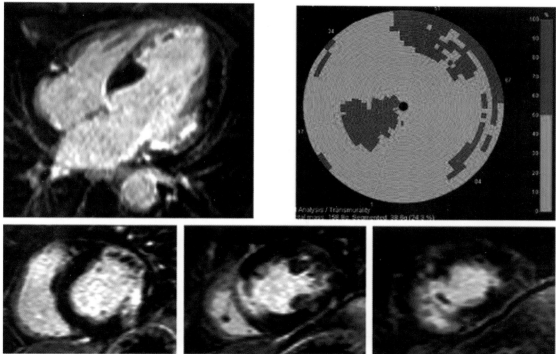

▲ 图 12–31　LAHB 和轻度 ST/T 异常的心电图（彩图见书末）

该患者经历了几次不同的心肌梗死，包括室间隔、前壁和侧壁心肌梗死，这些心肌梗死都是由 CE–CMR 发现的，彼此间互相掩盖

后紧跟其后的是 LAHB 时非梗死区域晚除极产生 R 波。由于 LAHB 时 Ⅰ 和 aVL 导联 QS 波表现为 QR 波，所以在一定程度上掩盖了梗死的形态。

如果 LPHB 合并广泛的前壁梗死（包括前壁中段），平均 QRS 向量（B）抵消初始去极化向量（1）（图 12–50），使 QRS 环向量变为向右和向下。因此，在 Ⅰ 和 aVL 导联表现为 QS 形态（图 12–50）。

(2) 分支传导阻滞掩盖 Q 波：此外，分支

传导阻滞的存在可能掩盖梗死的存在。下面将简要讨论一些病例。

① LAH 可能掩盖心肌梗死所致的 Q 波。

• 小的下壁梗死（图 12–51）向量环在额面旋转，先顺时针然后逆时针，证实存在与下壁梗死伴随的 LAHB。LAHB 时心室除极起始发生在（C）（图 9–51A），向量环起始朝向下。起始向量中至少部分起源于该区域（1），抵消了下壁梗死平均 QRS 向量的变化，向量环先向右向下移动，然后迅速向上移动（由于下壁

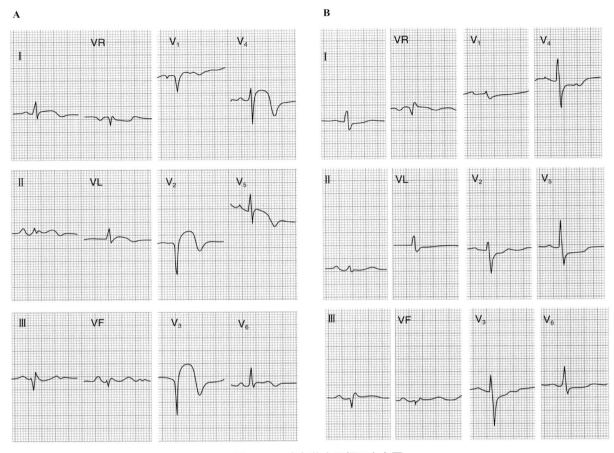

▲ 图 12-32　多部位心肌梗死心电图

A. 亚急性期前壁心尖部梗死。V₁~V₃ 导联 QS 伴 ST 段抬高，V₁~V₅ 终末 T 波倒置，以及 Ⅱ 导联 ST 段轻度抬高（S₁ 和 D₁ 发出后远段闭塞）。B. 6 个月后再发梗死，在 V₁~V₃ 中出现 r 波，在 V₂~V₆ 导联中出现轻度 ST 段压低，下壁导联 ST 段轻度抬高。心电图伪改善是由于发生了下侧壁梗死，这在随后的尸检中得到了证实

梗死），最终以逆时针方向旋转并朝向上（由于 LAHB）。所有这些就解释了 Ⅱ、Ⅲ、aVF 导联中起始部模糊的 r 波（图 12-51B）。如果没有 LAHB，整个向量环将顺时针旋转，首先在 x 轴的上方，然后在 x 轴的下方，几乎可以在下壁导联记录到 Qr 波（图 12-24A）。Ⅲ 导联的 r 波高于 Ⅱ 导联的 r 波，支持同时发生下壁梗死的诊断（图 12-4A）。

• 在小面积前壁心尖部梗死病例中，LAHB 可能掩盖横位心的心肌梗死。图 12-52 显示在肥胖患者，需要将 V₁~V₂ 导联置于第 3 肋间隙才能显示 QS 波，有助于发现并存的前壁心尖部梗死。

② LPHB 可能掩盖梗死 Q 波

• 在小的前壁中段梗死病例中，去极化开始的区域（图 12-53 中的 B）得以保留。这个初始去极化向量（图 12-53 中的 1）在一定程度上抵消了平均 QRS 向量，在 Ⅰ 和 aVL 导联起始部有时表现为模糊的 r 波，掩盖了前壁中段梗死。

• 在间隔区小面积梗死时，LPHB 可掩盖垂位心脏的心肌梗死（图 12-54B）。从图中可以看出 LPHB 时，垂位心脏的第一个向量即 QRS 波的开始，在第 4 肋间记录为正向波（rS 波型）（图 12-54B），因为这些导联高于实际心脏（图 12-54A）。应将其置于第 5 肋间隙，

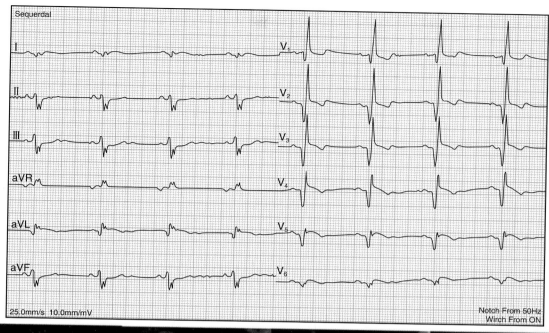

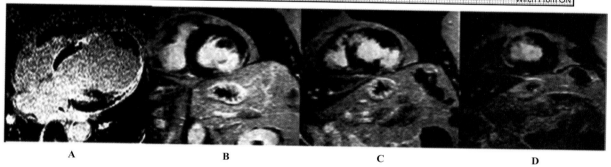

▲ 图 12-33 双重梗死（A 和 C）患者的心电图和 CMR 图像，一个是侧壁向下壁扩展累及下壁基底段、下侧壁基底和中间段及前侧壁中段（B 和 C），另一个是前壁心尖段远段梗死累及前壁间隔中段、前壁远段和间隔远段（C 和 D），心电图显示 RBBB 和 LAHB，Ⅰ 和 aVL 导联和所有心前区导联均有 Q 波，提示是广泛的前壁心肌梗死（A-3 型）；然而，这个病例的 ECG 表现其实是由前壁心尖部（V₁~V₂ 和 V₃ 导联）+ 侧壁（V₅~V₆ 和 Ⅰ~aVL 导联）扩展至下壁的梗死 Q 波联合引起的

可以记录到 V₁~V₂ 的 QS 形态，以便明确诊断（图 12-54B）。

• 在大面积的下壁梗死时，LPHB 的存在可能将下壁导联的 QS 或 Qr 形态转化为 QR 波，从而可能会部分掩盖下壁 MI（图 12-48）。

（3）Q 波掩盖分支传导阻滞：① Q 波掩盖 LAHB：在某些情况下，大面积下壁梗死可能使分支传导阻滞的诊断变得困难。这是因为所有下壁导联均可见 QS 波而 rS 形态消失（图 12-47B）。在前壁中段心肌梗死时下壁导

联 RS 形态可能使 LAHB 的诊断更加困难（图 12-49B）。

② Q 波掩盖 LPHB：合并 LPHB 的大面积前壁梗死时，aVL 导联呈 QS 形态（取代单纯 LPHB 的 rs 形态）（图 12-50B），以及下壁梗死的 QR 形态（而不是 qR 形态）（图 12-48B）。这些病例中，由于典型的 LPHB 形态因梗死而改变，分支传导阻滞在一定程度上可能被掩盖。

（4）由于分支传导阻滞所致假 Q 波模式：

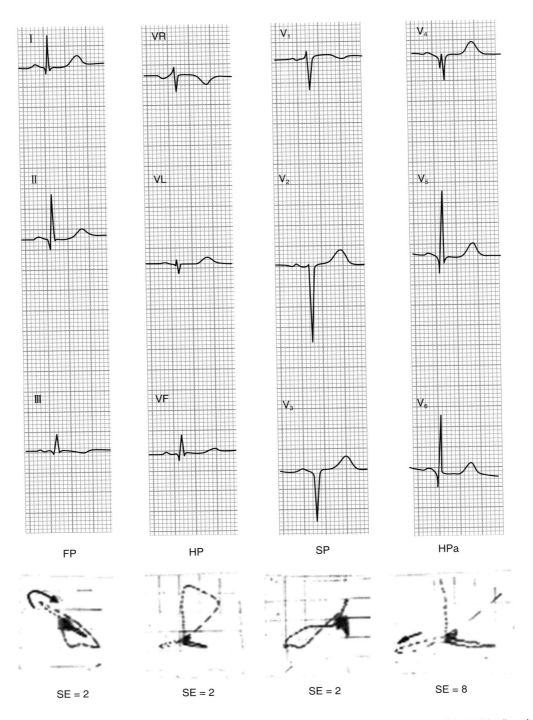

▲ 图 12-34　25 岁肥厚性梗阻型心肌病患者的 ECG，表现典型但并不常见。LVH 没有达到电压的标准。在心前区导联 V_2~V_6 导联中可以看到较深但不宽的 q 波，在 V_2~V_4 导联中可以看到 QS 波，但是相应导联的复极波无相应改变，后经超声心动图证实提示此诊断。VCG 向量环（下图）解释了心电图的异常表现

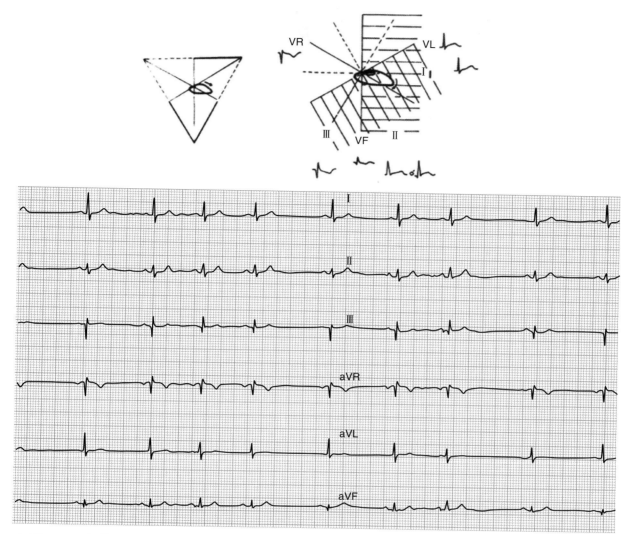

▲ 图 12-35　与位置相关的 Qr，深吸气时Ⅲ导联的 Qr 变为 qR 模式。这种模式常伴随Ⅰ导联 S 波（SⅠ和 QⅢ），这是与心脏右旋横位相关

当 V₁～V₂ 电极放置位置非常高时，在 LAHB 可以记录到起始的 Q 波，因为第一个除极向量向下。这提示如果把电极位置放低时，假的前壁心尖部梗死图形就消失了。已经有人建议在肥胖或非常瘦的个体，把 V₁～V₂ 电极的位置放高或放低可以确认是否合并前壁心尖部心肌梗死（图 12-52 至图 12-54）。

（5）无 LAHB 情况下额面 QRS 轴左偏的 Q 波（图 12-55 和图 12-56）：图 12-25 为下壁梗死无 LAHB 的图形，尽管额面 QRS 轴（AQRS）左偏，但 QRS 环始终是顺时针方向

旋转的。在体表心电图，我们看到下壁导联为 Qr 形态可考虑无 LAHB（图 12-25）。终末 r 波是由于向量环顺时针方向旋转的终末部分在Ⅱ导联的正上方（图 12-24B）。有时，在没有 LAHB 共存的下壁梗死病例中，向量环完全在 x 轴上方顺时针旋转（图 12-25）。在这种情况下可以看到 QS 波，但至少在Ⅱ导联存在一个终末小 r 波。共存 LAHB 时，向量环终末部分逆时针旋转，可能在Ⅱ导联产生 QS 或 qrs 形态（图 12-24D、图 12-47 和图 12-55）。在孤立的下壁 MI 中，向量环仅为顺时针，Ⅱ

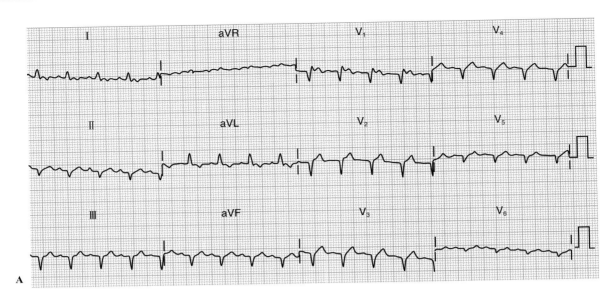

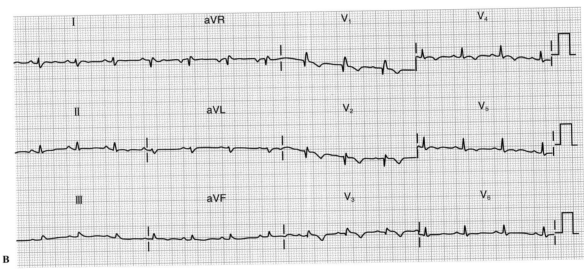

▲ 图 12-36　急性心肌炎患者的心电图

A. 急性心肌炎患者，心电图有窦性心动过速、RBBB + LAHB、多个导联 Q 波；B. 急性期后，Q 波和 LAHB 消失。许多导联的倒置 T 波仍然存在。两个心电图均有低电压

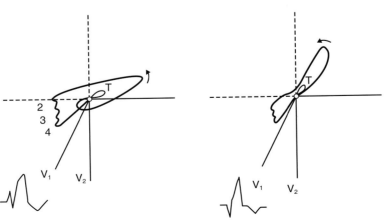

▲ 图 12-37　单纯 RBBB（左）和 RBBB + 前壁心尖部 MI（右）的 ECG-VCG 相关性分析

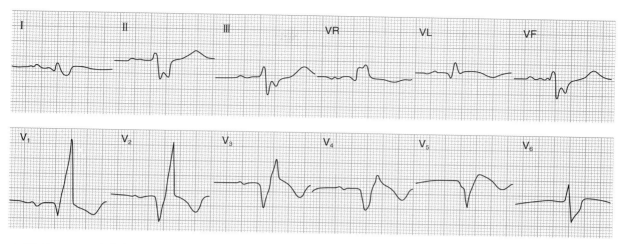

▲ 图 12-38 71 岁慢性阻塞性肺病患者，完全 RBBB，宽 QRS 波群，QRS 电轴在右上象限（S₁S₂S₃ 征）。$V_1 \sim V_2$ 导联 qR 形态、R 波尖锐，$V_3 \sim V_5$ 导联 QR 波，V_6 导联 RS 波，aVL 导联 qr 波和 I 导联 qrS 形态是由前壁 MI 所致

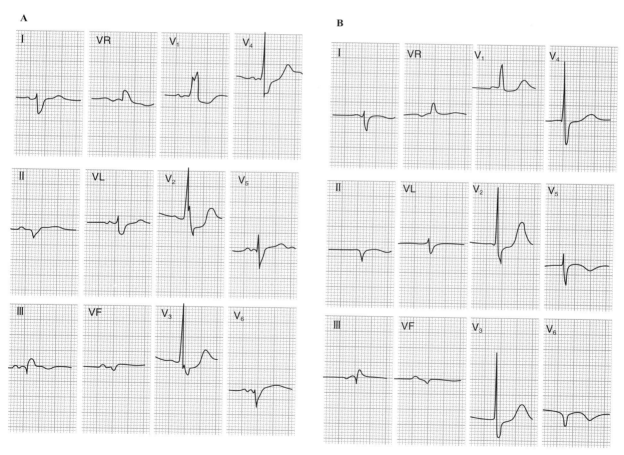

▲ 图 12-39 下侧壁梗死急性期伴完全 RBBB，QRS 电轴在右上象限。V_1、V_2 和 V_3 导联可见 ST 段压低并伴有终末正向 T 波，下壁导联（主要是 II 导联）Q 波，以及轻度 ST 段抬高。V_1 导联 R 波的上升支高位"顿挫"提示侧壁被累及（A）。此病例 RBBB 在几天后消失，证实确实存在下侧壁心肌梗死（II、III、aVF 导联 Q 波，$V_1 \sim V_2$ 导联高 R 波，而 V_6 导联 QS 波）（B）

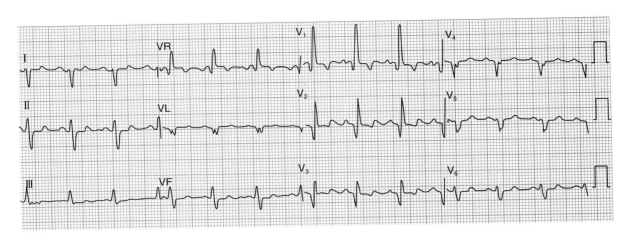

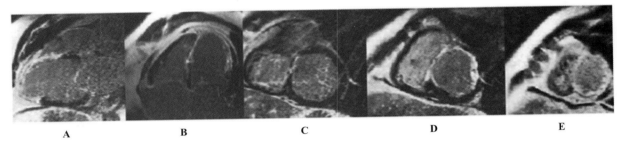

▲ 图 12-40　患者为完全 RBBB、心电轴右移、心肌梗死（A-3 型）（广泛前壁心肌梗死）。观察心前区导联的 Q 波和 aVL 的 QS 形态。CMR 图像（A 至 E）显示主要累及侧壁、前壁和间隔壁，以及下壁的下段（E）。当梗死向前间隔扩展时（图 12-11 和图 12-12），侧壁受累（B、D、E 白色处）比前壁心尖部梗死更广泛

导联的形态为 qR，而不是 qrS（图 12-24A 至 C 和图 12-56）。虽然 VCG 是唯一可以证实 LAHB 是否存在的技术，但正确的应用这些信息于 12 导联心电图，在 ECG 的下壁导联，至少在 Ⅱ 导联可见终末 r 波（Qr），也可排除合并 LAHB。反之，在 Ⅱ、Ⅲ 和 aVF 导联中没有终末 r 波（模糊的 QS 或有时 qrs 形态），也可确定下壁梗死合并 LAHB（比较图 12-55 和图 12-56）。

下壁导联（至少在 Ⅱ 导联）中 Qr 的存在，可以排除合并 LAHB，反之 QS 形态支持合并 LAHB（图 12-24、图 12-55 和图 12-56）。

（6）左束支中间支传导阻滞（左中隔支传导阻滞）：这种阻滞可能在间隔的前壁心尖部产生去极化延迟。导致 QRS 波向量环主要向前，在 V₁、V₂/V₃ 导联呈 RS 波，或者至少是 R 波振幅增加（图 9-57）（Hoffman 等，

1976；Moffa 等，1982；Reiffel 和 Bigger，1978）。最近，巴西学派提出以此作为中隔支阻滞的 ECG-VCG 诊断标准（Guidelines for interpreting resting ECG，2003）。

V₁ 导联 R 波的鉴别诊断中需包括左束支中间支阻滞（表 12-3）。对缺血性心脏病患者做出这个诊断，需排除侧壁的缺血或坏死（图 12-57）。侧壁心肌梗死时 V₁ 导联为正向的 T 波，而当中隔支阻滞时，V₁ 导联 T 波常为负向。

如果以上 ECG 表现为暂时性的，可以考虑为左束支中隔支阻滞（Uchida、Moffa 和 Pérez-Riera，2006）。另外，在没有心脏病的患者中，V₁ 导联存在明显的 R 波，特别是当 R 波的电压很低时，很可能是由于正常的变异所致（表 12-3）。

4. WPW 型预激（图 12-58）

在预激综合征（WPW）时很难确定是否

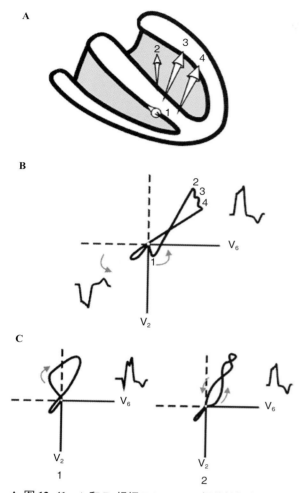

▲ 图 12-41　A 和 B. 根据 ECG-VCG 相关性解释 LBBB 情况下心室激动，以及这些激动如何引起 LBBB 形态；C. 梗死发生时常常引起 QRS 环的改变，而在慢性梗死通常不会改变 ECG 形态（C-2）。当梗死区域广泛时，它可能导致向量方向和向量环的形态发生改变，从而解释心电图中 Q 波的出现（C-1）

存在 Q 波梗死。图 12-58 显示在预激时看不到 Q 波（每个导联的第 2 个 QRS 波群），但其实有心尖部心肌梗死。当预激波消失（每个导联第 1 个 QRS 波群），可以清晰地看到 $V_1 \sim V_4$ 导联 Q 波。但在预激时，复极化的异常可以提示存在冠状动脉疾病（$V_2 \sim V_6$ 导联可见对称的负向 T 波）。通过右侧异常旁路的间断传导，引起间歇性完全性 LBBB 和间歇性右心室提前激动（图 3-29 和图 3-30），当传导正常时可伴随负向 T 波，可用"心脏记忆"现象来解释。

WPW 型预激动掩盖梗死的可能性取决于 WPW 的类型。当梗死灶位于异常路径的对侧时，梗死灶很可能被掩盖。然而，当梗死位于同侧时，很可能被发现（Wellens，2006）。

起搏器的 ECG 表现见图 12-59 和图 12-60。本节讨论传统的右心室（RV）起搏。双心室起搏和 His 束起搏产生不同类型 QRS 波，此处所述标准不适用。目前，关于如何鉴别双心室或 His 束起搏时的陈旧性梗死还没有足够的资料。

在慢性期，在 $V_4 \sim V_6$、Ⅰ 和 aVL 导联起搏器脉冲后出现 qR 形态（St-qR）（图 12-59）对诊断心肌梗死非常有用，具有很高的特异性，但敏感性不太高（Barold Falkoff、Ong 和 Heinle，1987；Brandt Hammil 和 Higano，1998；Castellanos 等，1973）。此外，aVR 导联 St-rS 的出现对诊断下壁梗死是一个敏感性高，但特异性较低的依据。起搏器刺激和 QRS 波的开始之间的间期与心肌梗死相关（图 12-60），当起搏器刺激纤维化的梗死区（潜伏期）时会出现这种情况（Wellens、Gorgels 和 Doevendans，2003）。

正如我们前面讨论过的（在间歇性 LBBB 和 WPW 综合征时的"心脏记忆"现象），在间歇性右心室刺激时，如果刺激是通过正常路径进行传导（图 3-30），可以出现"心脏记忆"现象（对除极的变化、复极缺乏足够的反应），因此异常的复极波（负向 T 波），有时在无缺血性心脏病患者的窦性心律中观察到。在这种情况下心前区导联 T 波为负向，但在 Ⅰ 和 aVL 导联为正向（图 3-30）。

（十）不同类型心肌梗死的预后

影响前壁心尖段和下侧壁心肌梗死预后的因素：众所周知，与其他血管区域梗死相比，累及 LAD 的心肌梗死引起左心室功能障碍及

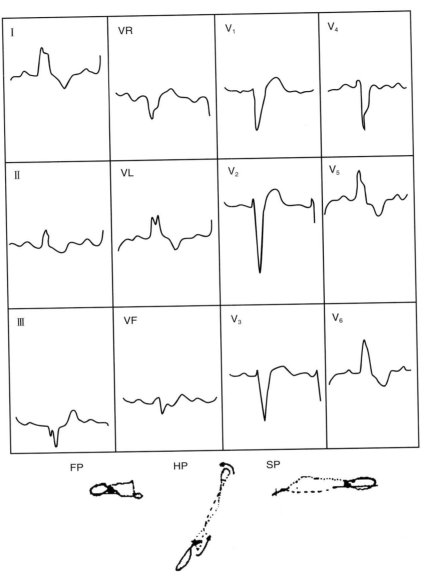

▲ 图 12-42　VCG 诊断坏死的示例。向量环在水平面呈异常双 8 形态（图 9-41C-2），提示缺血性心脏病患者存在相关心肌损伤。心电图不提示梗死，QRS 波表现符合 LBBB，但 V₁ 导联 r ≥ 1mm 和 I、aVL 和 V₅ 导联对称的 T 波在单纯的 LBBB 中并不常见

FP. 额面；HP. 水平面；SP. 矢状面

死亡率更高。然而，预后较差的机制尚不完全清楚。研究显示（Kandzari 等，2006）LAD 闭塞导致的急性心肌梗死与射血分数降低、侧支循环差、心肌灌注受损和再灌注成功率低有关。所有这些因素可能解释了主要心脏事件，包括死亡率的增加。因此，需要加强改善 PCI 再灌注术后微循环的功能，特别是在前壁心尖部心肌梗死时。

除了坏死面积以外，也研究了其他因素的重要性。LAD 相关心肌梗死的研究显示，首次急性心肌梗死经 PCI 治疗的患者中，与非 LAD 相关心肌梗死相比，在酶学判断坏死面积相同情况下，前者的左心室射血分数更低。与 LAD 远段或非 LAD 相关梗死相比，LAD 近段相关的心肌梗死患者的 3 年生存率最低，射血分数也最低（Elsman 等，2006）。

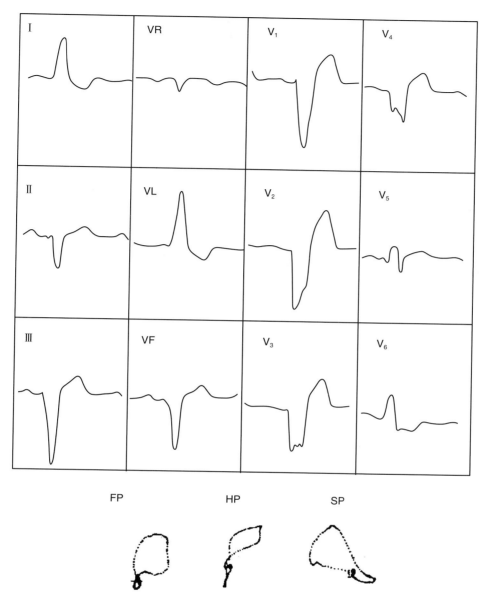

▲ 图 12-43　完全性 LBBB 合并心肌梗死征象的 ECG-VCG 示例。V_5 导联（qrs）的形态和 $V_2 \sim V_4$ 导联顿挫的 QRS 波（Cabrera 征）推测合并心肌梗死。此外，起始向量指向后，明确提示存在心肌梗死

FP. 额面；HP. 水平面；SP. 矢状面

Petrina、Goodman 和 Eagle（2006）总结了心肌梗死部位对预后的影响。最重大的发现是，无论是否有 Q 波，前壁心肌梗死与下壁心肌梗死相比，短期内临床结局更差。

梗死后心电图提示预后不良的表现。以下是预后不良的心电图表现：

（1）窦性心动过速：特别是在 24h 动态心电图中。

（2）长 QT 间期（Schwartz 等，1985）。

（3）P 波改变：左心房扩大的心电图征象（Rios J.C，1997）。

（4）ST 段持续抬高或降低（包括 Q 波和非 Q 波梗死）。

（5）极度异常的 QRS 波伴有多导联 Q 波作为心功能减退的间接标志。

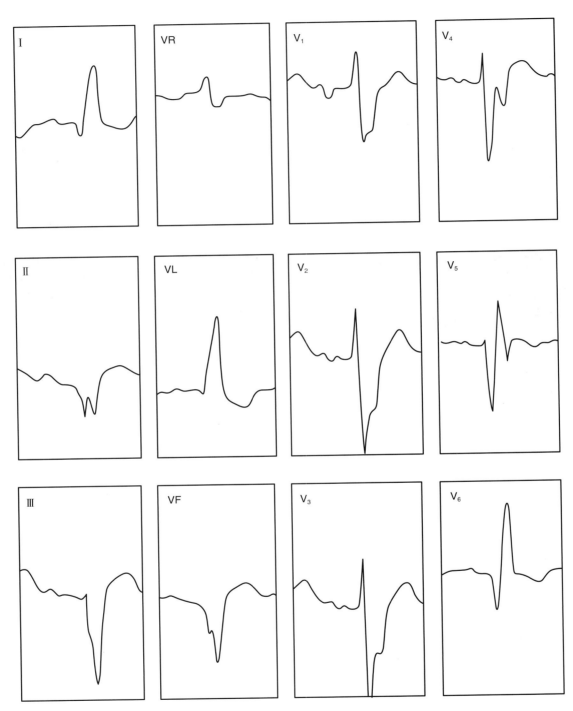

▲ 图 12-44　65 岁患者，严重缺血性心脏病伴高血压病，2 个月前急性心肌梗死，ECG 表现为完全性左束支传导阻滞。心电图明显异常，表现为典型的广泛心肌梗死伴 LBBB（Ⅰ、aVL 和 V₆ 导联 Q 波，V₁ 导联 rS 波，r 波 5mm，S 波在上升支处有明显的顿挫，V₅ 导联中多相 rSR's'（碎裂的 QRS）

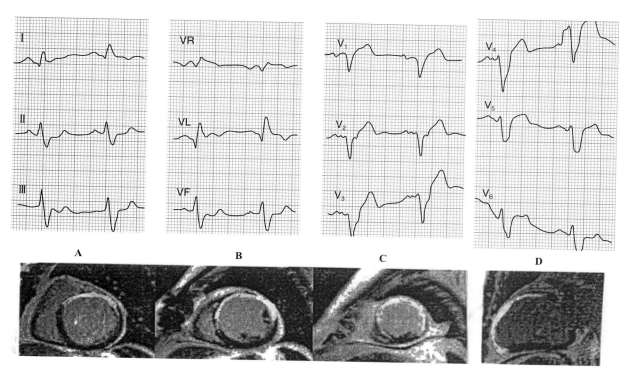

▲ 图 12-45　LBBB 合并心肌梗死的心电图。心电图符合广泛前壁心肌梗死的标准（Ⅰ导联 qR 波，aVL 导联 QR 波，V₃ 导联 S 低电压）。CMR 图像（**A** 至 **D**）显示广泛的前壁心尖部梗死（**A–3** 型）。下侧壁未见坏死（**D**），因为 **LAD** 未供血心尖端。从 CMR（**A** 至 **C**）的横断面可以明显看出心肌梗死累及了大部分前壁、间隔壁，同时侧壁也广泛受累，但保留了高侧壁（**A**），因为它是由 LCX 供血的，而下壁因为 **LAD** 未供血

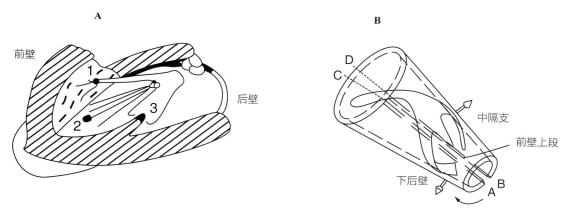

▲ 图 12-46　左束支传导阻滞的解剖结构基础

A. 侧面观左束支的前上（前分支）（1）和后下（后分支），也可见中间束（中隔支）（2）；B. 左心室圆锥图显示左束支的三分支

表 12-3　非心肌梗死导致的病理性 Q 波或等效波（V_1 导联 R 波）

A. 急性缺血性或非缺血性心脏病演变过程中出现的短暂的 Q 波

- 无心肌梗死的急性冠状动脉综合征

- 短暂的左心室心尖球样变：也称自发流产的心肌梗死（Ibañez 等，2006）

- 冠状动脉痉挛（变异性心绞痛）

- 急性心肌炎（图 12-36）

- 肺栓塞

- 其他：有毒物质、导联位置错误（如将 $V_1 \sim V_2$ 导联放置过高）等

B. 慢性 Q 波

- 记录伪像

- 正常的变异。垂位心脏的 aVL 导联可看到 Q 波，在右旋心和横位心、一些位置或呼吸变化时Ⅲ导联可以看到 Q 波（图 12-35）

- 间隔支纤维化、肺气肿、老年人、胸廓异常等，在 V_1 甚至 V_2 导联可见 QS 型表现，$V_1 \sim V_3$ 导联的 r 波递增不良

- 某些类型的右心室肥大（慢性肺源性心脏病）或 LVH（$V_1 \sim V_2$ 导联 QS，或心前区导联 R 波递增不良，或肥厚型心肌病的异常 q 波）

- LBBB

- 浸润性病变（淀粉样变性、结节病、杜氏肌营养不良、肿瘤、慢性心肌炎、扩张型心肌病等）

- 预激综合征

- 先天性心脏病（冠状动脉异常、右位心、大血管移位、原发孔缺损等）

- 其他：嗜铬细胞瘤等

C. V_1 导联 R 波占主导，但不是由于侧壁心肌梗死（Bayés de Luna 等，2015）

- 正常变异。R 波占主导，但低电压。
  ① 足月后新生儿：由于妊娠时间延长导致的右心室负荷过重，导致明显的 R 波，可能会持续到成年
  ② 前间隔浦肯野纤维较少可能导致该区域的去极化延迟，导致前壁 QRS 环更多

- 右心室肥大（V_1 导联负向 T 波）或肥厚型心肌病的间隔肥厚

- RBBB（V_1 导联负向 T 波）

- 预激综合征（δ 波和 V_1 导联负向 T 波）

- 以侧壁纤维化为主的心肌病（杜氏肌营养不良等）

- 右旋心（非右位心）、心脏位于胸腔右侧（肺部疾病）

- 左束支间隔支传导阻滞（图 12-57）。V_1 导联 T 波通常为负向，与侧壁 MI 相反

表 12-4　各种 ECG[④]对完全 LBBB 合并 MI 诊断的敏感性、特异性和预测准确性与
^{201}TI 心肌闪烁显像心肌梗死定位的相关性比较

心电图标准	敏感性（%）				特异性（%）	预测精准度（%）			
	All				All	All			
	AMI	AS	A	I	对照	AMI	AS	A	I
Cabrera 征[①]	27	47		20	87	76	47	12	18
Chapman 征[②]	21	23	34	–	91	75	33	41	–
Ⅱ、Ⅲ 或前壁导联 QRS 波初始（0.04s）切迹	19	12	13	27	88	67	17	17	34
V$_6$ 导联 RS 波	8	18		–	91	50	50		
Ⅰ、aVL、Ⅲ、aVF、V$_6$ 异常 Q 波	31	53	27	13	91	83	50	22	11
V$_6$ 导联 Q 波，V$_1$ 导联 R 波	–	20			100	–	100		
ST 段抬高[③]	54	76	40	47	97	96	48	22	26
QRS 波正向的导联 T 波正向	8		7	20	76	33		8	25

[①]在 V$_2$～V$_4$ 导联 S 波上升支有切迹
[②]在 Ⅰ、aVL、V$_5$、V$_6$ 导联 R 波上升支有切迹
[③]＞ 2mm，与 QRS 主波方向一致，或＞ 7mm，与 QRS 主波方向相反
[④]至少有 2 名观察者确认
AMI. 急性心肌梗死；AS. 前壁间隔（前壁心尖部）心肌梗死；A. 前壁（侧壁）心肌梗死；I. 下壁（后壁）心肌梗死
改编自 Wackers et al，1978。

(6) 碎裂 QRS 波（Reddy 等，2006）（图 5-7 和图 5-8）。

(7) 束支传导阻滞，尤其是左束支传导阻滞，QRS 波很宽时（Moss 等，2002）。

(8) 运动负荷试验：ST 段压低和室性心律失常的出现。

(9) 动态心电图：不仅评估心律失常和缺血，还可评估晚电位和自主神经系统功能

（Malik 和 Camm 2004），例如 RR 变异性、复极化动态研究、心率变异性等。Holter 记录中频发的室性期前收缩（PVC），在射血分数低的患者是预后不良的标志（Bigger 等，1984），QT 间期峰值＞ 500ms（Homs 等，1997）是不良预后的信号。

(10) 电生理学检查：用电生理学检查进行危险分层的研究很少。

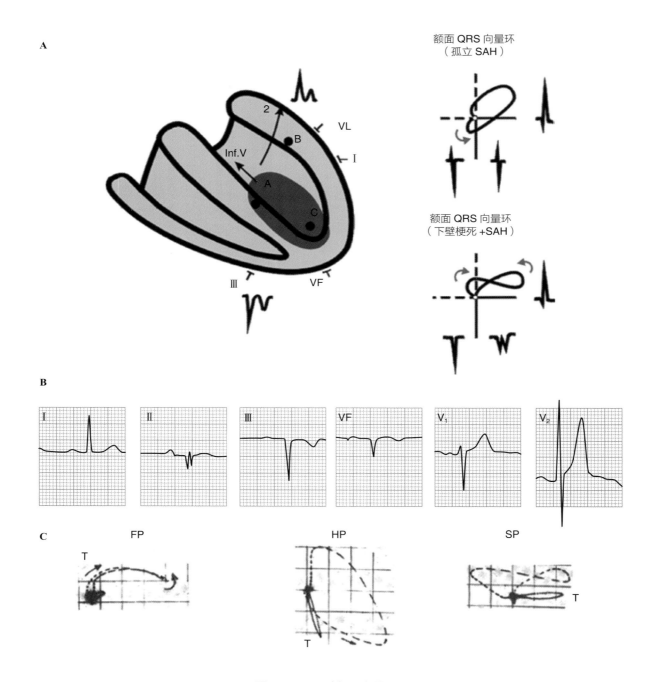

▲ 图 12-47　下壁梗死合并 LAHB

A. 当坏死较大，包括 LAHB 在心室去极化开始的区域时（点 A + 点 C），心室去极化的第一个向量（1），中和了梗死引起的平均 QRS 向量的变化（Inf.V.），向量环首先是直接向上，然后由于 LAHB（下方额面图像）不是向下顺时针方向旋转，而是逆时针方向旋转向上（2）。因此产生 QS 波，往往伴随Ⅲ、aVF 导联，甚至Ⅱ导联模糊的负向 T 波，但没有一个终末 r 波，因为向量环的最后一部分落在这些导联的负象限。在单纯下壁梗死时，至少在Ⅱ导联有终末 r 波，因为按顺时针方向旋转的向量的最后一部分通常位于下壁导联的正象限中（至少是Ⅱ导联的正象限中）；B 和 C. 下壁梗死合并 LAHB 的 ECG-VCG 示例［SAH. 左前分支传导阻滞（LAHB）；FP. 额面；HP. 水平面；SP. 矢状面］

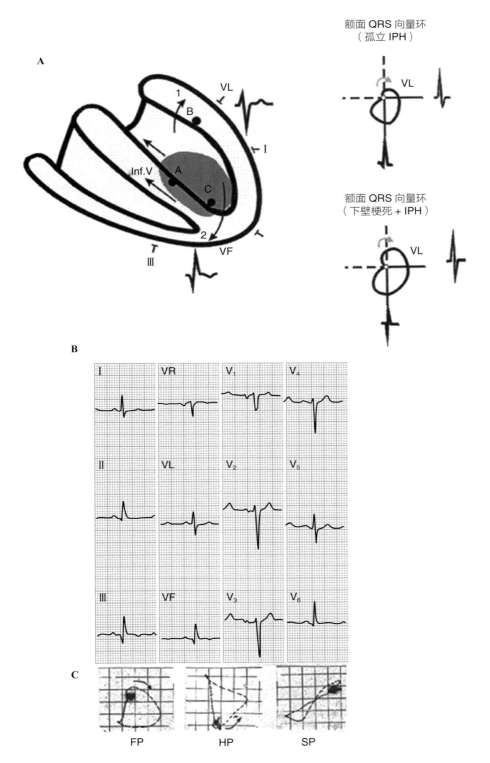

额面 QRS 向量环
（孤立 IPH）

额面 QRS 向量环
（下壁梗死 + IPH）

▲ 图 12-48　下壁梗死合并 LPHB

A. 激动的第一部分向量［为 LPHB 时正常激动初始向量——B（Ⅰ），加上梗死引起的平均 QRS 向量的变化（Inf. V）之和］比孤立的 LPHB 更远离下壁，与心室去极化的终末向下向量相反（向量 2）。这就解释了为什么 QRS 向量向上移动得更远，并且比正常情况下环打得更开，在Ⅲ和 aVF 导联表现为 qR（QR）形态，在Ⅰ导联为 RS，在 aVL 导联为 Rs（图右侧示单纯 LPHB 及 LPHB + 下壁 MI 的 ECG-VCG 关联图）。B 和 C. 图示下壁 MI+LPHB 时的心电图 - VCG［IPH. 左后分支传导阻滞（LPHB）；FP. 额面；HP. 水平面；SP. 矢状面］

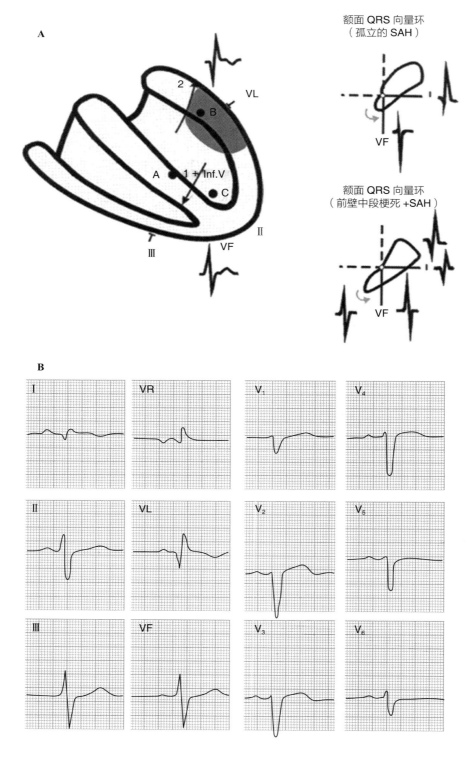

▲ 图 12-49　前壁中段梗死合并 LAHB

A. 激动的第一部分向量 [即向量 1（A + C 区产生）加上梗死所导致的平均 QRS 向量的变化（Inf.V）（远离 aVL 导联）的总和] 与 LAHB 产生的心室除极的终末向量相反（向量 2）。表现在 QRS 向量环的初始部分向右和向下移动得更多，在 Ⅱ、Ⅲ 和 aVF 导联呈 RS 形态，RⅢ＞RⅡ，以及 aVL 和 Ⅰ 导联为 QR 波。B. 前壁中段心肌梗死（A-4 型）联合 LAHB 心电图示例 [SAH. 左前分支传导阻滞（LAHB ）]

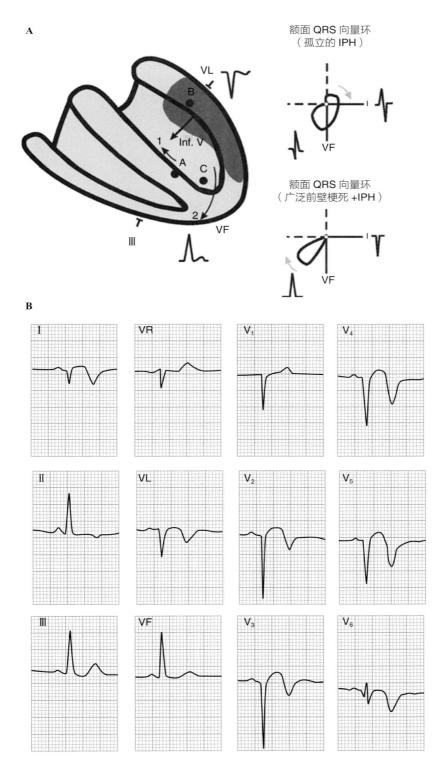

▲ 图 12–50　包括前壁中段的广泛前壁心肌梗死合并 LPHB

A. 孤立 LPHB 时 A + B 区产生的第一个心室去极化向量（1）指向上。然而，在广泛前壁梗死 + LPHB 的情况下，梗死所引起的平均 QRS 向量的变化（Inf.V）比第一个去极化向量占主导地位，向量环背离梗死区，与第二个去极化向量的方向一致（2）。因此，所有的去极化（向量环）远离 aVL 和 I 导联，在 aVL 导联、有时 I 导联形成 QS 波，在 II、III 和 aVF 导联 R 波明显并常为单纯 R 波（见孤立 LPHB 和 LPHB 合并前壁心肌梗死的示意图）。B. 广泛前壁心肌梗死合并 LPHB 的心电图［IPH. 左后分支传导阻滞（LPHB）］

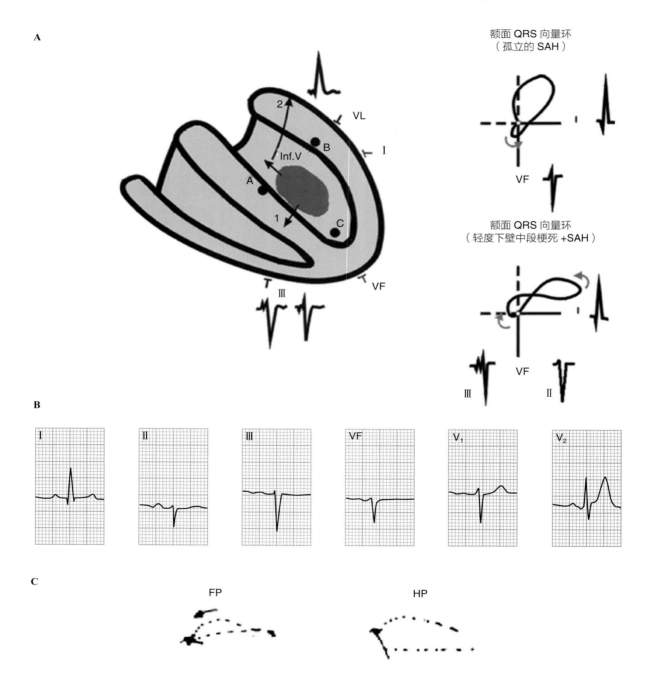

▲ 图 12-51　LAHB 可能会掩盖小的下壁梗死

A. 在这种情况下，当 LAHB 存在时，心室初始去极化（A + C）的区域被坏死区取代，向量 1 直接向下、向右，可能被梗死产生的影响相对较小的 QRS 平均向量（Inf.V）抵消。这就使向量环开始向下和向右移动，然后立即向上旋转。向量环（A 右下侧图示）可以掩盖下壁梗死的表现（Ⅲ 和 aVF 导联 QS 波），而可能呈现模糊的 rS 形态，经常 r Ⅲ＞ r Ⅱ。B 和 C. 小的下壁梗死合并 LAHB 的心电图 - VCG（见额面 QRS 向量环的旋转和 r Ⅲ＞ r Ⅱ）（图 12-1）［SAH. 前上分支传导阻滞（LAHB）；FP. 额面；HP. 水平面］

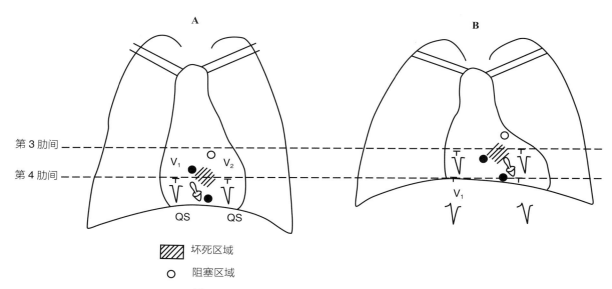

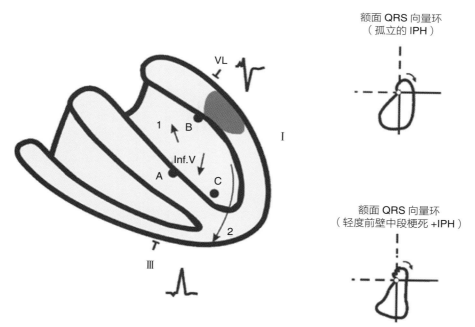

▲ 图 12-52　小的前壁心尖部梗死伴有 LAHB

A. 正常体型。当存在 LAHB 加小的前壁心尖部梗死时，梗死引起的 QRS 平均向量向后背离坏死区，LAHB 的向量向下，无 LAHB 的患者可在 V₁ 和 V₂ 导联见 QS。B. 肥胖患者同样情况下，在 V₁～V₂ 导联却为 rS 形态，这是因为虽然向量向后向下，但由于肥胖，实际 V₁ 和 V₂ 的位置高于放置的位置，这些导联记录的第一个初始向量的头部是直立的。对于这样的病例，建议放高 V₁～V₂ 导联的位置（第 3 肋间隙），记录第一个向量的尾部为 QS 并证实了与 LAHB 相关的小的前壁心尖部梗死的诊断。两个黑点代表了去极化起始

▲ 图 12-53　LPHB 可能会掩盖小的前壁中段梗死。在这种情况下，在 LPHB 时，心室去极化起始区（A + B）不受小坏死灶的影响，第一个去极化向量 1 可以抵消梗死引起的相对较小的平均 QRS 向量。这使得向量的初始部分显示出模糊的传导，但定向和孤立的 LPHB 相同。这个向量环（图的右侧）可以掩盖前壁中段梗死（aVL 导联 QS 波，有时 I 导联 QS 波），而在 aVL 导联形成模糊的 rS 形态，下壁导联呈 qR 形态

IPH. 下后分支传导阻滞（LPHB）

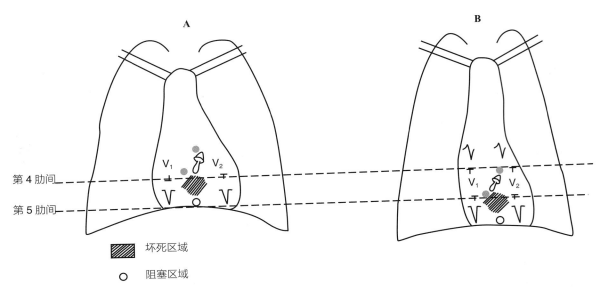

A | B

第 4 肋间

第 5 肋间

⬛ 坏死区域

○ 阻塞区域

▲ **图 12-54 LPHB 合并小的前壁心尖部梗死**

A. 正常体型。在 LPHB 伴小的前壁心尖部梗死时，由于心肌梗死的平均 QRS 向量指向后，而 LPHB 指向上，在无 LPHB 的患者的 V_1 和 V_2 导联中可见 QS 波。B. 在非常瘦的患者中，同样小的前壁心尖部梗死合并 LPHB，尽管向量环向后向上，V_1 和 V_2 导联记录的为 rS 波。这些导联记录的第一个向量为正，因为在较瘦体型个体的 V_1 和 V_2 放置的位置比实际的高。在本例中，把 $V_1 \sim V_2$ 导联位置放低（第 5 间隙），可记录第一个向量的尾部为 QS，从而确定 LPHB 合并小间隔梗死。两个黑点代表除极的开始

二、非 Q 波或等效波的心肌梗死

大部分心肌梗死无异常 Q 波或等效波，或只是 QRS 波中晚期的异常变化。由于高敏肌钙蛋白检测的出现，使得 NSTE-ACS 的绝对和相对比例增加，因此经常在心肌梗死急性期只是观察到孤立的复极化变化。大多数表现为 NSTE-ACS 的患者在 MI 的发展阶段不会出现 QRS 复合波的变化（图 12-61）。

（一）非 Q 波的心肌梗死：ST 段压低和（或）T 波倒置（表 12-1）

大多数 NSTE-ACS 患者最终诊断为非 Q 波心肌梗死。其中的大多数罪犯血管没有完全闭塞，有时甚至冠状动脉造影也很难识别罪犯血管。

这些患者典型的复极变化、ST 段压低和 T 波倒置的特点已从电生理 / 病理生理方面进行

了讨论，在此不再赘述。

临床和心电图表现（Sclarovsky，1999；Wellens、Gorgels 和 Doevendans，2003）

在非 Q 波心肌梗死中存在大面积梗死，包括左主干（LMT）病变引起的非 Q 波梗死。但其中大多数梗死面积不大（表 12-5）。

在慢性期，非 Q 波梗死患者的心电图通常正常，或仅出现轻微异常（T 波低平、ST 段轻度压低等）（图 9-15）。即使是左主干病变，约 30% 的病例的心电图可能表现为正常或接近正常（图 9-4）。约 30% 的病例可能在某些导联中出现 ST 段压低，低于 15%～20% 的病例 aVR 导联 ST 段抬高。

（二）其他非 Q 波心肌梗死类型

在某些情况下，如在心肌梗死区域为晚期除极区域、右心室、心房或梗死面积很小时，在心电图上不产生 Q 波，可能完全正常，或

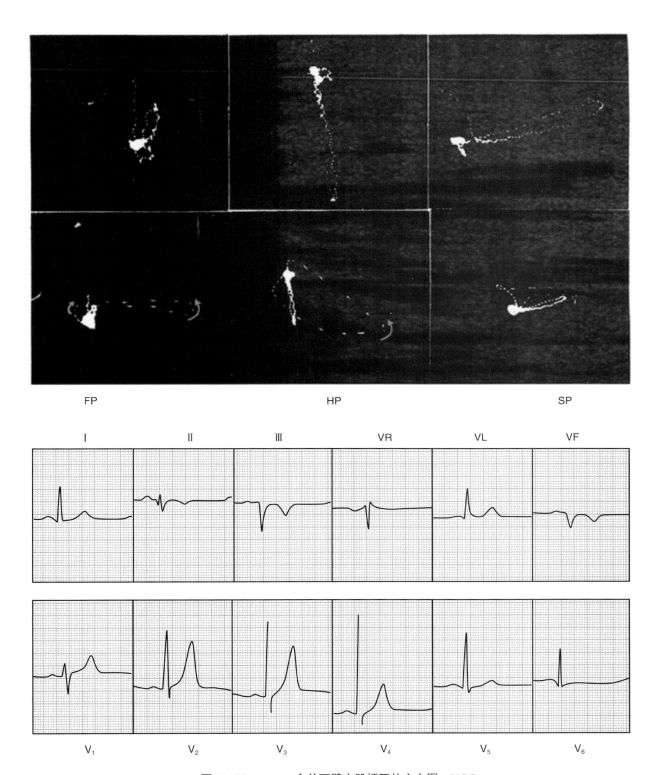

FP　　　　　　　　　　HP　　　　　　　　　　SP

I　　　Ⅱ　　　Ⅲ　　　VR　　　VL　　　VF

V₁　　　V₂　　　V₃　　　V₄　　　V₅　　　V₆

▲ 图 12-55　LAHB 合并下壁心肌梗死的心电图 – VCG

Ⅱ、Ⅲ、aVF 导联 q 波，无终末 r 波（Ⅱ导联 qrs 波，Ⅲ、aVF 导联 QS 波）。额面 VCG 环先顺时针旋转，后逆时针旋转

FP. 额面；HP. 水平面；SP. 矢状面

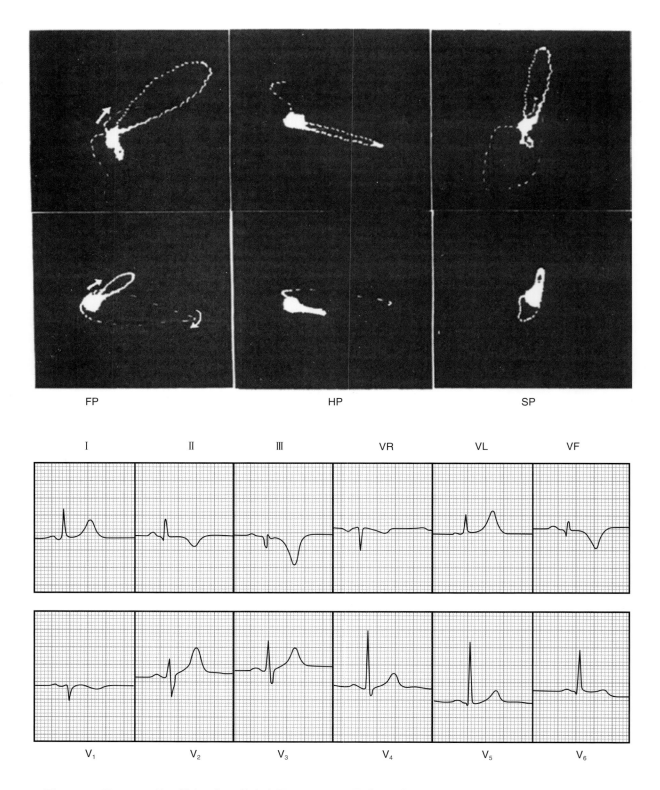

▲ 图 12-56　无 LAHB 的下壁心肌梗死的心电图—VCG。Ⅱ导联 qR 波，Ⅲ和 aVF 导联 qr 波。额面的 VCG 环始终顺时针方向旋转，但比图 12-28 稍向下（QRS 向量环的最后一部分位于 x 轴以下；x 轴相当于Ⅰ导联）。当所有向量环在 x 轴以上顺时针旋转时（图 12-28），Ⅰ导联的心电图为 qr 波而不是图中所示的 qR 波
FP. 额面；HP. 水平面；SP. 矢状面

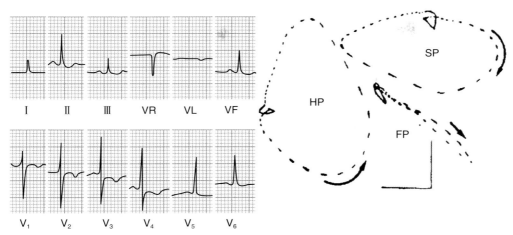

▲ 图 12–57　左前降支病变造成的中间支传导阻滞（左间隔束传导阻滞）的心电图和 VCG，后降支未见异常。V_2 导联 R = S，V_1 导联 r = 5mm，V_6 导联无 q 波，水平面上可见约 50% 的向量环指向前（Moffa 等，1982）

FP. 额面；HP. 水平面；SP. 矢状面

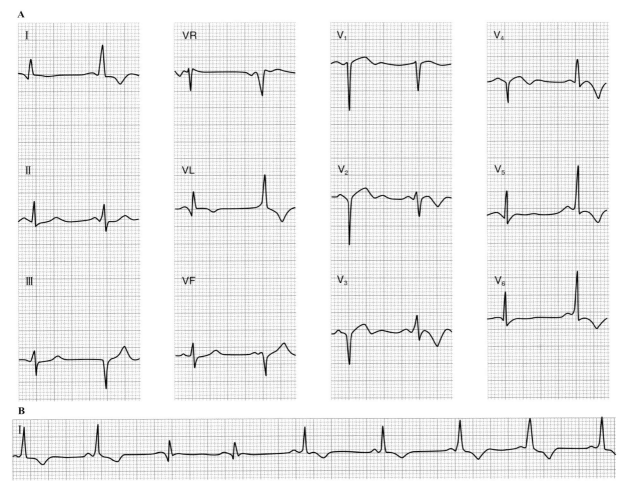

▲ 图 12–58　A. 1 例间歇性预激患者的心电图。在所有的导联中，第一个波群没有出现预激波，而第二个波群可见预激波。在没有预激的心电图，可见到前壁心尖部心肌梗死，而在有预激的心电图中，可以看到复极的主要特征（V_2～V_4 导联 T 波对称）。T 波在没有预激的情况下在 I 和 aVL 导联中是低平或负向；B. 显示 I 导联渐进预激情况（手风琴效应）

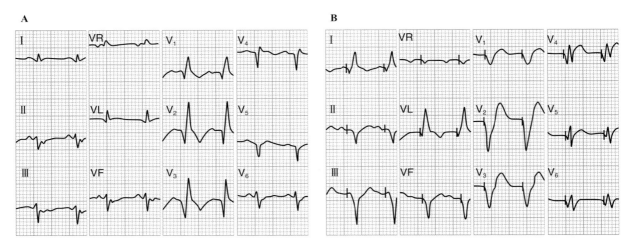

▲ 图 12-59　陈旧性心肌梗死和右心室起搏的心电图

A. 陈旧性前壁心肌梗死伴完全性 RBBB+LAHB；B. RV 起搏时仍然可以观察到心肌损伤的心电图征象（Ⅰ、aVL 和 V₄～V₆ 导联 Q 波）

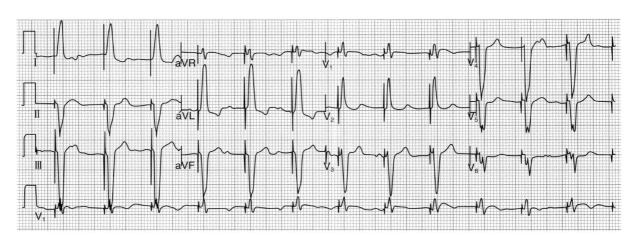

▲ 图 12-60　72 岁男性患者既往前壁心尖部心肌梗死，累及前间隔，因阵发性房室阻滞植入起搏器。在起搏器刺激和 QRS 波群间可以看到明显延迟

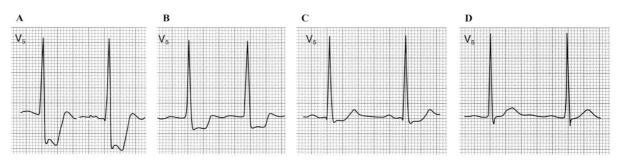

▲ 图 12-61　非 Q 波心肌梗死的演变：开始时 ST 段明显压低，几周后恢复正常

表 12-5　非 Q 波或等效波的心肌梗死

- 非 Q 波心肌梗死：ST 段压低（伴胸痛）和（或）T 波倒置（无胸痛）

- 其他类型的非 Q 波心肌梗死
  ① 梗死发生在不产生坏死性 Q 波的区域
    - 心房
    - 孤立右心室（常伴有下壁心肌梗死）
    - 左心室基底部的心肌梗死（回旋支或右冠状动脉远段阻塞）。通常无 Q 波，但常伴有碎裂 QRS 波（图 5-7 和图 5-8）
    - 小面积梗死，心电图通常正常
  ② Q 波心肌梗死，随访过程中 Q 波消失
  ③ Q 波 "流产" 的心肌梗死：伴 ST 段抬高的急性冠状动脉综合征（ACS）（演变中的梗死），早期有效再灌注
  ④ Q 波被掩盖
    - 左束支传导阻滞（LBBB）
    - 过早除极（预激）
    - 起搏器
    - 相反的电势

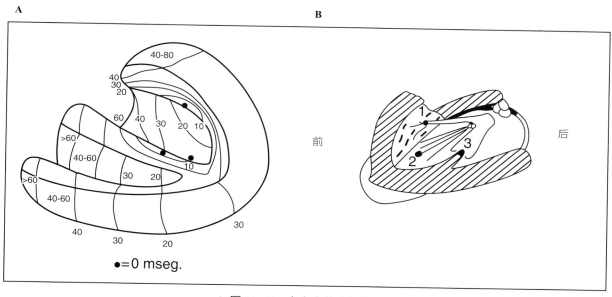

▲ 图 12-62　左心室基底部去极化

A. 心室去极化的 3 个相似起始点（•）和等时序线（Durrer 等，1970）；B. 左外侧视图：心内膜区心室初始激动与左束支的划分（1. 左前分支；2. 中隔支；3. 左后分支）

仅在 QRS 波后部改变，或复极化的细微变化。下面简要讨论这些心肌梗死的心电图特征。

1. 左心室基底部梗死（晚期去极化区域）

如前所述，左心室基底部去极化是在 40ms 后（Durrer 等，1970）（图 12-62），因此不出现 Q 波或等效波。在孤立的心肌梗死中，最常见的是累及左心室基底部的侧壁心肌梗死。

孤立的侧壁心肌梗死，尤其是侧壁下段，通常是由于非优势的左回旋支或钝圆支远段闭塞（后外侧支）造成。有时 Q 波梗死时在 V₁ 和（或）V₂ 导联可见高 R 波，可能是梗死延伸超过了基底部。记录后壁导联（V₇～V₉）可寻找此区域的 q 波（Casas、Marriott 和 Glancy，1997；Matetzky 等，1999）。但当梗死灶位

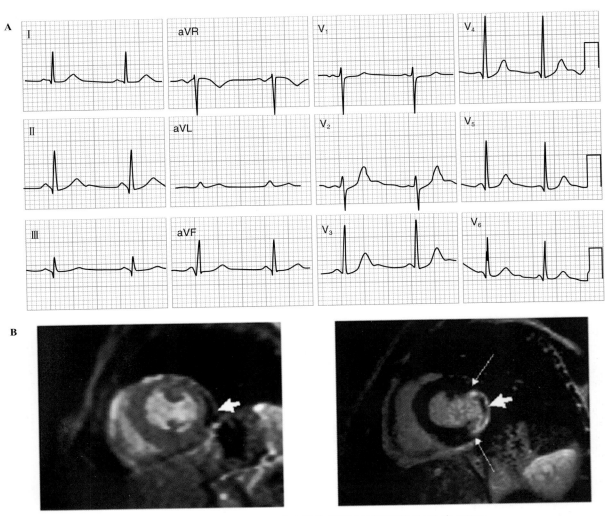

▲ 图 12-63　既往心肌梗死患者发生侧壁心肌梗死的 ECG 和 CMR

A. 46 岁患者 2 年前心肌梗死病史。心电图未见明显 QRS 波异常，仅有轻度 ST 段压低，V₂ 导联 T 波直立且对称，呈 rS 形态，提示侧壁缺血；B. CMR 证实有侧壁心肌梗死

于侧壁更靠基底段时，心电图可能正常（图 12-63）。

其他例如前壁基底段、间隔和下壁孤立的梗死不常见。极少的情况，局限于第 4 节段（下段基底部）的心肌梗死可能导致额面极低的 QRS 波电压，在 V₁ 导联表现为 "rsr" 或 "qrs"，且 r 波很小。尤其是间隔基底部、下壁和侧壁基底段接受双重灌注（间隔接受 LAD + RCA 灌注，下壁接受 RCA+LCX 供血，侧壁接受 LCX+LAD 双重供血），即使血管完全闭塞，这些节段也常为非透壁性心肌梗死。

以下细微变化可能出现在心肌梗死后患者。

（1）Ⅰ 和 aVL 导联 R 波的降低（连续监测心电图）（图 9-11）。

（2）在不同的导联上 QRS 波的最后部分产生顿挫或切迹。

（3）额面显著的 QRS 低电压，伴有下壁导联可疑的 q 波（qrs、rsr'），无 COPD、肺气肿或其他能影响 QRS 电压的因素。

（4）其他轻度异常，如 T 波低平、轻度 ST 段压低等（图 12-64）。

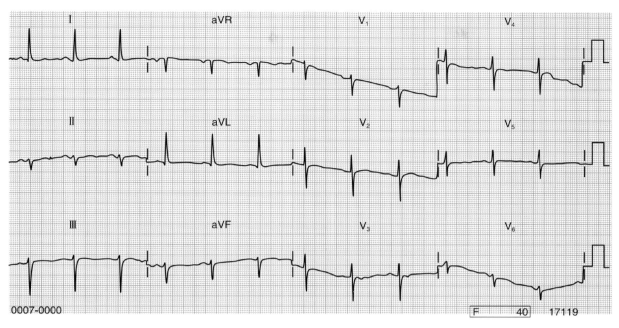

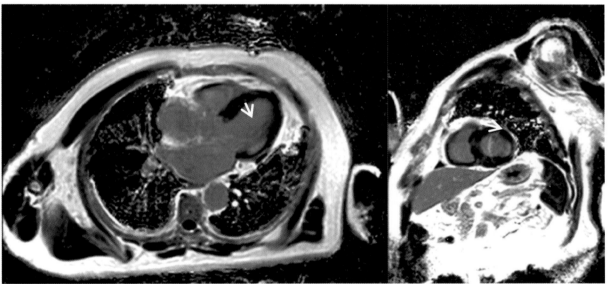

▲ 图 12-64　60 岁老年患者数月前心肌梗死病史，心电图提示窦性心律，左前分支传导阻滞，额面向量符合左心室肥大标准，可见广泛复极异常改变，未见 Q 波。CMR 显示下壁基底部小面积延迟增强（箭）

(5) $V_1 \sim V_2$ 导联 T 波高尖或轻度 ST 段压低（＜ 0.5mm），QRS 波正常（图 12-63）。

2. 心房梗死（图 12-65）

慢性心肌梗死后阶段无明显心房梗死的征象：从预后的角度来看，心房心肌梗死通常与大的前壁心尖段或下侧壁梗死相似。在急性下壁梗死时，下壁导联 PR 段压低≥ 1.2mm 可视为住院死亡率和心脏破裂的高风险标志（Jim

等，2006）（图 12-65）。

3. Q 波心肌梗死在随访中 Q 波消失

一些 Q 波的心肌梗死在慢性期可能出现正常或接近正常的心电图。这些通常是较小的前间壁、前壁中段、下壁和侧壁梗死，一般来说，在急性期相应的导联存在 ST 段抬高。在下侧壁区域，或前壁心尖，或前壁中段梗死，Q 波随着时间消失的情况相对多见（图 7-49）

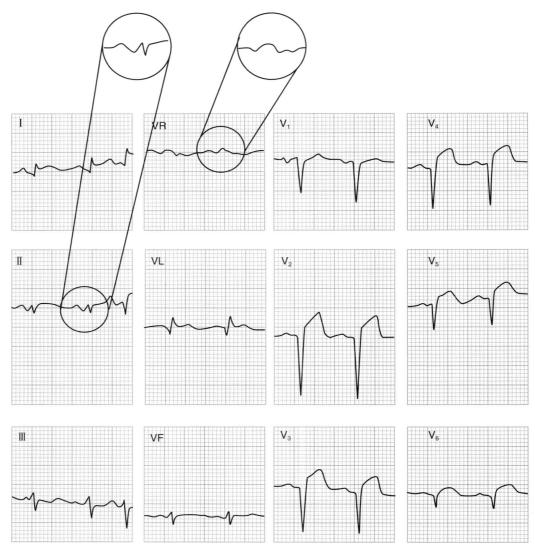

▲ 图 12-65　亚急性期广泛前壁心肌梗死（所有前壁导联 QS 波和 ST 段抬高，Ⅰ和 aVL 导联 QR 型）。Ⅱ导联 PR 压低，aVR 导联 PR 抬高，这些改变和频发的房性心律失常提示心房受累

（Bayés de Luna，2006c）。

其他情况下，Q 波消失因为梗死区产生的平均 QRS 向量被对面区域的向量抵消，或者是由于发生室内传导阻滞而掩盖了 Q 波（图 12-32）。

4. 伴有宽 QRS 波的心肌梗死

宽 QRS 波心肌梗死病例中，很多无 Q 波或等效波。但右束支传导阻滞不干扰 Q 波，相反，LBBB 时 Q 波常被掩盖。

三、自我评估：病例报道

病例 1

64 岁男性患者，存在心血管病危险因素，如吸烟、肥胖、高血压病史。过去有数次胸痛入院病史，基线心电图正常。双嘧达莫药物激发试验阳性，但冠状动脉造影未见病变。诊断为 X 综合征。

此次入院原因：休息时胸痛。院前急救提供了 2 份心电图：一份是患者胸痛时［Ⅰ、Ⅱ、Ⅲ、aVF、$V_4 \sim V_6$ 导联 ST 段压低，aVR、V_1 导联 ST 段抬高（V_1 导联 ST 抬高程度与 aVR 相等），$V_2 \sim V_4$ 导联 T 波高尖］；另一份是疼痛好转时（Ⅰ、Ⅱ、Ⅲ、aVF、V_6 导联 ST 段压低较前好转，V_1 导联 ST 段抬高较前好转，aVR 导联 ST 段未见抬高。$V_2 \sim V_3$ 导联仍示 T 波高尖。下壁导联 T 波倒置）。

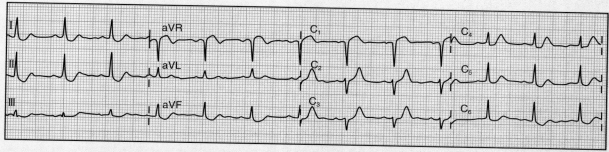

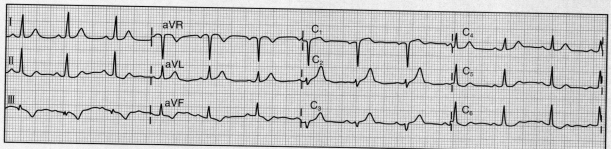

下一步应选择？

（1）这是 STE-ACS 演变的过程，应复查心电图。

（2）这是 NSTE-ACS 演变的过程，应完善冠状动脉造影。

（3）复查药物激发试验。

（4）建议冠状动脉 CTA。

正确答案：（1）

根据指南，一些患者急性冠状动脉闭塞的极早期记录的心电图可能没有 ST 段抬高，需要注意有无超急性期 T 波改变，其改变领先于 ST 段抬高。需要复查心电图或监测 ST 段的动态变化。急诊超声心动图有可能帮助诊断。因为此时冠状动脉尚未完全闭塞，ST 段是普遍压低的，可能影响判断。$V_2 \sim V_3$ 导联的 T 波高尖是重要征象。及时行冠状动脉造影发现在左前降支近段完全闭塞，TIMI 血流 0 级。PCI 术后心电图显示：$V_1 \sim V_3$ 导联 R 波渐进不良，ST 段轻度凹陷。24h 后心电图显示 $V_2 \sim V_3$ 导联 T 波终末段倒置，无 Q 波。在冠状动脉闭塞的病例中常常观察不到 Q 波。应该指出的是，这并不是任何官方指南中所说的 ST 段抬高型心肌梗死（STEMI），而可能是高风险的 NSTE-ACS。

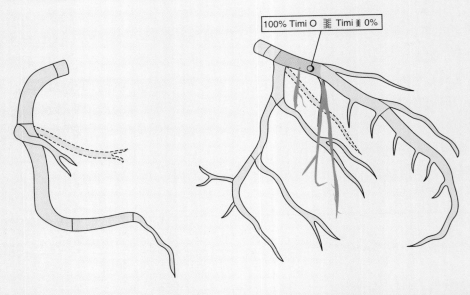

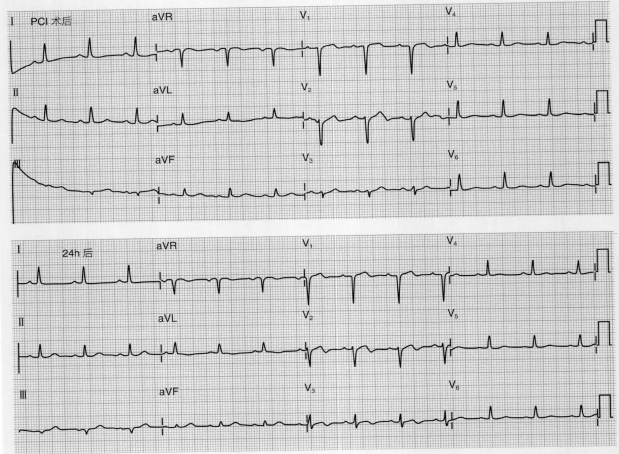

病例 2

55 岁男性患者，既往有冠心病危险因素，如吸烟、高血压病史。因胸痛，放射到背部，呼吸困难伴大汗 30min 就诊于急诊。在此之前的几天里，他曾有过中等程度短暂胸痛的发作。第一次肌钙蛋白测定正常。心电图记录如下。

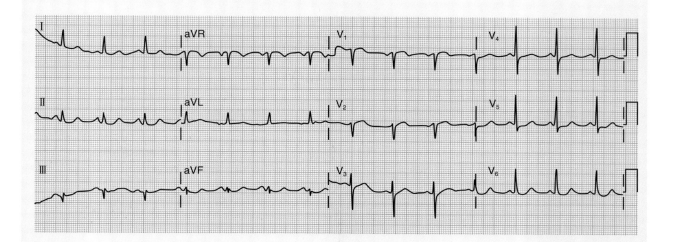

下一步如何选择？

(1) 急诊室继续观察，复查肌钙蛋白。

(2) 安排运动试验。

(3) 完善冠状动脉造影检查。

(4) 因为高血压病史，以及放射到背部的疼痛，考虑主动脉夹层可能。

正确答案：（3）

完善冠状动脉造影是由于患者典型的心绞痛反复发作，目前持续疼痛 30min（进行性缺血），心电图改变提示 ACS：aVF 和 V₄～V₆ 导联轻度 ST 段压低。V₁～V₂ 导联 ST 段凹面抬高有可能是镜像改变。应该指出，此时并没有官方的紧急冠状动脉造影的适应证。按照指南这不是 STEMI。冠状动脉造影时机取决于临床情况。冠状动脉造影显示多支病变：前降支 95% 狭窄伴有溃疡型斑块，右冠状动脉弥漫性病变，中段 95% 的狭窄，远段闭塞，左冠状动脉发出 3 级侧支循环，LCX 近端狭窄 60%，OM 支 95% 狭窄。前降支为罪犯血管并置入支架。超声心动图显示主动脉根部扩张 48mm，无夹层征象。PCI 术后心电图显示 V₁～V₄ 导联（LAD 再灌注后）T 波负向，未见 Q 波。肌钙蛋白峰值仅为 1.05ng/ml（正常 < 0.5ng/ml）。多支病变的心电图变化轻微（由于缺血心电向量互相抵消）。

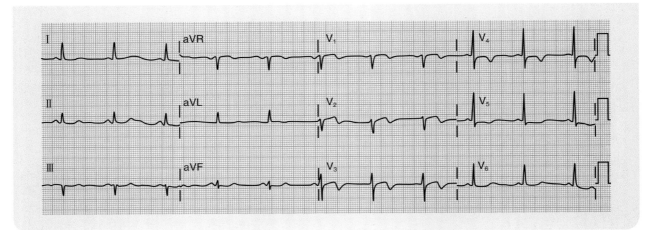

病例 3

　　75 岁老年女性患者 24h 前因胸痛就诊于急诊，诊断为骨骼肌肉病，并给予非甾体类抗炎药物。因运动后晕厥再次就诊，血压偏低（85/55mmHg）。心电图和心脏超声如下。

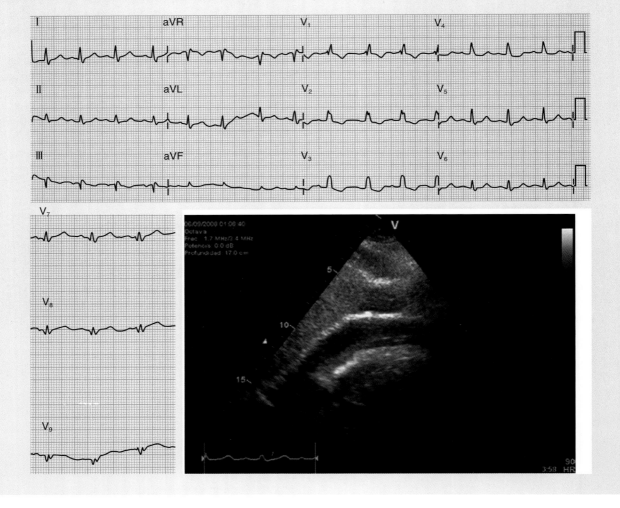

考虑什么诊断？

(1) 患者在24h前发生了下壁梗死，由于接受过非甾体类抗炎药物治疗，导致亚急性的左心室游离壁破裂。

(2) 患者晕厥与右束支传导阻滞相关。

(3) 患者出现了与恶性病变（癌）相关的心包压塞。

(4) 以上均错误。

正确答案：（1）

心电图提示窦性心律，右束支传导阻滞，Ⅲ和$V_7 \sim V_9$导联Q波，V_2导联高R波。心电图与下侧壁梗死相吻合。患者接受了非甾体抗炎药的治疗，增加了游离壁破裂的风险（Gislason等，2006；Kearney等，2006）。患者晕厥后发生了心源性休克，经胸超声心动图显示心包积液并有心室附壁血栓。冠状动脉血管造影显示回旋支的OM-1完全闭塞。患者死亡。尸体解剖显示左心室游离壁下段破裂。

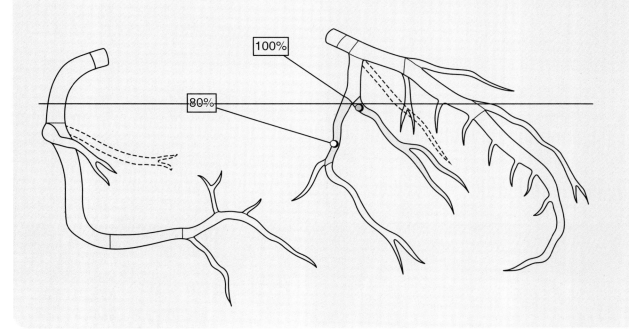

病例4

75岁老年男性患者，有慢性支气管炎、胸痛和急性肺水肿病史。急诊服务中心将心电图传至转诊中心。无其余资料，心电图显示什么？

考虑什么诊断？

(1) 肺栓塞（窦性心动过速、右束支传导阻滞、电轴右偏）。

(2) 左主干次全闭塞（$V_1 \sim V_4$导联ST段压低）。

(3) 陈旧性前壁梗死加上急性下壁梗死。

(4) 心肌炎。

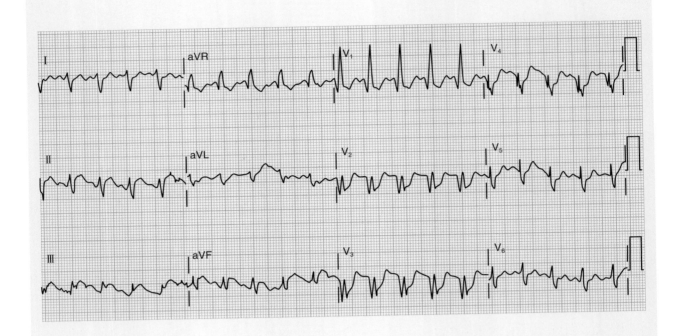

正确答案：（3）

窦性心动过速是患者血流动力学差的表现。右束支传导阻滞时电轴右偏。V₁～V₃ 导联 Q 波，提示陈旧性前壁心肌梗死。下壁导联ST 段抬高，Ⅰ 导联中 ST 段等电位和 V₁～V₄ 导联 ST 段下降，提示左回旋支急性闭塞。几天后的磁共振成像显示 2 个不同区域的延迟增强（箭所示前壁心尖部和下侧壁）。

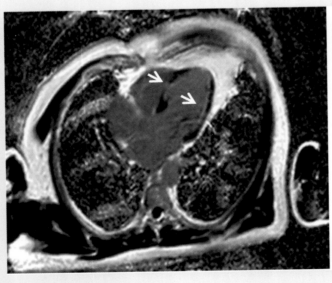

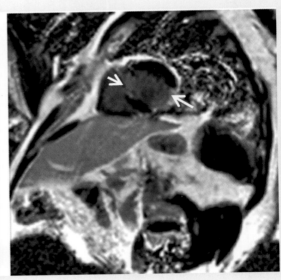

第13章
无症状性心肌缺血
Silent Ischemia

由 Stern 和 Tzivoni（1974）提出的无症状性心肌缺血的概念，表示存在心肌灌注不足但无胸痛表现或等同症状（Nesto 和 Kowaldruk，1987）（缺血瀑布，图 13-1）。这种情况常见于 ACS 和慢性冠心病患者（Cohn，1980 和 2001；Cohn、Fox 和 Daly，2003；Deanfield 等，1984；Stern，1998；Stern 和 Tzivoni，1974）。

无症状性心肌缺血有 2 种类型。Ⅰ 型是指无心绞痛样疼痛，甚至在急性心肌梗死期间也不会出现。Framingham 研究（Guidry 等，1999；Kannel 和 Abbott，1984）显示 25% 的患者（译者注：原注有误，已修改）在每两年的随访期间出现新的 Q 波，但否认任何形式的与心绞痛有关的胸痛。无症状性心肌梗死（MI）

和临床确诊的 MI 预后相似（Conti Bavry 和 Peterseon，2012）。

Ⅱ 型是有心肌缺血发作，伴有和不伴有心绞痛样疼痛。因此提出"缺血总负荷"的概念，即不同时期有症状的（ST 段改变加上疼痛）和无症状心肌缺血（仅有 ST 段改变）时间的总和。

分析 CCU 的 ACS 患者动态心电图发现，无症状的 ST 段改变是预后不良的标志（Gottlieb 等，1986）。新近的研究也证实了这一结论。研究证实动态心电图记录到的短暂的无痛性 ST 段抬高可以发生在变异性心绞痛时（Bayés de Luna 等，1985），有时同一个患者可以记录到不同的伴有或不伴有疼痛的 ST 段抬高或降低（图 13-2）。

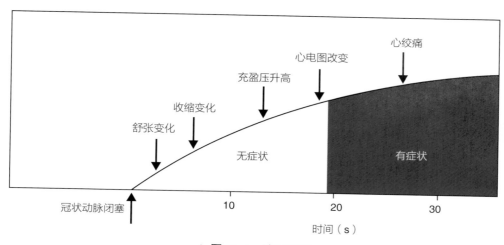

▲ 图 13-1　缺血瀑布

此图显示心绞痛以前无症状期间的事件顺序（改编自 Nesto 和 Kowaldruk，1987）

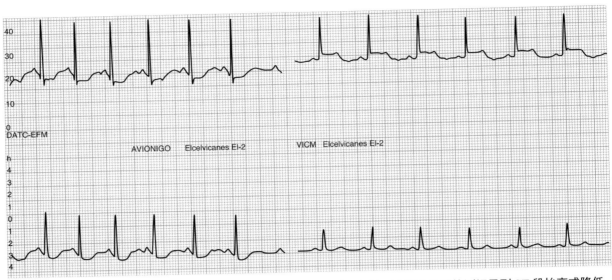

▲ 图 13-2　缺血性心脏病患者的动态心电图记录。缺血发作时无症状，动态心电图检测记录到 ST 段抬高或降低

慢性冠心病患者的无症状缺血经常发生在运动（在运动负荷试验中 ECG 显示缺血但无症状）及日常生活中（Holter 监测）（Bayés de Luna、Camacho 和 Guindo，1989a；Camacho、Guindo 和 Bayés de Luna，1992；Theroux 等，1979）。ST 段压低，水平型或下斜型（有人认为 > 0.5mm，也有人认为 > 1mm），持续时间超过 30s，已经证实是心肌缺血的反应。通常情况下这种改变不十分明显，也不伴有心律失常。运动试验或动态心电图监测发现的无症状心肌缺血的预后优于有心绞痛样疼痛的缺血。但无疑也应该给予药物或者必要时 PCI 治疗，尽可能减少无症状性缺血（Valensi 等，2011）。对于负荷试验非常明显的阳性病例，特别是怀疑左主干或三支血管病变的患者应进行冠状动脉造影检查。植入式心脏电除颤器持续监测 ST 段有助于发现慢性冠心病患者的无症状性心肌缺血。心肌灌注显像评价 ST 段监测心肌缺血的敏感性、特异性和阴性预测值分别为 75.0%、72.5% 和 93.5%。使用冠状动脉造影评估 ST 段监测在预测介入治疗后再狭窄方面的敏感性、特异性和阴性预测价值分别为 76.9%、83.5% 和 97.5%（Watanabe 等，2001）。

但是，动态心电图静息或运动时无症状的 ST 段压低可见于冠状动脉正常的患者（假阳性）。对疑似病例进行无创或有创冠状动脉检查可能是必要的。

自我评估：病例报道

病例 1

68 岁女性吸烟患者，有血脂异常，在常规检查（无症状）中发现 $V_1 \sim V_3$ 导联 T 波负向。运动平板试验未诱发心脏症状，运动负荷的 ECG 表现亦不符合典型冠心病表现。

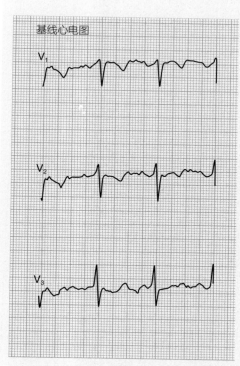

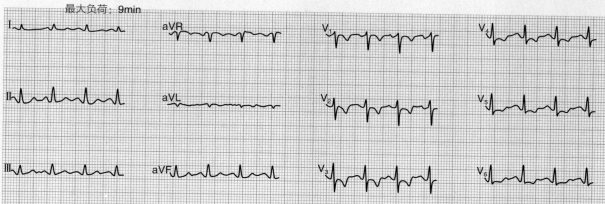

如何进行下一步诊疗？

(1) 女性患者正常变化，无须进一步评估。

(2) 技术误差。

(3) 尽管 T 波负向持续存在，但与 ST 段压低有关，需要进行其他的诊断检查。

(4) 需要进行冠状动脉造影检查。

正确答案：（3）

因为该患者年龄较大而且有多个危险因素，ECG 发现 $V_1 \sim V_3$ 导联 T 波倒置不应该认为是正常变异。CT 扫描证实 LAD 近段明显钙化，冠状动脉造影显示同一部位（箭）严重狭窄并植入支架。术后 ECG（下图）V_2 导联 T 波变平，V_3 导联 T 波变成正向。

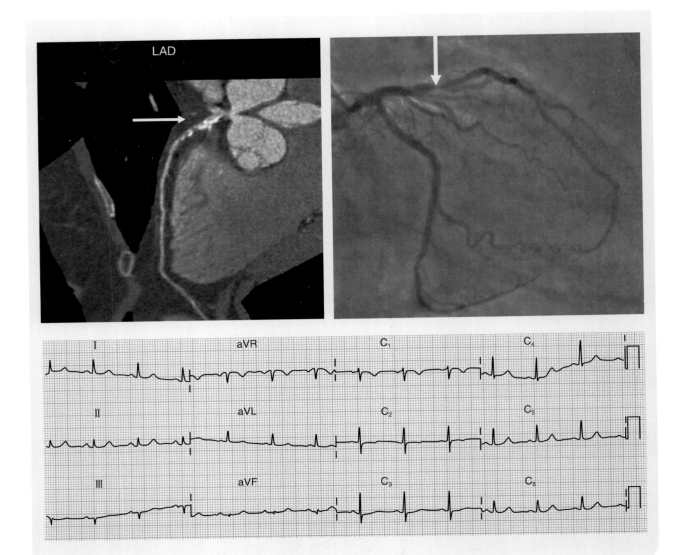

病例 2

飞行员为更新许可证进行常规检查，有缺血性心脏病家族史，无其他心血管危险因素，完全无症状。常规运动：每周慢跑 3 次，每次 10km。基础 ECG 如下。

此病例属于以下哪种情况？

(1) Ⅲ 和 aVF 导联 Q 波是病理性的。

(2) V_1 导联 T 波振幅 > V_6 导联 T 波振幅是异常的。

(3) 同时具有前两项。

(4) 这个 ECG 是正常变异。

正确答案：（3）

Ⅲ 导联孤立性 Q 波是正常的，但是如果与 aVF 病理性 Q 波同时存在就是异常的。在这个病例中 V_1 导联 T 波振幅大于 V_6 导联为异常。冠状动脉造影显示多支血管病变并进行了 PCI 治疗。

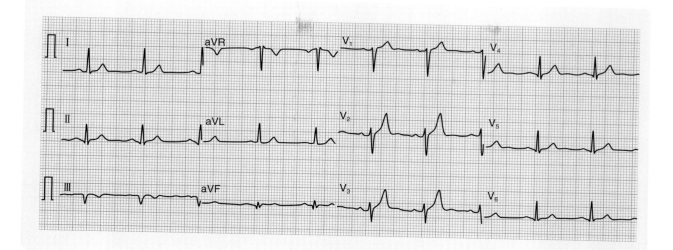

病例 3

71 岁女性患者，无心血管危险因素，无症状。肩部手术后，麻醉师建议心血管医生诊疗，因为在术中发现 ECG 有复极异常，下图为术后 ECG。

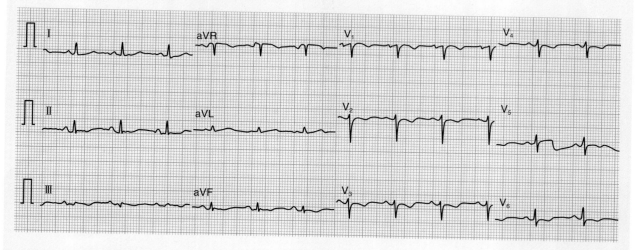

此病例属于哪种情况?

(1) 可能是无症状性心肌缺血。

(2) 正常变异。

(3) 干扰。

(4) 麻醉作用。

正确答案:（1）

此病例的复极改变（广泛的轻度 ST 段降低伴有 T 波倒置）似乎很明显。运动平板负荷试验显示下侧壁导联明显的 ST 段压低（下图）。CMR 显示小灶性心内膜下心肌缺血（下图）。

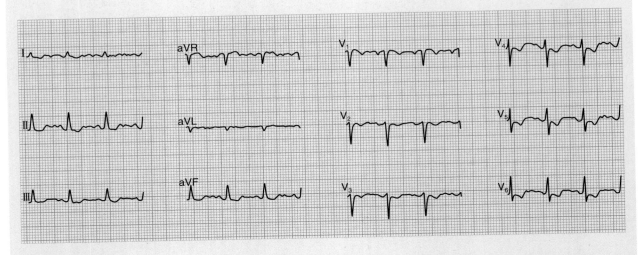

10mm/mV 25mm/sec

10mm/mV 25mm/sec

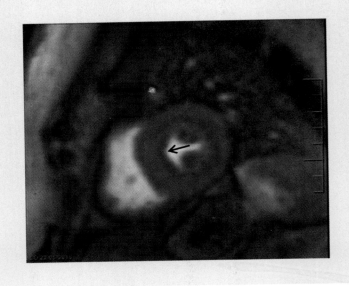

病例 4

40 岁女性患者，心悸。有猝死和晕厥家族史。下图是基础 ECG。

此病例属于哪种情况？

(1) ECG 提示致心律失常性右心室心肌病（ARVC）。

(2) ECG 与肺栓塞相符。

(3) 有慢性无症状缺血性心脏病。

(4) 是正常变异。

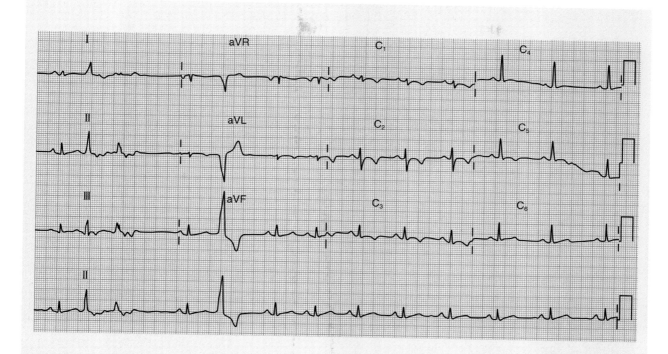

正确答案：（1）

　　ARVC 的 ECG 改变包括右侧胸前导联 T 波负向和左束支形态的室性期前收缩，CMR 证实此诊断。肺栓塞急性期可以表现 $V_1 \sim V_4$ 导联 T 波倒置、RBBB、心动过速等。在这个病例中，家族史提示心肌病。慢性缺血性心脏病确实会存在 T 波对称性倒置，可伴有室性期前收缩，但此患者的年龄和家族史提示需要考虑 ARVC 诊断。中年女性患者，可以在右侧胸前导联观察到非对称 T 波倒置，但患者的阳性家族史提示有必要进行进一步影像学检查。

第 14 章
ECG 是缺血性心脏病的预测因子
The ECG as a Predictor of Ischemic Heart Disease

心电图（ECG）是普通人群进行冠状动脉疾病（coronary artery disease，CAD）筛查的有效工具，但是没有关于筛查的成本效益的确凿证据或已发表的专家意见。如果 ECG 是异常的，除极和复极的改变就显得尤为重要（Cedres 等，1982；Knutsen 等，1988）。在 Framingham 和其他研究中，如 Charleston 研究，发现非特异性 ST 段改变和 T 波改变与 CAD 风险增加有关（Kannel 等，1987；Sutherland 等，1993）。芬兰一项大规模人群研究发现，一定程度的 ST 段压低，无论测量点在哪，均可以预测女性患者心血管死亡（Anttila 等，2010）。但是，如果排除合并左心室肥大（LVH）的因素后这种预测价值消失。除了 CAD，还有许多因素可以引起 ST 段和 T 波改变，例如酒精摄入、过度换气、高血压、心肌病等，所有这些因素限制了独立的 ST 段 / T 波改变在普通人群中筛查的使用价值。

因此除了 ST 段 / T 波改变以外，相关的其他因素可能也具有很大价值。结合实验室检测和临床指标（高胆固醇水平单独存在，或合并相关的其他因素，例如吸烟、ECG 有 LVH 表现、葡萄糖耐量异常等），可以更好地识别可能发生 CAD 和猝死风险的男性患者（Kannel 和 Abbott，1984；West of Scotland Coronary Prevention Study，1996）。Framingham 研究

（Kannel 和 Abbott，1984；Kannel 等，1987）中对所有传统的冠状动脉危险因素进行多因素 Logistic 分析显示，在男性患者中年龄、收缩压、吸烟和体重均与猝死发生率独立相关。在女性患者中，除了年龄外，仅有高胆固醇血症和肺活量与猝死风险增加独立相关。使用这些参数时，猝死风险会有很宽的变异度。42% 的男性患者和 53% 的女性患者猝死发生于多变量风险最高的 1/10 人群中。此外发现静息 ECG 中 ST 段 / T 波改变的患者中，有微量蛋白尿存在的亚组人群是 CAD 和全因死亡高风险人群（Diercks 等，2002）。综合考虑 ECG 各种参数，例如 QRS 波群宽度、QRS–T 角度和异常的 T 波参数，以及 ECG 典型的心肌缺血或坏死的表现似乎可以提高危险分层的预测价值（Eranti 等，2016；Terho 等，2016；Pirkola 等，2018）。

独立存在的轻微 T 波异常被认为是未来心血管事件的潜在危险标志，其中包括以下几点：

（1）Ⅰ导联 T 波低平（McFarlane 和 Coleman，2004）。

（2）$TV_1 > TV_6$ 和 T Ⅰ < T Ⅲ。胸痛患者 $TV_1 > TV_6$，无论是否伴有其他 ECG 变化，被认为是 CAD 特异性高但敏感性不高的预测因素。但 $TV_1 > TV_6$ 的预后价值是有争议的，一

些学者认为它是 CAD 的标志，尤其是累及左前降支（LAD）的疑似 CAD 的患者。

一项 10 000 多名有 CAD 危险因素的人群研究中，持续 20 多年的随访发现（Prineas 等，2002），下壁或侧壁导联的 T 波低平或轻度倒置（与明尼苏达编码 5-3 和 5-4 相对应）是未来心血管事件风险增加的标志。

1. 性别差异

尽管女性患者比男性患者 QT 间期长，QRS 和 ST-T 参数也不同于男性患者，但很少有 ECG 标准用于性别特异性诊断（Okin，2006）。有研究证实了使用计算机辅助的 ECG 测量可以用于女性患者危险分层（Rautaharju，2006），结果显示绝经期的女性患者出现复极异常是 CAD 事件、死亡率和充血性心力衰竭的重要预测因子。

2. 运动试验的价值

Ellestad 和 Wen（1975）报道 ST 段压低 ≥ 1.5mm 预示新发冠状动脉事件的发生率是 9.5%／年，而运动试验阴性的冠状动脉事件的年发生率是 1.7%。另外，运动试验早期出现 ECG 异常或心绞痛症状与冠状动脉事件高发生率相关。最近，Guerreiro 等（2017）研究显示 Duke 运动试验评分（运动时间、ST 段偏移和心绞痛指数）用来评估无症状 CAD 患者风险有重要价值。

3. 急性冠状动脉综合征（ACS）评分的意义

HEART 评分包括 ECG 参数（LBBB、LVH、ST 改变）、年龄、心血管危险因子和初始肌钙蛋白水平。HEART 评分用于急诊科就诊的疑似 ACS 患者，对短期不良心血管事件和长期死亡率危险分层方面很有价值。HEART 评分的预后评估价值优于 TIMI 评分（Jain 等，2016）。Popovic 等（2016）已经证实 TIMI 评分在 STEMI 中使用的价值不高。

4. QRS-T 角度的价值

额面 QRS-T 角度在标准的 12 导联 ECG 中很容易测量，而且不同的临床试验已经证实其预后价值。额面导联 QRS-T 角度成为一个帮助临床医师改进 CAD 患者危险分层的有力工具（Reposeiras-Roubin 等，2014；Birnbaum 和 Nikus，2017）。ECG 参数的预后意义应该与其他参数，例如额面 QRS 电轴和 T 波本身变化结合起来评价。

5. QTc 的预后价值

最近的证据表明 QTc 延长是 CAD 患者，尤其是 ACS 患者临床预后不良的预测因子（Gadaleta 等，2011）。

6. ACS 急性期 ST 段回落的价值

Lorgis 等（2008）研究显示，ST 段回落的分析是发现 PCI 治疗后高风险患者简单而有效的工具，并能够为优化治疗策略提供有用的信息。

7. 碎裂 QRS

碎裂 QRS 是一种非特异性表现，其诊断预后价值依赖于相关的临床证据和心肌损伤类型（Jain 等，2014）。

第 15 章
通过体表 ECG 诊断缺血性心脏病的远程医学
Telemedicine in the Diagnosis of Ischemic Heart Disease Through the Surface Electrocardiogram

最近数十年，我们看到针对疑似急性 ACS 患者产生了各种快速便利、更加精准的诊断和危险评估系统。

一、远程 ECG 在诊断和治疗 STE-ACS 患者中的应用

国际科学声明推荐急诊医疗服务（emergency medical service，EMS）需要使用院前 ECG 评估疑似 ACS 患者（Antman 等，2008），但是尽管获得院前 ECG，其提供的信息不能有效地转变成实际行动或协调院内的医疗系统去降低再灌注治疗的延迟（Ting 等，2008；Ducas 等，2012；Al-Zaiti、Shusterman 和 Carey，2013；Clemmensen、Loumann-Nielsen 和 Sejersten，2014）。区域性公共 EMS 进行院前的远程 ECG 分类可以降低医疗成本（Brunetti 等，2014）。

二、对 STE-ACS 患者使用院前 ECG 传递的优点

迅速准确分析院前 ECG 可以加快 STE-ACS 患者的处置过程。在许多地区的急诊医疗系统中，现场的急救人员不一定熟悉 ACS 患者 ECG 的判读，而利用远程医疗可以立即把 ECG 传递给院内医生或传递给直接 PCI 的心脏科值班医生。STE-ACS 的处置流程在不同区域及不同国家都是不同的，因此对 ECG 的解读在不同的时间（白天、夜间或假期）内也可能是不同的。关键是技术的缺陷或次优化的处置流程不应该成为 ECG 解读不充分的理由。运行良好的 STE-ACS 处置系统，包括良好的 ECG 判读，可以明显缩短再灌注治疗的时间（表 15-1 和图 15-1）。技术问题可能干扰 ECG 的传递，同样 ECG 分析还存在许多实际问题，例如谁来决定来自 EMS 的哪个 ECG 应该传递去评估可能的 STE-ACS，如何对大量传输的 ECG 进行第一次评估"过滤"，是依赖于 ECG 机器的自动计算还是应由急诊室工作人员、有经验的护士、住院医师或其他人首先进行评估（Ducas 等，2012b）。一个解决方案是通过 EMS 传输所有 ECG，并依靠自动 ECG 分析算法，该算法可以提醒医院急诊室的医务人员该患者可能发生了 STE-ACS。在北欧国家，这项工作至少由经过 ECG 判读训练的有经验的护士、住院医师或急救人员来完成的。

我们认为，无论采用何种系统，都应考虑心电图判读的假阳性率和假阴性率。在我们的

系统中，EMS 有能力传输所有的心电图，但只有 37% 的病例得到传输，其他学者也发现同样低的比例。可能的原因是技术问题或是诊断明确无须传递等（Ducas 等，2012b）。Thilo 等（2013）报道 ECG 的传输率是 29%，Zègre Hemsey（2013）报道 630 名患者中仅有 26.5% 的 ECG 获得传输。

表 15-1　疑似 STEMI 患者院前 ECG 延时的可能获益

- 症状发作至 EMS 到达 → 无改变

- EMS 到达至到达医院 → 更加迅速，如果 STEMI 诊断已确定

- 到达医院至 ECG → 基本排除，如果造影前不再重复 ECG

- ECG 至 STEMI 诊断 → 可以减少，通过提前通知医院患者的到来

- ECG 诊断至再灌注 → 转运患者直接进入导管室

三、整合院前 ECG 进入医疗系统常用的和最佳的流程

理想情况是，及时记录 ACS 患者的 ECG 并尽快传送给有 ECG 判读经验的人员（图 15-2）。

尽管所有的努力都在改善 STEMI 的处置流程，包括减少时间延迟的措施，但没有一个系统能 100% 执行。部分原因是 ECG 判读问题，那些参与决策过程的人需要熟悉 STE-ACS 心电图的变化（Jayroe 等，2009）。通常情况下，判读 ECG 的人如果没有看过患者，对患者的评价就会存在一些不确定性。尽管通过远程医疗做决定时会与患者进行电话交谈或者间接地获得现场急救人员的帮助，但是受限于不允许额外的检查，例如急诊的超声心动图检查。因此，把诊断不确定的患者转运至急诊室可能会比转入导管室更好。

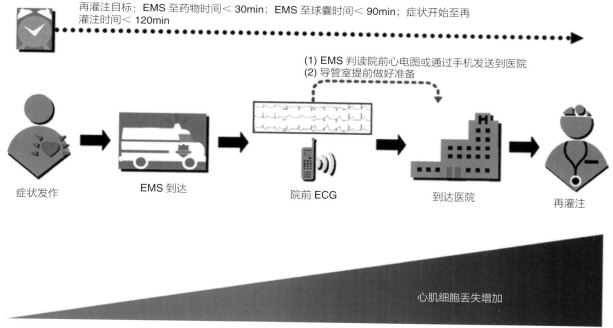

▲ 图 15-1　STEMI 患者再灌注时间目标（引自 Ting 等，2008）

笔者的经验（巴利阿里群岛）是如果 ECG 从 EMS 传递给导管室值班医生，时间延时能够减少约 20min，主要因为患者绕过急诊室直接进入导管室

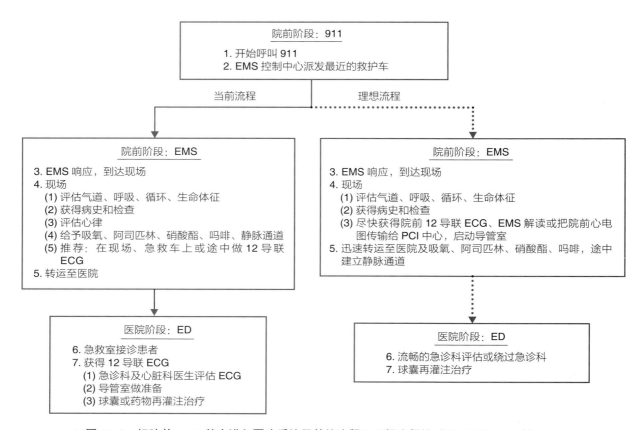

▲ 图 15-2 把院前 ECG 整合进入医疗系统目前的流程和理想流程的对比（引自 Ting 等，2008）

如果院前 ECG 可以明确为 STE-ACS，则尽可能缩短现场时间，快速转运至医院。此外，如果首诊医务人员能迅速把院前 ECG 传输至目标医院，医院就会有更多的时间为患者做准备

Tanguay 等（2017）发现 640 例进入导管室检查的患者中有 14% 的假阳性，尤其是在 65 岁以上的男性慢性冠心病患者中。

Bosson 等（2017）在使用美敦力 LIFEPAK 系统的 4 4611 例患者中报道了以下导致心电图假阳性的原因：人为干扰（20%）、早期复极（16%）、心包炎 / 心肌炎（13%）、不确定结果（12%）、LVH（8%）、RBBB（5%）。假阴性的原因是轻度的 ST 段抬高和 T 波高耸。

远程 ECG 的优势是可以由多名医生同时评估（图 15-3），而且允许专家会诊，从而减少解读误差（Veronese 等，2016）。

四、远程 ECG 在早期识别高危和疑似患者中的应用

并非所有的 STE-ACS 患者都能在其最近的医院进行有创评估，患者的转运是 STEMI 系统必须考虑的问题。重要问题之一是识别高危患者（表 15-2 和图 15-5 至图 15-8）。图 15-4 给出可能的行动计划，但是处置流程很大程度上依赖地理条件、患者的地址和 EMS 的可达性。

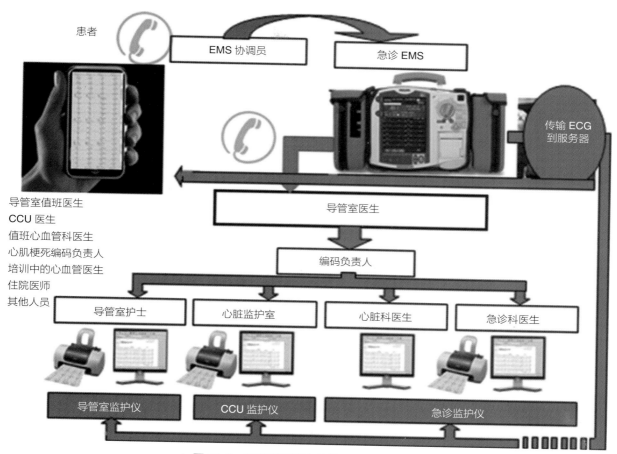

▲ 图 15-3 巴利阿里群岛的社区实施的传输系统

在通知 EMS 中心后，急救中心响应。在初步评估 ACS 发生的可能性后，EMS 人员联系值班的介入心脏科医生，激活心肌梗死代码。传输 ECG 到服务器，帮助预测 STEMI 的罪犯血管，并且识别需要立即临床关注的高危患者（Gregg 等，2010，2012a，b；Daya 等，2009；Hsieh 等，2010）。为了避免假阳性 ECG "饱和"，建议仅将算法分类的可能为 STE-ACS 的心电图通过 Philips 服务器传递给医疗专业人员。ECG 可以在手机和电脑上显示，还可以自动打印心电图

表 15-2 高危 ECG 表现

- V_1 至 $V_4 \sim V_5$、Ⅰ 和 aVL 导联 ST 段抬高同时伴下壁导联 ST 段压低的镜像改变（LAD 近段闭塞）（图 15-5）

- 前壁心肌梗死加上 RBBB 常合并左前分支传导阻滞（LAD 近段或左主干完全闭塞）（图 15-6）

- LBBB 存在 Sgarbossa 征（图 15-7）

- 下壁导联 ST 段抬高和 V_1 导联 ST 段等电位线或抬高（RCA 近段闭塞，右心室缺血）（图 15-8）

- 3 级缺血（图 11-9、图 11-23 和图 11-24）

远程 ECG 对疑似 ACS 的正确诊断非常有用，因为如果需要，几个观察者可以同时评估 ECG（图 15-9 和图 15-10），并且在一些远程 ECG 系统中，可以与以前的 ECG 进行比较。

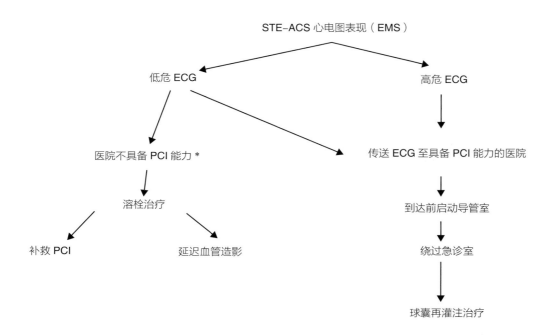

▲ 图 15-4　针对医院或者推荐的医院不能收治所有 STE-ACS 患者的处置流程

*. 当医院不能顾及所有患者时

尽管所有患者都推荐进行 PCI 治疗，但流程中尽量避免高危 STE-ACS 患者不能转运至具有 PCI 能力的医院（引自 Eur Heart J. 2007；28：949-60.）

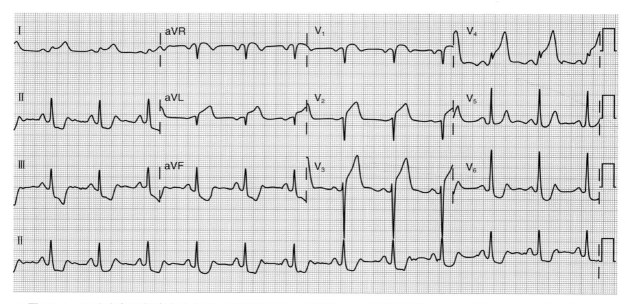

▲ 图 15-5　60 岁老年男性患者心电图。远程医疗中心传递的 ECG 显示典型的 LAD 近段至 S₁ 和 D₁ 分支之间的闭塞表现

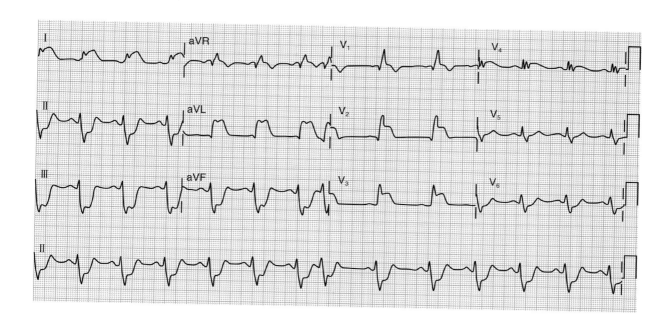

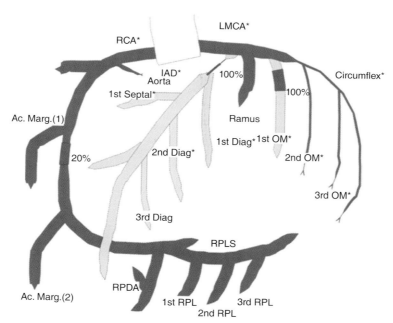

▲ 图 15-6　69 岁男性患者，有高血压、肥胖、血脂异常病史，因心前区疼痛呼叫 EMS。症状发生 **2h** 后出现心源性休克。接受吸氧、阿司匹林、**600mg** 氯吡格雷和多巴酚丁胺的治疗。ECG 被传输到导管室，抵达后立即给予放置主动脉内反搏球囊和去甲肾上腺素治疗，冠状动脉造影显示 **LAD** 近段管腔内血栓性闭塞，无侧支循环，**LCX** 的 **OM** 分支也完全闭塞

RCA. 右冠状动脉；LMCA. 冠状动脉左主干；IAD. 左前降支；Circumflex. 回旋支；Aorta. 主动脉；1st Septal. 第 1 间隔支；Ac.Marg. 锐缘支；Ramus. 中间支；1st Diag. 第 1 侧支；1st OM. 第 1 钝缘支；2nd Diag. 第 2 侧支；2nd OM. 第 2 钝缘支；3rd OM. 第 3 钝缘支；3rd Diag. 第 3 侧支；RPLS. 后侧支；RPDA. 右侧动脉导管未闭；1st RPL. 第 1 后侧支；2nd RPL. 第 2 后侧支；3rd RPL. 第 3 后侧支

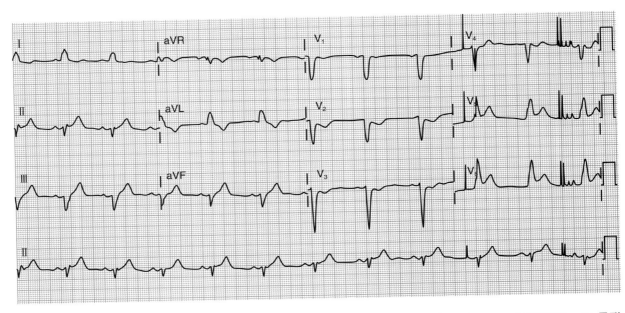

▲ 图 15-7　EMS 传递的 72 岁男性患者的第一份 ECG。结果显示具有 Sgarbossa 征的 LBBB（下壁和 V_5～V_6 导联 ST 抬高 ≥ 1mm，并与 QRS 同向），冠状动脉造影证实 LCX 近段闭塞

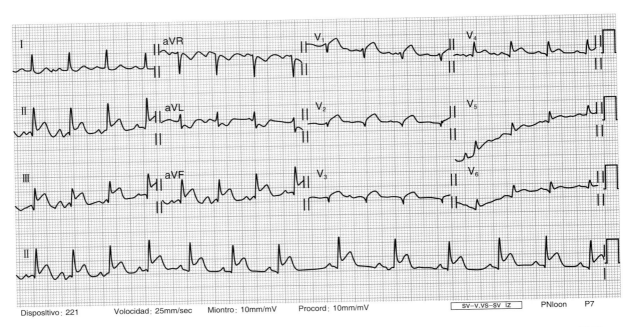

▲ 图 15-8　EMS 传输的 51 岁男性患者的第一份 ECG。符合右心室缺血的 RCA 近段闭塞表现（V_1～V_4 导联 ST 段抬高）。冠状动脉造影证实 RCA 近段闭塞，TIMI 血流 0 级

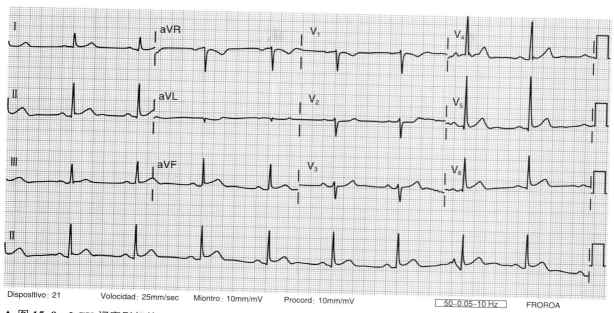

Disposltivo: 21　　　　Volocidad: 25mm/sec　　　Miontro: 10mm/mV　　　Procord: 10mm/mV　　　　50-0.05-10 Hz　　　FROROA

▲ 图 15–9　**LCX 闭塞引起的 STE–ACS。** 这种闭塞可能被忽视（Ⅱ、aVF 和 V_5～V_6 导联 ST 段轻度抬高，V_1～V_3 导联 ST 段轻度压低）。远程 ECG 系统允许在有疑问时立刻咨询其他医生

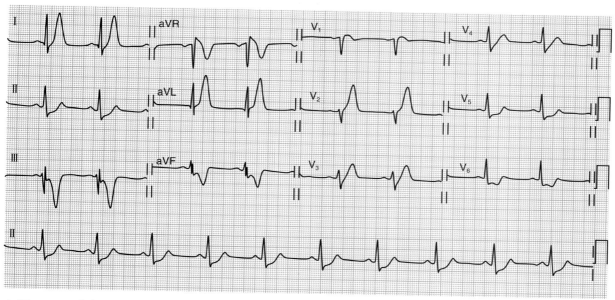

▲ 图 15–10　来自 EMS 的 45 岁男性患者的第一份 ECG。结果显示 Ⅰ、aVL 和 V_3～V_4 导联可见典型的向 STE–ACS 演变的急性心内膜下缺血（de Winter 现象），在 aVR 导联可见 ST 段抬高，以及下壁和 V_5～V_6 导联 ST 段压低。冠状动脉造影证实 LAD 完全闭塞，有侧支循环

五、自我评估：病例报道

病例 1

60 岁男性患者，有吸烟和血脂异常病史，1w 前发作一次心绞痛持续数分钟。他在坐位时意识丧失，EMS 在 15min 内到达现场，发现心室颤动，除颤 2 次后心脏停搏，给予 2mg 肾上腺素后转为窦性心律。ECG 被传送给导管室。

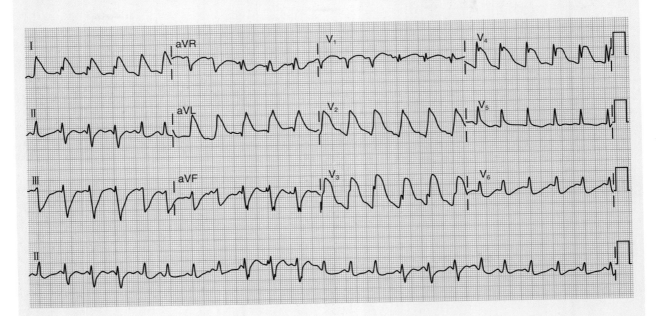

以上病例提示什么？

(1) 这是左主干或累及第一对角支的 LAD 闭塞引起的 STE-ACS。

(2) 应该排除 Brugada 综合征。

(3) 心脏骤停后的 ECG 不易判断而且急诊介入不推荐。

(4) 应该排除肺栓塞。

正确答案：（1）

ECG 显示窦性心律，电交替，左前分支传导阻滞，Ⅰ、aVL、$V_2 \sim V_4$ 导联 ST 段抬高（单向动作电位、lambda 或 Gussac 波或 4 级缺血）。这种 ECG 表现称为 "QRS-ST-T 三角波形"，在院外心脏骤停患者中不十分常见，但有时可见于复苏后，反映大面积透壁性心肌缺血并预示心源性休克，具有很高的院内死亡率。一旦出现这种 ECG 图形，应该立即进行积极的治疗，包括循环的机械支持（Cipriani 等，2018）。急诊冠状动脉造影发现 LAD 近段至第一对角支的血栓性闭塞，植入主动脉内反搏球囊，但患者还是死于各种院内并发症。再灌注后 ECG（下图）显示广泛的低电压、RBBB、ST 段变化和再灌注后 $V_2 \sim V_4$ 导联 T 波倒置。

这不是 Brugada 综合征的心电图（$V_1 \sim V_3$ 导联）。心脏骤停后记录的 ECG 很难解释，但并非不可能。是否对所有心脏骤停后患者进行冠状动脉造影，这是一个有争议的话题。大面积肺栓塞可以表现为右胸前导联 ST 段抬高，而 Ⅰ 和 aVL 导联则没有。

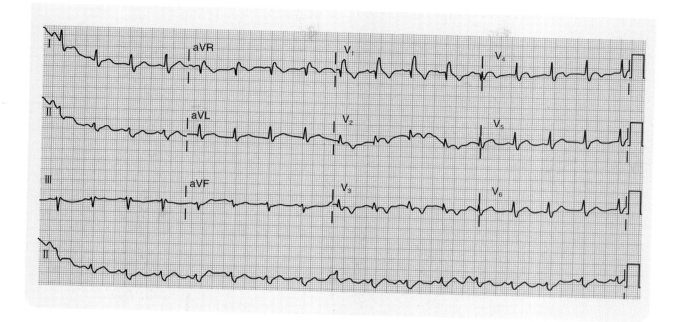

病例 2

54 岁男性患者，有吸烟和胸痛病史。EMS 传送的 ECG 显示下壁导联 ST 段抬高和 $V_5 \sim V_6$ 导联轻度抬高，而在 Ⅰ、aVL 和 $V_1 \sim V_3$ 导联 ST 段压低。ECG 被传输给导管室。

给予阿司匹林和 600mg 氯吡格雷治疗，患者无症状，下一份 ECG 再次传输给导管室。

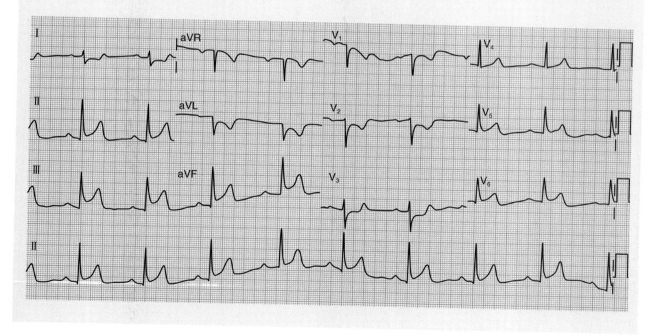

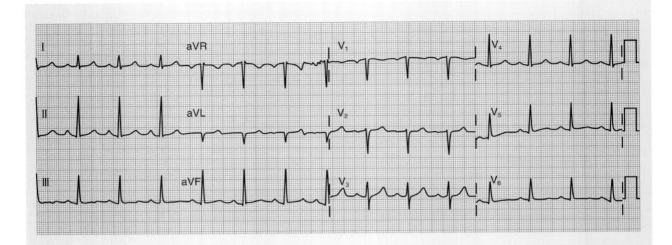

以上病例提示什么？

(1) 可以排除心肌梗死，不需要冠状动脉造影检查。

(2) 尽管 ECG 恢复正常，仍建议进行冠状动脉造影检查。

(3) ECG 技术错误。

(4) 是否进一步检查依赖于肌钙蛋白水平。

正确答案：（2）

有时经过抗血栓治疗后，管腔内血栓随着血管痉挛的缓解可能发生部分溶解，ECG 可以恢复正常。对于这些病例，可以等待肌钙蛋白检测结果但不改变治疗策略。下一份 ECG 显示下壁和 $V_5 \sim V_6$ 导联出现缺血后 T 波倒置，$V_1 \sim V_3$ 导联镜像改变。冠状动脉造影证实 RCA 中段的闭塞。

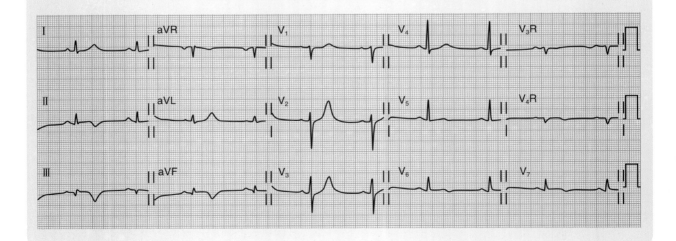

病例 3

63 岁男性患者因胸痛呼叫 EMS，以下为传输给导管室的 ECG。

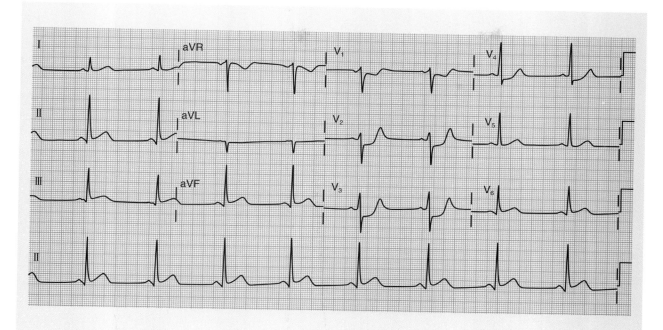

以上病例提示什么？

(1) 最好开始 NSTE-ACS 治疗，包括非紧急冠状动脉造影，因为 V_1～V_4 导联有明显的 ST 段压低。

(2) ECG 表现为 LCX 闭塞图形，应急诊冠状动脉造影检查。

(3) 是 RCA 闭塞的 ECG 图形。

(4) 如果没有超声心动图的评估，ECG 改变不能作为冠状动脉造影的依据。

正确答案：（2）

ECG 图形是典型的 LCX 闭塞表现：Ⅰ 和 aVL 导联 ST 段为等电位、ST 段抬高 Ⅱ＞Ⅲ、右侧心前区导联 ST 段显著压低。在这些病例中罪犯血管是闭塞的，有指征进行急诊冠状动脉造影，并不取决于 ST 段抬高的程度。

病例 4

54 岁男性患者，因静息性胸痛伴有低血压和出汗呼叫 EMS，患者发生心源性休克，下面是记录的 ECG。

以上病例提示什么？

(1) 是伴有血流动力学改变的 STE-ACS，患者应该被转运至 CCU，稳定后进行冠状动脉造影。

(2) 应该怀疑左主干或 LAD 近段的完全闭塞，推荐溶栓治疗后行冠状动脉造影检查。

(3) 疑似左主干或 LAD 近段闭塞，应该紧急冠状动脉造影检查。

(4) ECG 表现符合第一对角支血管痉挛。

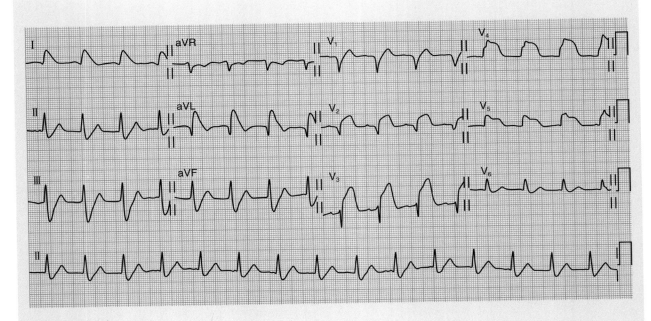

正确答案：（3）

在这个病例中，心源性休克和 I 、aVL 及 V$_2$～V$_5$ 导联 ST 段抬高、V$_1$ 导联 ST 为等电位线，提示左主干或 LAD 近段闭塞而且无侧支循环，因为 LAD 的缺血向量被 LCX 的缺血向量抵消。有急诊冠状动脉造影的指征，因为罪犯血管再通的延迟会导致死亡率高于 60%。这个病例证实为左主干完全闭塞。但是患者的 ECG 没有表现出左主干常见的 RBBB 和左前分支传导阻滞。

对这个病例的迅速反应产生了良好的结果，患者的血流动力学显著改善，急性期 ECG 就明显改善（下图）。

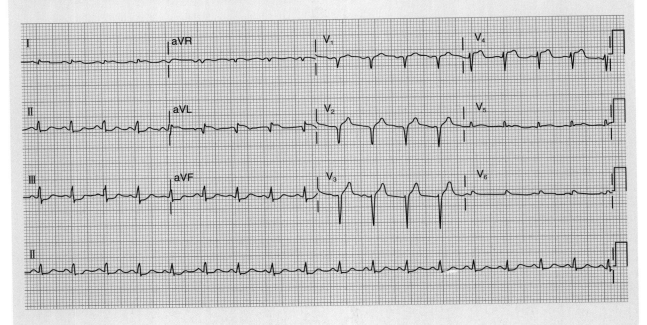

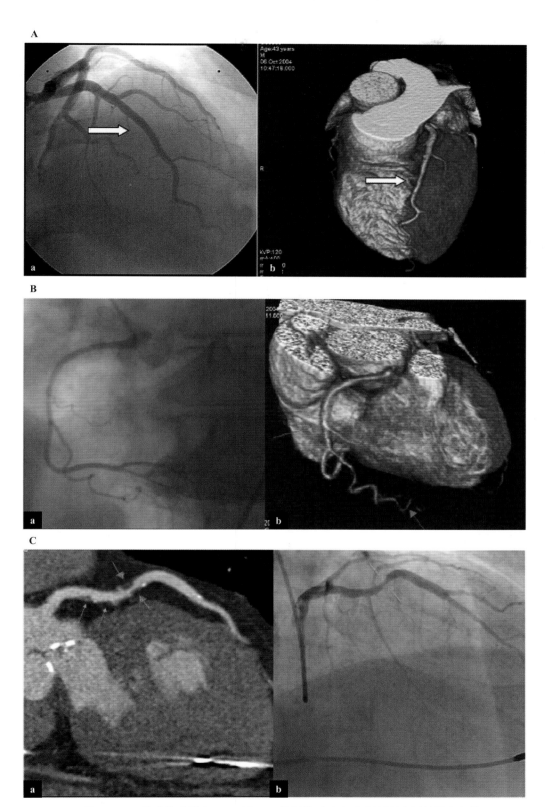

▲ 图 1-1　冠状动脉造影和 CTA 显示正常冠状动脉和确定不同病例的闭塞部位

A. 正常病例：冠状动脉造影（a）和三维 CTA（b）显示正常左前降支（LAD，箭）和左回旋支（LCX）冠状动脉。后者的部分在 CTA 中有左心耳覆盖。B. 正常病例：冠状动脉造影（a）和 CTA（b）显示正常的优势型右冠状动脉（RCA）。C. 85 岁的不典型胸痛患者：CTA 中最大密度投影（MIP）显示 LAD 中段重度狭窄（a），与冠状动脉造影结果完全相同（b）

D

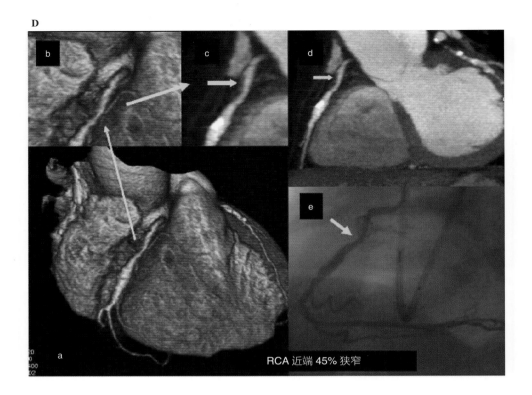

RCA 近端 45% 狭窄

E

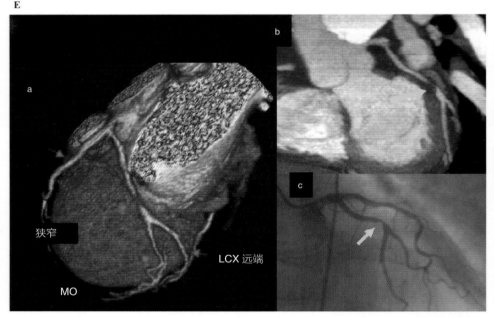

狭窄

LCX 远端

MO

▲ 图 1-1（续） 冠状动脉造影和 CTA 显示正常冠状动脉和确定不同病例的闭塞部位

D. CTA（a 至 d）和冠状动脉造影（e）图像显示 RCA 近端狭窄；E. CTA（a 和 b）和冠状动脉造影（c）图像显示 LCX 分叉前明显狭窄

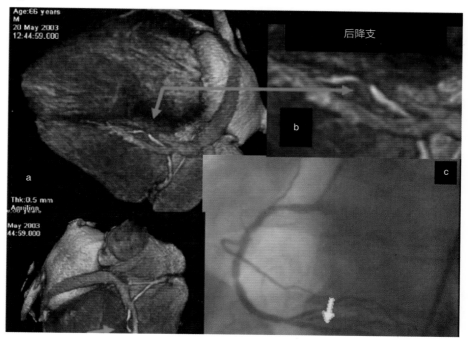

▲ 图 1-1（续） 冠状动脉造影和 CTA 显示正常冠状动脉和确定不同病例的闭塞部位

F. CTA（a 和 b）和冠状动脉造影（c）图像显示此病例为 RCA 后降支狭窄，这表明 CTA 也可以显示远端血管分支存在的狭窄；G. 系列图像显示 CTA（a 和 b）可以显示完全闭塞的长度和远端分支显像（b 中箭所示）。从 LAD 到 RCA 的侧支循环用 CTA 可能比常规冠状动脉造影（c）显示更加清楚（c 仅显示 RCA）

H

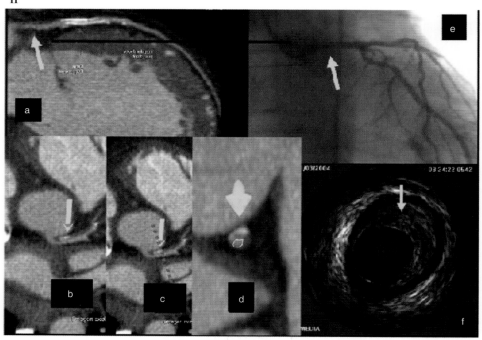

▲ 图 1-1（续） 冠状动脉造影和 CTA 显示正常冠状动脉和确定不同病例的闭塞部位

H. 一名 42 岁的患者在 6 个月前进行 LAD 支架植入。患者主诉不典型胸痛，CTA 的 MIP 图像（a 至 c）显示无明显的再狭窄，在左主干可见一些斑块形成（d，圆圈），但冠状动脉造影（e）中未见明显病变，通过血管内超声（IVUS）可以准确测量血管腔内斑块阻塞的程度（f）。随访期间的心电图显示 V_1～V_3 导联轻度 T 波倒置

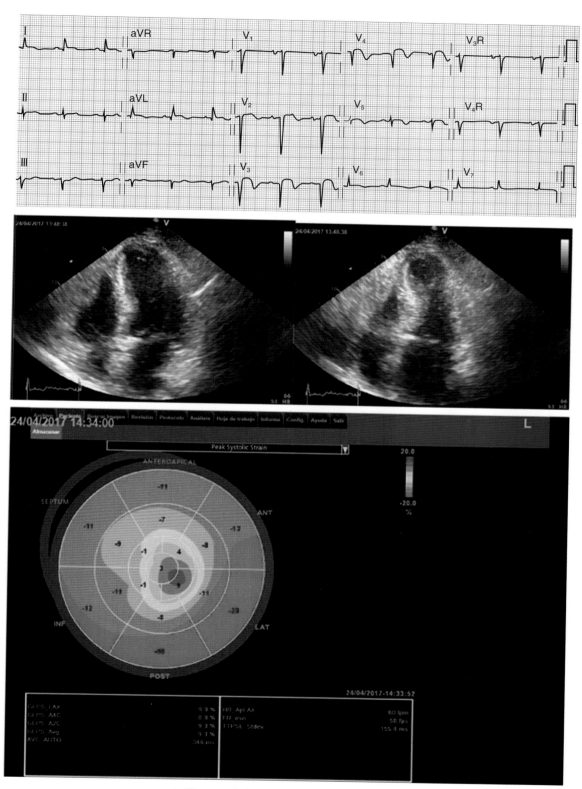

▲ 图 1-2　心电图 – 超声心动图相关性分析

一名 82 岁 LAD 闭塞患者再灌注后心电图。心电图显示前壁心尖段 STE-ACS。在 I 和 aVL 导联可见 ST 段抬高；虽然闭塞部位位于 LAD 中段，但在闭塞的远段有一个或多个对角支供血（Eskola 等，2007）。心尖长轴切面显示舒张末期（左）和收缩末期（右）心尖部运动减低，同时合并间隔基底段和侧壁代偿性运动增强。应变率成像（牛眼图）清楚地描述了心尖部运动减低的区域

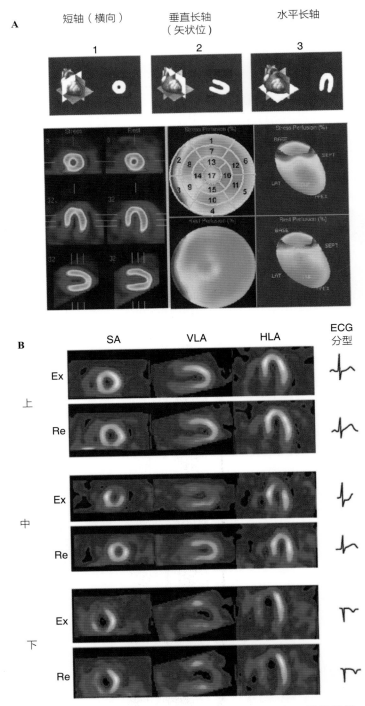

▲ 图 1-3 运动试验 – 同位素心肌灌注显像（SPECT）一致性示例

A. 上图为核医学专家（和其他成像技术）常使用 3 个心脏断面（图 1-4B）来横切心脏：①短轴（横向）视图（SA）；②垂直长轴视图（斜矢状位）（VLA）；③水平长轴视图（HLA）。短轴切面处于心室中部至心尖水平（图 1-8），即本书中使用的心脏节段显示图（Cerqueira、Weissman 和 Disizian，2002），在中间呈现为牛眼样。该患者左心室灌注正常。

B. 上图显示在 3 个层面（SA、VLA 和 HLA）可以观察到静息（Re）和运动（Ex）时的正常摄取。中间图显示在运动时第 7 段、第 13 段和第 17 段出现异常摄取（具体分段见图 1-8），这是由于运动状态下 LAD 远段受累而产生缺血。左心室前壁基底部未受累。下图显示 MI 后慢性期的患者无论静息期和运动期间均存在摄取异常，这是长且包绕心尖部的 LAD 远段闭塞所导致的，累及部分下壁（第 7、13、17 及 15 段）（图 1-8）。这例患者的异常摄取在静息图像中也很明显，与心电图模式一致

四、自我评估：病例报道

病例 1（正文第 18 页）

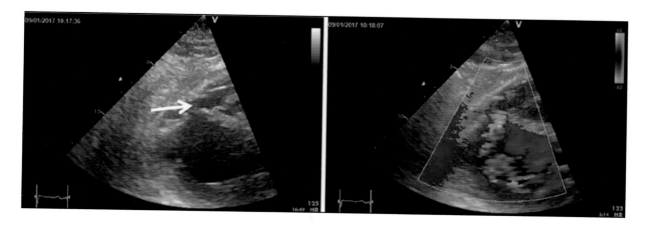

病例 2（正文第 19 页）

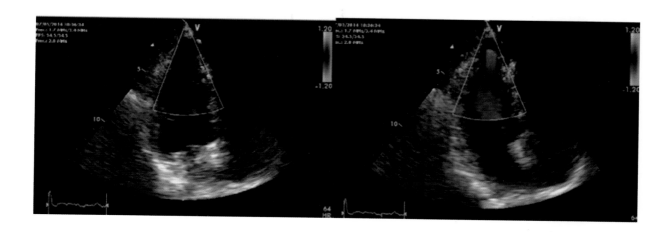

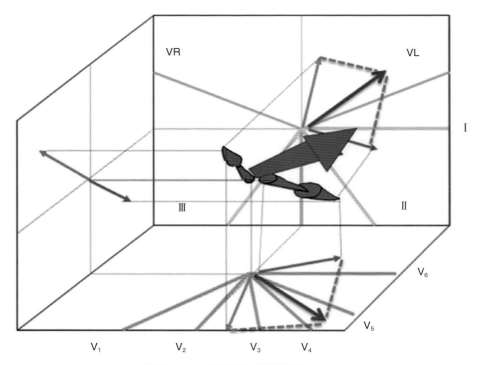

▲ 图 7-19 左主干完全闭塞导致 STE-ACS

由此产生的缺血向量是 LAD 近段闭塞（S_1 和 D_1 近段）和 LCX 近段闭塞的综合向量。第一个向量是向右前方，LCX 的缺血向量指向右下后方，最后产生的向量向前，偏左

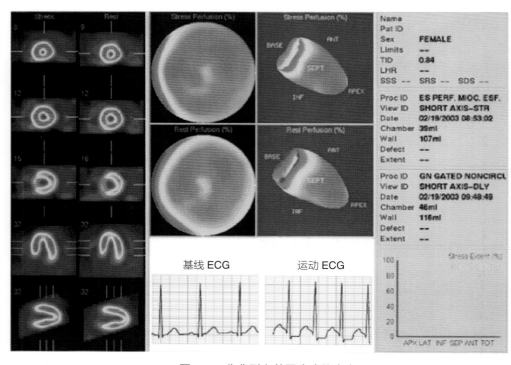

▲ 图 9-3 非典型心前区疼痛的患者

这是一例运动试验假阳性而疑诊冠心病的病例，该患者运动试验阳性（显著的 ST 段压低）但在运动试验中无胸痛发作。SPECT 实验正常（红色均一摄取），冠状动脉造影也正常

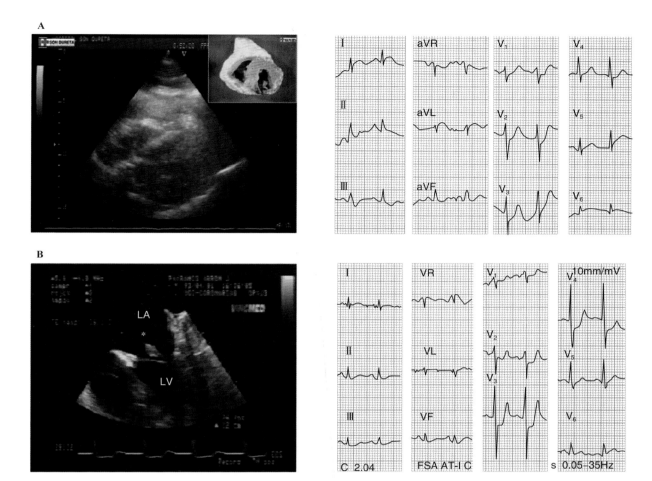

▲ 图 11-3　游离壁破裂和乳头肌断裂患者的超声心动图和 ECG

A. 因 LCX 闭塞引起侧壁 STEMI 的患者 7 天后下壁破裂。超声心动图显示大量心包积血，ECG 仅有相对少的变化：从急性心肌梗死开始持续 1 周的 I 和 aVL 导联轻度 ST 段抬高，以及 V₁～V₃ 导联镜像 ST 段降低。梗死部位是下壁。B. 因 LCX 闭塞引起下侧壁 MI 的患者后侧乳头肌断裂（超声图像 *）。ECG 显示 V₁～V₄ 导联 ST 段压低的下侧壁损伤的镜像改变，没有下壁导联的 ST 段抬高，在 aVL 导联可见轻度 ST 段抬高

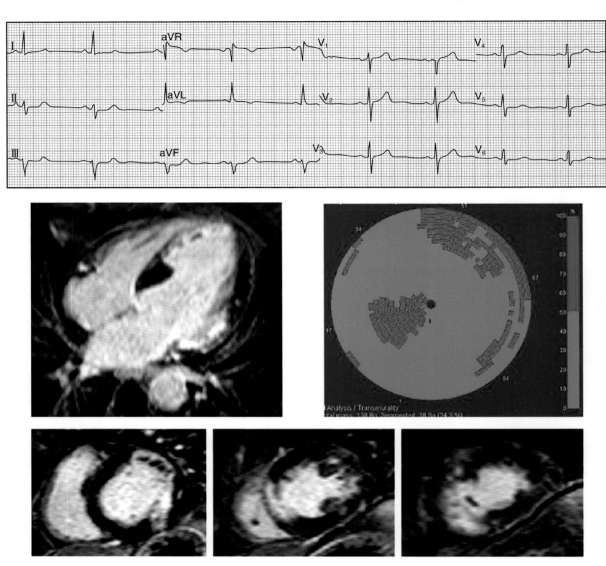

▲ 图 12-31 LAHB 和轻度 ST/T 异常的心电图

该患者经历了几次不同的心肌梗死，包括室间隔、前壁和侧壁心肌梗死，这些心肌梗死都是由 CE-CMR 发现的，彼此间互相掩盖

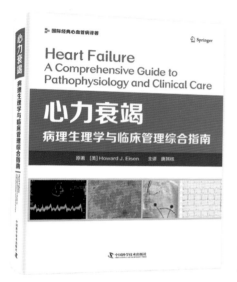

心力衰竭：病理生理学与临床管理综合指南

原 著 [美] Howard J. Eisen

主 译 唐其柱

定 价 298.00元（大16开 精装）

本书引进自世界知名的 Springer 出版社，是一部心力衰竭专业参考书，由美国 Drexel 大学医学院心脏科教授 Howard J. Eisen 联合众多学界专家共同打造，全面涵盖了病理生理学、病情评估、医疗管理、器械治疗、心脏移植和机械循环支持等方面的内容，还分享了心力衰竭领域从分子基础到临床防治的前沿进展和学术观点，并特别介绍了心脏超声心动图、磁共振成像、病理切片和血流动力学描记等心力衰竭病情评估的内容。本书内容翔实，脉络清晰，图文并茂，可读性强，为心力衰竭的临床诊疗提供了理论依据，既可作为心血管内外科、内科相关专业及老年病科等医生的实践指南，又可供相关专业研究生、规范化培训医生和其他相关专业人员阅读参考。

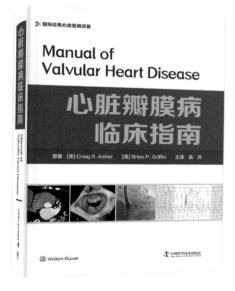

心脏瓣膜病临床指南

原 著 [美] Craig R. Asher 等

主 译 苗 齐

定 价 198.00元（大16开 精装）

本书引进自世界知名的 Wolters Kluwer 出版社，是一部全面介绍当代心脏瓣膜病理论及应用技术操作的经典教科书。书中所述均基于真实病例及术者经验，配有高清临床图像及手绘插图说明所描述的临床诊治技术操作，并提供了与每一项诊治技术有关的最新临床数据，使得手术步骤阐释浅显易懂。本书内容实用、阐释简明、图片丰富，既可作为心脏外科医生、心脏专科麻醉医生和相关专业医学生的临床指导书，又可作为心脏科医生和心胸重症监护医生更好地了解和掌握心脏瓣膜病患者管理新技术的参考书。

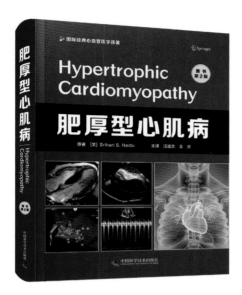

肥厚型心肌病（原书第2版）

原 著 [美] Srihari S. Naidu
主 译 汪道文 王 炎
定 价 298.00元（大16开 精装）

本书引进自世界知名的 Springer 出版社，是一部全面介绍当代肥厚型心肌病基础理论及应用技术的经典教科书，由来自美国纽约 Westchester 医学中心的 Srihari S. Naidu 教授倾力打造。本书为全新第 2 版，共 31 章，涵盖了肥厚型心肌病的发现和认识过程、自然病史、病理学和病理生理机制、诊断方法、治疗和预后、初诊和随访、卓越治疗中心的建立等内容，系统总结了相关研究的最新进展。书中所述均基于临床研究和病例报告，力求客观准确，同时配有大量影像、病理图片及手绘插图，并提供了与各种诊治技术有关的最新临床数据，阐释浅显易懂。本书内容翔实，脉络清晰，图文并茂，可读性强，为肥厚型心肌病的临床诊疗提供了理论依据，既可作为心血管内外科、内科相关专业及老年病科等医生的实践指南，也可供相关专业研究生、规范化培训医生和其他相关专业人员阅读参考。

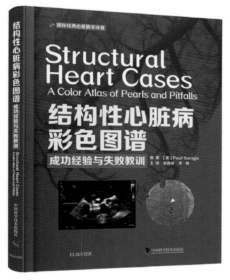

结构性心脏病彩色图谱：成功经验与失败教训

原 著 [美] Paul Sorajja
主 译 张刚成 郑 璇
定 价 198.00元（大16开 精装）

本书引进自国际知名的 ELSEVIER 出版集团，是一部有关结构性心脏病介入治疗的专业图谱类参考书，由国际知名专家 Paul Sorajja 教授倾力打造，联合全球各地的众多专家结合其丰富的实践经验共同编写，反映了心脏介入治疗新技术和新材料应用的最新动态和前沿水平。著者以解剖病理进行分类，以图谱形式对 130 多个结构性心脏病病例的专业治疗进行了细致介绍，涉及二尖瓣疾病、主动脉瓣疾病、人工瓣膜疾病、先天性心脏病、心肌病和三尖瓣疾病等几乎全部结构性心脏病内外科介入手术。本书编排简洁，重点突出，图文并茂，便于读者快速查阅相关内容，同时附有大量高清影像图片，可视化展示心脏介入治疗的相关操作步骤，既可作为结构性心脏病专业从业人员的案头参考书，又可为广大心血管专业医师，特别是心内科和心外科临床工作者，提供实用参考。